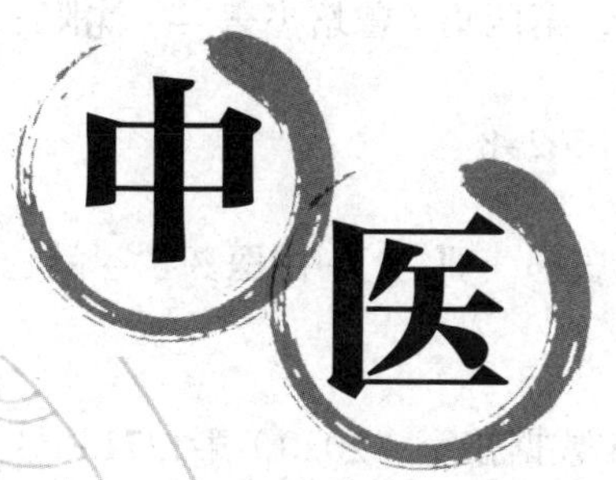

10000个为什么

第四集

曾培杰 ◎ 著

朗照清度 ◎ 整理

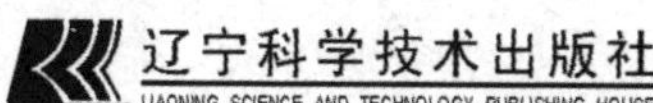

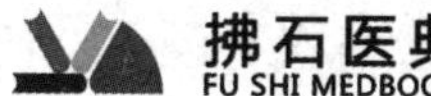

图书在版编目（CIP）数据

中医10000个为什么. 第四集 / 曾培杰著. -- 沈阳：辽宁科学技术出版社, 2021.1
ISBN 978-7-5591-1662-8

Ⅰ. ①中… Ⅱ. ①曾… Ⅲ. ①中国医药学—问题解答 Ⅳ. ①R2-44

中国版本图书馆CIP数据核字（2020）第127136号

出版发行：辽宁科学技术出版社
北京拂石医典图书有限公司
地　　址：北京海淀区车公庄西路华通大厦B座15层
联系电话：010-57262361/024-23284376
E-mail：fushimedbook@163.com
印 刷 者：河北环京美印刷有限公司
经 销 者：各地新华书店

幅面尺寸：145mm×210mm
字　　数：279千字　　印　　张：10.75
出版时间：2021年1月第1版　　印刷时间：2021年1月第1次印刷

责任编辑：李俊卿　　责任校对：梁晓洁
封面设计：君和传媒　　封面制作：王东坡
版式设计：天地鹏博　　责任印制：丁　艾

如有质量问题，请速与印务部联系　　联系电话：010-57262361

定　　价：60.00元

前 言

山里人住的泥砖瓦房，冬暖夏凉，很是宜居。

房子有个天井，使天气、人气、地气三者融合在一起，让人一住进来就很安心，有一种说不出道不明的舒适味道。

在天井墙上，贴着一幅字：

闲谈不过三分钟。

有时多年未见的亲人朋友过来，曾师也一样不多话，看完病便让他们回去。

我问曾师，如果是我的亲人朋友，我见面会很高兴，也很想跟他们叙叙旧，聊聊天，您为什么不跟他们多聊一会呢，会不会让人觉得无情了？

曾师说，对于我们医者，特别是中医普及者来说，时间就是生命，我们多点时间看书，多点时间临床，多点时间写作，多点时间答疑解惑，就能挽救更多的生命。

医者的成就不在于赚多少钱，而是救治多少生命，传承多少医学智慧，其他都是浮云。

我每天都看着曾师那风吹不进、水泼不入的定课熏修生活，读书，写作，答疑，耕种，思考……像陀螺一样旋转着，从来没有松懈间断过，年年如此。

他一个人，一支笔，一张嘴，却有旋乾转坤的大魄力，这该有多么伟大的初心愿力，才能支撑推动着他不断前进啊！

他说，作为医者，不能求名求利，攀缘拉关系，真正救人一命的不是你的钱财、名气、影响力，而是你的医道修为，你的医者仁心。

我们不以贫穷为耻，而以救人于危难为荣，即便两袖清风，一贫如洗，也高兴乐呵。

在这远离喧嚣、偏僻的深山小村落里，经常有不知姓名的人开车进来，在村口放几袋米面、花生油什么的，就悄然离开。

所以我们一年到头，基本上是不愁吃穿的，还经常有剩余的粮油送给村民。

这大概就是孔子所说的“为政以德，譬如北辰，居其所而众星拱之”的真实写照吧。

如果医者，为官者，乃至每一个中国人，都有一颗仁爱之心，都能心心念念为国为民，那么国家必将大兴，人民必然幸福安康！

目录

1 面临流产的危险，怎样保胎？

问：老师好，有一个年轻朋友怀孕两个月，因孕酮低，面临流产的危险，孕妇很痛苦，不知有没有方法保胎？

答：夫善医者，专论精神气血。中医学中讲究气血，气血亏虚难以养神安胎，孕酮等指标低下；气血充盈，营养充足，则孕酮等指标自然正常，所以中医古方中有泰山磐石散等补助气血的汤方，以巩固腰肾；亦有寿胎丸，以辅助胎元。

《黄帝内经》讲，恐则气下，恐惧的情绪会损伤人体正气，降低免疫能力。“为母则强”，内心强大的母亲可迎难而上，坚定的心灵以及良好的精神状态可为宝宝提供更佳的生长环境。怯懦的心灵却会使事情变得糟糕。很多人紧张或害怕时，腿就抖，频频上厕所，就是恐则气下，精液下泄。

所以，身体的压力不可怕，心理的压力才真正可怕。在治疗贫血、低血糖、低血压等病人时，其他医生多采用补益的办法，效果不理解，时好时坏，我们的医生在治疗时，建议病人读诵经典，释放心理压力，效果优于单纯药物治疗，疗效持久。

心灵的压力一搬开，就像把压在草上面的石头搬开一样，小草可茁壮成长。现在城市里孕妇流产率逐年增高，据研究发现，流产率的增高与孕妇自身的压力大相关，巨压之下胎元受损，所以缓解压力，可达到保胎固元，提升气血状态的效果。

医治过程中，先找出妇人心理压力大的根源，再采用积极的方法化解，然后配合充盈气血的中药，可获得理想的效果。

2 做了顺产人流，怎样恢复身体？

问：有一个同事的孩子7个半月时胎死腹中，做了顺产人流，现在人流术后已经2个月啦，我教她做了八部金刚功，她最近有一天觉得子宫疼了一白天，晚上就好了没有再疼，想问下她现在可以做什么功或饮食应注意什么呢？

答：《达生编》这部古书可作为妇女生育必阅。落胎后的妇人，胞宫里一般都留有瘀血，这些瘀血是很多疾病的根源。妇人正常生孩子后，月子没坐好，也会犯很多毛病。那如何坐好月子，流产后如何让身心康复得快？

功夫不在饮食，也不在运动，饮食跟运动做好，可以尽到三分保养之力；重要的是心性之道，能在心性上做好，就可以尽另外七分调养之功。那么，如何恢复心性呢？

此孕妇来是要做母亲的，却没有做成母亲，如果生怨气，就易生病。保持慈母的心怀，对周围人事物给予无微不至的关爱，那就是顺其性，顺其性不生病；相反，如果念念自私，怪怨他人，易导致鼻塞，子宫也不能排除瘀血，所以自私就是在闭门留寇，私心越重，嫉妒心越重，我执自我越重，这个留瘀血的力量就越大，最后瘀血成团，将来可能变成肌瘤。

相反，像慈母般无私关爱，所以乳汁如涌泉，身体处于付出的状态。如生完孩子或下完胎后，做到关爱周围，念念利他，气血均不阻滞，瘀血也不停留，可顺利排出。

所以，利他的人，鼻孔会由小变大，因为胸怀气量变大了；同时因为不断付出，却不占有，身体里不容易存在瘀血痰瘀，均在付出关爱时排出了身体外。

很多妇人问，如何将肚腹里的瘀血排干净？告诉大家，自私自利就容易排不干净，而无私利他的人，即使真有也很容易化解掉。

在传统文化里头，教人诵经典，做定课，其实也是教人把慈悲心发出来。慈能与乐，悲可拔苦，好多人不能离苦得乐，病痛纠缠，究其源都是缺乏慈悲心。怎么练慈悲心呢？不是想想就可以了，而是要落实到具体行动，每天看周围他人有什么需要，做一些力所能及的事，这样集中练三个月，整个人气质都会转变过来，比你去读书改变气质效果还快。因为你读书不知要读多少本书，碰到多少明师，你才能够读明白这个道理。

现在大德老师们，直接把这个道理告诉我们，我们只要去行动了，就有效果。

3 遗传狐臭，有没有缓解或清除的办法？

问：孩子才6岁，很漂亮的女孩子，却遗传了她爸的狐臭，现在味道就很重了，如果不用抑汗剂下午就能明显闻到，有没有缓解或清除的办法？谢谢，求解决办法。

答：若人近贤良，譬如纸一张，以纸包兰麝，因香而得香。德馨欲臭，品德越往上比，人就越有一股清香，欲望越大脾气越大，烦恼越大，越是粗重，身体气场越乱，混乱就生臭浊。

所以，家里孩子身体的味道，其实是一个家风的体现，如果这家庭德胜于欲则吉则香，欲胜于德则凶则臭则闹。古圣先贤教我们无比吉祥之道——德往上比，欲往下比，就这八字而已。德往上比，让孩子多看德育故事，孩子隐隐间就有一股品德之美，心性之善；欲往下比，不往上攀比，就不会跟人争贪搅扰，自然就不会臭气熏天，欲往下比，心日渐清静。按《清静经》讲：清静则降本流末而生万物，不清静吃素都是臭的，清静不讲他人过恶，不跟父母顶嘴赌气较劲，即使吃肉，口也是香的。所以香从哪里来，从清静心来。

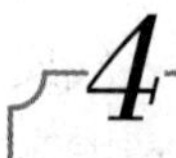

学是理可顿悟，习是事须渐修

问：都师说的南先生是指南怀瑾先生吗？

答：呼吸之妙，闲坐少安勿躁，静极妄念不生。南先生是指南怀瑾老先生，他有一本书叫《静坐修道与长生不老》，这部书配合《因是子静坐法》，就基本把静坐大要学到了。南师的书，部部经典，是值得用手抄的奇书。

我们很多人都说学习学习，往往只学不习，学是把理论知识学过来，习是不断实践；学是理可顿悟，习是事须渐修。

为什么有些聪明的人反被聪明误？因为只学不习，没有把所学用于大众，这样不能学以致用，自然得不到世人的尊重。

5 一生气就感觉脸发木，心脏有刺痛感

问：老师，我最近一生气就感觉脸发木，心脏有刺痛感，头部也有刺痛感。请问是怎么回事？非常感谢！

答：读书才知学问浅，观海乃晓天地宽。观大自然溪流，狭窄处水急，宽阔处平缓。由此可知，宽广百脉通融，褊窄经络纠结。《黄帝内经》讲，百病皆生于气，怒则气上，生气动性子，心脑血管最容易扭曲痉挛。老师为了让大家明白什么叫肝气郁结，拿来一条管子，随手打一个结，本来顺畅的管子就有一个疙瘩，然后再一放水，流不过去，堵在那里，这叫什么？叫不通则痛啊！

然后把结一解开，水立马过去，这叫什么？叫通则不痛，管道没有郁结了，水很快过去，同理，人的郁结通了，疼痛也会很快消除。

所以生气又叫什么？叫赌气。这个赌气的“赌”通堵塞的“堵”，人一生气，脉道就堵塞一次，堵哪哪遭殃。所以胁胀、头痛、面麻、颈僵，好像病变部位不同，实则因情绪波动加重的，都是肝气郁结，此结不解，百药乏效。

你看咽肿痛、目胀、耳鸣、胸胁满、肝囊肿、胆结石、子宫肌瘤、卵巢囊肿、盆腔积液，看起来好像疾病层出不穷，好像山贼四起，其实就一个主因，它们只不过是肝气郁结这个主发号施令，在不同地方发生病变而已，只要降伏了肝气郁结，你就把绝大部分疾病都降伏了。

在大学时有个老师眼胀跟膝关节痛好多年了，他去治膝关

节治了好久都没治好，后来服用逍遥散就好了。其实逍遥散里没有一味强筋健骨的药，只不过就是疏其气血，令其条达，乃至和平而已。

所以，天底下，疾病源源不断，很多都是气出来的，如果你能保证每天都少生气动性，这疾病也就渐渐没有了。

因为生气动性不少，所以疾病才没完没了，这些我们从自己从其他人身上都可以得到验证。现在西方研究也发现，疾病百分之八九十都跟动情绪有关。

其实我们老祖宗早在《黄帝内经》就看到了，说百分之八九十还说少了，百病皆生于气啊。所以郝老师临证教学一辈子，到最后不是在教人怎么用药治病，而是教人怎么不生气就不生病。他这部《不生气就不生病》的书影响了不少人，大家可以找来看看。

6 脖子酸痛

问：有个问题想咨询一下，我的脖子酸痛是不是颈椎病啊？

答：架上本无凡草，案头自有秘方。葛根汤乃医治颈椎病专方。脖子酸痛常见的三大原因：

第一疲劳了。疲劳过度就酸痛，特别是长期对着电脑，然后再加上吹冷空调。

第二个原因，就是经常伏案工作，背部是驼的，颈部是弯的，伏案久了，这个人就呈一个抑郁的象，抑郁日久，就很容易酸痛疲累。所以要多做顶天立地、泰山压顶这些端身正意的动作，可以具体看山林体验班里的运动之道，里面有讲如何运动获得寿康，对治坐姿不良和久坐伤肉。

第三个原因，心没有能量了。在跟师期间，我们发现老师摸脉很容易摸出病人有没有颈椎病，得了颈椎病究竟难不难治，有没有联到肩周炎。

原来秘诀就在这心上，这个左寸脉对应的是心、脑、颈椎、上焦胸廓，所以这个寸脉不足，心脑供血不够，颈部自然也像失去营养水分的花骨朵一样耷拉下来，很容易酸痛。

老师常在这类病人身上，加人参、黄芪、葛根、丹参、川芎，配合桂枝汤，病人往往一剂药下来就感觉到整个颈背松开来了，酸痛消除后感觉舒服多了，当时我们不解，后来一想就明白了。

有个成语叫垂头丧气，人没气丧气了头是垂下来的，精神不抖擞，颈椎就容易出问题；而如果你气足神满精充，头就挺立起来，颈就很直，哪还有什么压迫倾斜跟侧弯呢？

所以，治疗颈椎病要治什么？治疗精气神，精气神不饱满，任你怎么按摩，用手法去扶正了也会很快耷拉下来，这就是林则徐《十无益歌》上讲的“不惜元气，服药无益”的道理。

7 喉咙痒，没痰，老是咳嗽

问：老师好，我儿子5岁5个月，最近老是咳嗽，他说是喉咙痒，没痰，咳时也只是咳一两声，但隔几分钟就会咳一下，已经连续快2个月了，去医院看过，说是外寒内热。可是吃了好长时间药也不见好，我们也一直给他清淡饮食，不吃其他零食但感觉都没啥效果。请老师支个招，万分感谢。

答：《小儿推拿秘笈》里有专治咳嗽的推拿手法，推通手太阴肺经，咳痰喘皆平。肺通天气，咽喉乃肺之门户，咽炎咳嗽不是说只是受凉，或者吃了热气的东西才会这样，还有一条很重要的原因容易被人所忽略，那就是环境空气污染。

厨房油烟重，人就容易呛咳，环境污染重，也容易咽痛咳嗽。近几天山里有些亲朋好友到来，他们在城市时咽喉还痛，进到山里一下车，本来打算治一治的，我们说，你别着急，进山就别急，出山再说。

结果他们先睡了一晚上，第二天醒来，几个月的咽喉疼痛说好就好了。孙思邈这位药王大医讲的住山能疗愈这句话，还真是立竿见影。

大家感到很惊奇，其实住惯山区后我们视之为平常，住在山里饮食有节，起居有常，日出而作，日落而息，不生病是正常，生了病，才是值得惊奇的。

现在人们在城市惯了，都有这种颠倒妄想，以为得病很正常，不用吃药病就好了，这是天方夜谭。山下有朋友开摩托车进山，想看看鼻炎，说一到晚上鼻子就不通气，平时一边都塞住，很不舒服。

可边进山就边清爽，原本头晕脑重，进到深山来，鼻孔大开，吸气饱满，人也越进来越精神，他觉得很神奇，但也说不出什么道理来。

我们笑笑说，这山林是一个听不到牛叫声，手机收不到信号，看不到雾霾灰尘，听不到喇叭声的地方，在这种地方你身体原本的功能，通通都会显露出来。

前提只有一个，饮食有节，起居有常，不妄作劳。

他就问，为何在外面容易鼻塞咽痛？其实鼻塞咽痛是身体自救的一种方式，鼻塞是鼻子不喜欢那里的空气了，咽痛是咽喉不太喜欢你的饮食方式了，它们都自动以关闭管窍，发出疼痛信号为罢工信号，提示你要到环境好、饮食健康的地方去休养。

肺通天气，天气的特点就是日出而作，日落而息，违反了这规律，首先就容易见肺系疾病，咳嗽、咽痛、鼻炎、皮肤病、痔疮、肠炎、关节疼等。如果有人问，保肺第一条是什么？

我们会说，到一个肺喜欢的地方去，按照肺主治节、肺通天气的规律去生活吧！

8 外阴瘙痒，外阴皮肤干燥粗硬

问：老师好！我姨妈今年58岁，外阴瘙痒两三年了，外阴皮肤干燥粗硬，没有白带，血糖正常，试涂了很多润肤露和山茶籽油都没效果。她体形偏胖，一到冬天就喘得睡不着。她是在山里养鸡的，经常都有干活啊！请问可以开个药方给她调理吗？或者你们能帮人看病吗？我是否可以带她来看一下？她就在龙尾。谢谢了！

答：诸痛痒疮，皆属于心，《内经》已道出闹心乃皮肤顽疾一个根源。现在有些人啊，去度假旅游，或者住在山里，居然还得不到很好的养生，甚至也一样每天习劳干活，身体改变还是不大，为什么会这样呢？

疾病有“三关”。

第一是饮食关。虽然住山了，虽然习劳了，但是饮食上还是不注意，那些鱼露、鸡精、味精等容易引发皮肤病的，导致血液浑浊的，大家偏偏戒不了，还有鱼肉这些容易生黏痰之物，也是来者不拒，饮食上控制不住，又怎么会常葆健康呢？所以，健康靠那张嘴，坏了身体的也是那张嘴。

《大藏经》上讲，要广植德本，勿犯道禁，身体生病是提醒你肯定犯了一些生活上面的禁忌。在农村，经常可以看到这样的现象，老人家平常过日子身体平安，一旦大鱼大肉像过节一样庆祝庆祝，那段时间身体就变差，所以有福要慢慢享，享福快祸就来得快。

第二是运动关。现在好多人都说会运动，但是运动形式十分单一。人身体上的经脉有横有竖，运动要全面，你看卓别林的黑白电影，他也天天做运动，就做一个拧螺丝的运动，结果把身体都拧坏了。为何练体操要全面练到各个关节？这是身体的需要，哪个点练不到，哪个点就容易生病。

所以，运动有局部运动和全身运动之分，镇上有个阿姨，腿脚沉得坡都爬不上去，根本不敢去走路，她说她以前经常走，走到脚都走坏了。我们笑笑说，你是用一种单调的走法，去空走，往前直走而已，只练到直的经脉，你没有打横走。

她问，怎么打横走？

我们说，很简单，在登山时带一把大扫把，左右来回刷，就像你去刷洗这些碗筷，既要横着刷也要竖着刷，这些碗筷才刷得干净，对吧？人也是，去走路，刚开始走那一两个月有效果，但效果很容易到一个瓶颈，因为方法没掌握到。

在大学我们学打网球时，网球班的老师上课会教我们两个动作，一个是打横跑，一个是打直跑，这两个动作练好，接球就很敏捷。功夫到最后就是横跟竖，你只练横行不行啊？不行；只练竖行不行啊？不行。就像练字，功夫就在横竖之间。

如果你只练横，就像螃蟹只会横行，竖着来，直着来就不行，又像泥鳅，只会直着溜，你横着就不行。人是万物之灵，可要怎么成为万物之灵呢？华佗创五禽戏时，就指出人要采集动物各种运动神韵，这样才会很全面。

我们建议她上山时带一把大扫帚，横着扫，竖着走，不仅腰部转摇到了，腿脚也练到了，这样直行力与横扫力两个力结合修炼，很快就能把病弱的身体转为强健。

大家别小看这扫地法门，这可不是一般的练功法门，里面蕴含着横竖之道。如果不解剖开来看，大家轻视了这种扫地法门，也就容易低估扫地能锻炼身体的价值。

特别是到公共场所利他的扫地，对个人身心提升改变得更快，所以陆游就作《扫地诗》。佛陀看到公共场所有很多灰尘碎落叶，拿起扫把就扫，弟子看了赶紧上来跟着扫，扫完后佛陀说，扫地有五种功能，第一地面干净；第二自己身心清静；第三别人看了欢喜清静；第四人家跟着做，助德行于身心；第五善终。

习劳苦后，特别是利他菩萨行，必得圆满善果。

第三是关心性关。心性不定，烦恼多病，有位官员有几十年的顽固皮肤病，遍访大江南北名医，服用中西药物无数，都没有理想效果，最后无奈放弃了药物治疗，皮肤病时好时差。他退休后回忆说，我发现这么多年跟皮肤病打交道，大半生走过很多路，药物治疗效果总是暂时的，而我事业上一帆风顺，家庭和谐愉悦时，即使没用药，皮肤病也会不断减轻，跟正常一样；一旦仕途艰险，苦难重重，危机四伏时，皮肤病一定加重。所以，我的皮肤病就像我仕途上的晴雨表，看到它加重，就说明我工作还有家庭不太顺了；看到它减轻，就说明我工作家庭顺心了。

谁能够调控情绪，谁就掌控了皮肤病治疗的秘诀；谁被坏脾气坏情绪左右，谁的身体就不可能好。你即使拥有天堂般的山林环境，又有像运动员那样积极的运动规律，但是如果你唯独没有像圣贤达者那样利他的胸怀，那么你照样疾病缠身，痛苦不堪。

大家来山林里体验生活，为何一半的时间要做早课，讲心性之道，一半时间才是习劳吃素呢？不做定课，你就没有定心，没有定心，何来定慧，何来稳定平安的人生？

9 胸闷气短，肩膀疼，头晕

问： 老师，我还有一个问题要问您，最近老是感觉胸闷气短，肩膀疼，头晕，是怎么回事？

答： 云水襟怀，松梅气节，敢凌霜加上不执著，是调心最上功夫。心安则身泰。胸闷气短，求人则气短。《十心语》讲，时时要观心，事事才顺心。

你可以试一下，时时观察自己每天有多少念头是求人的，帮人气长，帮人时人是积极愉悦的，但你要真心帮。求人时，你立马能量中气觉得不足，所以《菜根谭》里讲，人之福祸境区，皆在于念想，看一个人常起什么念头，就知道他的吉凶祸福命运。

常起求人的念头，能量场会变小；而常起帮人的念头，能量场会增大，因为一个是乞丐的念头，一个是大富长者的念头。一个真会养生养心的人，你让他去求人，他是轻易不会这样做的，他宁愿给予也不轻易索取，但是普通俗人以索取为乐，以给予为亏。

殊不知索取表面得了物质，实际亏了正气；给予表面给出东西，实际增长正气善念，所以想要过哪种人生，这就要我们去思考，选择往往比努力更难，而且更重要。

人生在世就这两种人生，一条是走物质的盛宴，一条是走精神的修炼，所以心慌气短，肩痛头晕，在药物上症状缓解很简单，但要从心性上根本解决，却不容易。

10 面对雾霾严重，应对或缓解的办法

问：近期雾霾这么严重，覆盖范围这么广，两位老师怎么看？另外，能否从中医角度给大家指导一下面对雾霾应对或缓解的办法？虽说雾霾源自心霾，人人都是雾霾的制造者，但毕竟还是要救救大众，尤其是老人小孩。谢谢！

答：身无纤尘洁如玉，心有宏愿贵过金。有“老安少怀朋信”愿力的众人越来越少。所谓共业、环境恶劣是要靠愿力去改变的。唯愿可移业。用儿歌三百首可以改变世界，很多人听了都以为这么说是个笑话，但实际上正是因为人没有得到好的启蒙，没有学习圣贤教育，大家相互争斗才会世界大乱，自然灾害连连，污染严重。

如果有接受蒙学教育，那就不同了。古籍讲，至诚可以感天，人用至诚心可以感天动地，《二十四孝》第一孝就是大舜孝感动天。

当时自然灾害连连，土壤荒芜贫瘠，在很多地方粮食都颗

粒无收，唯独大舜居处的历山一年成聚，二年成邑，三年成都，用不到三年的时间，荒山被开垦变良田，天下的人都想到这里来，为何呢？福人居福地，福地福人居。

一个地方真有有福之人在那里居住，祸患就会减少，真有大德在行圣贤教化，讲习经典不断，这地方就会不断遇难呈祥，逢凶化吉。

这个教化是从念头上不再造恶，念头上没有了恶因，后面当然恶果就断了。所以《了凡四训》讲，大抵最上者心，在心上改是改灾难疾患最快的，也是最彻底、最圆满的。

我们看黄飞鸿电影，里面有一句特别振奋人心的话；男儿当自强。从哪里自强？如何为这世界增加光彩？从自身，不是要求别人强，而是自己强。近处未能感动，未有能及远者；己身未能教育，未有能教育他人者；自己命运未能改变，未有能改变周围环境世界者。

也就是从自己做起，修好自己，就是弘法利生，就是改变环境。一个空谷，因为有幽兰而显得清香；一个村庄，因为有君子而显得光明；一个家庭因为有一人修习传统文化，久久必芬芳；一个地方因为有人宣讲，这地方就会渐渐减少了灾殃。

11 在一天里的什么时候读诵经典比较好

问：你好，请问读诵经典在一天里的什么时候比较好？谢谢！

答：平时不说无情话，每日常观有用书。有用书即经典。如果从时间上来说，清晨最好，因为朝气锐，就像看病一样，诊法常以平旦，阴气未动，阳气未乱，饮食未尽，气血未散，就可以诊有过与不及之脉。

以前皇帝为什么要上早朝，如果皇帝睡懒觉了，身边人还有责任把他叫起来，因为清晨志意最佳，叫清明，最清醒明了。

这时如果读诵经典，锻炼身体，就会有很好的效果。所以说一日之计在于晨，一个人一天的状态也是在晨起那时最佳。如果你晨起第一个念头是利他的，那么你一整天都会充满能量，如果晨起第二、第三个念头，还没有利他，那你这天的状态都不会很佳。

而读诵经典就是在做利他的事，因为是在打开心量，是在树立正知正见。但是有些人要上夜班没办法做到早起怎么办?

从心念上来讲，只要你觉悟到经教的重要和读诵的好处，那么你就“无时不早起”，没有哪个时间段不能达到早晨的状态。

就像老师在火车上可以读《中医经典要文便读》，在旅馆里也可以读诵《黄帝内经》，随时进入读书读经状态，这叫随处体解经典。

不要让闲余时间被妄念所转，要用读诵经典来转闲余时间，就不会无事生非，闲谈误生。真是奋进千程少，闲聊半句多。

12 小孩子急性咽炎

问：老师们你们好，辛苦了。我想起来，你们书里说急性扁桃体炎可以用威灵仙，4岁幼儿急性喉炎，喉头肿大，也可以用它吧？威灵仙是寒药吗？金银花、桔梗等不敢给他喝了，太寒凉。他喉咙现在好点了，但打针两天后受了风寒，支气管炎厉害了，昨晚几乎不睡一直在咳，今天也是一直咳。

答：生病是教我们学习，不要怕病，只怕不学习。威灵仙是偏辛温的，能祛风湿、通经络的药。《药性赋》里讲威灵仙宣风通气，苍耳子透脑止涕。小孩子急性咽炎，不要着急，急则缓之，只要不引起发高烧，又能喝粥，你就不用担心。现在好多父母太焦虑了，焦虑等于加重孩子的炎症。用威灵仙来治疗急性咽炎，配合白英、青皮，是能起到解郁解毒作用的。

在临床上我们发现，咽炎发作的病人，跟情绪焦虑抑郁有密切关系，压力减轻一些，咽部就舒畅不少，所以在考试前夕，学校得咽炎的病人不断增多，因为大家神经都绷得紧，都怕补考，复习都紧张不安。

现代研究表明，焦虑、精神紧张，可以使一般的咽炎病人病情加重，让80%以上的儿童患者咽炎都加重，你看现在好多孩子很容易犯咽炎，为何？

来自父母、学校还有社会的那些紧张的情绪一压到孩子身上，孩子就烧着了，咽部首当其冲，《黄帝内经》叫“诸气膹郁，皆属于肺”。《黄帝内经》很早就看到气机郁闷焦虑会加重咽炎，那怎么把气机宣通开来呢？用风药是最快速的，因为大自然之间风走得最快，而宣风通气，效果极快的威灵仙绝对算一个，而且它有化骨鲠，把咽喉周围郁结之气行通的功用。

想清楚这个道理，用风药解郁，不单解咽喉之郁、周身之郁，而且没有一处不因为风药而解开，这叫“春风又绿江南岸”，而威灵仙跟柴胡就是这股辛温暖和的“春风”。

老师常在小柴胡基础上加上这咽三药：威灵仙、白英、青皮，对于消除因情绪波动引起的咽炎、扁桃体炎效果不错。

13 前列腺增生，排尿困难

问：两位老师好，关于老年人前列腺增生，排尿困难的问题，应怎样保养好？

答：少壮总觉身体好，老年方知养生难。很多老年人都有这个问题，一个是机体退化，二是中气不足。

身体的自然衰老，那是没办法抗拒的，但是中气亏虚却可以保养，只要中气补虚，断无尿频尿急之理。《黄帝内经》讲，中气不足，溲尿为之变，中气不够了，大小便就会异常。那如何培养中气？

第一，言多伤中气，寡欲养中气。

第二，久坐伤肉，久坐伤脾，脾伤则中气下陷，少久坐，多行走，养中气。

第三，黄芪、白术、党参之品，皆能补中益气。

第四，生冷之物伤中气，温暖之物养中气，老人饮食要软、暖、缓。

第五，着急耗中气，和缓养中气，安详的人很少得痛症，着急焦虑的人容易有痛症，所以中医说急则缓之，用芍药甘草汤可以缓解焦虑拘急，用安详的心态过日子，可以缓除百脉的扭曲，所以《黄帝内经》最高的养生之道，总离不开养心跟养身。

怎么养心？《黄帝内经》讲，志闲而少欲，你们看老年人要戒之在得，得失之心太重，绝对志闲不了。孙思邈在《千金方》上讲，勿得多求，天底下养生思想都超不出这四个字，寡欲心安，无求是福。自古以来皇帝很少有长命的，因为福大欲也大，可为何康熙皇帝能享高寿？这跟他善养老是分不开的。

他最钟爱的一对玉玺，上面用朱文写着“戒之在得”，用回文写着“七旬清健”，这两者其实是一种因果关系。康熙皇帝认为自己七十多岁，身体还算健康，日理万机，仍然不显疲累，能够妥善处理好各领域的矛盾，为什么？

原因在“戒之在得”，有权势而不贪权势，能将权势利益民众，那么五福都会加到你身体来。所以孙思邈讲，人知止足，天遗其禄，所到之处，勿得多求。

那么怎么养生呢？《黄帝内经》讲，形劳而不倦，劳其筋骨，却不会厌倦，也不显得疲倦，热爱劳动的人，他是真热爱生命，也是真懂得生命的人。老年人不是衰老不行了，而是要继续劳动，发挥自己的光和热，这样身体才会越用越活。

14 胆结石，可以用中药排掉吗？

问：有一段时间，爱生闷气，脾气暴躁，控制不了自己，检查出来是胆结石。请问，胆结石可以用中药排掉吗？

答：暴躁乃因，胆囊炎症结石为果，因地断根，自无苦果。中医治疗胆结石还是比较有优势的，特别是对于一些小结石、泥沙样结石。治胆结石要肝胆同治，疏其肝气，降其胆胃，其中有组药阵能疏利肝胆，该三药是香附、木香、郁金，这三味药能令肝胆之间的郁闷之气破开来。如果是顽固抑郁要用元胡、川楝子，就是俗话讲的，“心痛欲死，速觅元胡”。心主血脉，凡血脉堵塞疼痛的，元胡这味药会很管用。

但治疗胆结石要全面整体地看问题，因人因疾病阶段不同，用的汤药思路就会有所不同。直接作用于湿热结石的，譬如金钱草、虎杖、鸡内金、海金沙，能够使嚣张的结石气焰分解下来，尤其是针对结石引起的皮肤发黄，这几味药通常要用上。要排出石头，如同是要把搁浅在岸头的大船推走，这时你用再大力都很难把它推走，但水一满起，船自动就浮起来了，所以中医有句话叫“增液行舟”，这增液行舟既可以用于治肠燥津枯便秘，也可以用于治熬夜津伤炼液成石，故用增液汤治疗结石血液黏稠、经脉扭曲疼痛，很多人想不通这是为什么，如果你想到水涨船高，增水行舟也就明白了。

所以，你看有些治结石，结石尚小的人，通过多喝水，然后跳绳，或者爬楼梯，通过震荡增液，这些身体脏垢沉着就会被津液带走，而增液汤里头，常加进白芍、火麻仁，为何?

白芍缓急止痛，结石痛起来很厉害的，火麻仁润六腑治涩结，大家别以为它只润肠，六腑它都润，看你配合什么药的药引。你把火麻仁配进四逆散里，它就能够把肝周围涩结之处润一润，点上润滑油效果就会不错，如同这机械涩滞，阻力大，放上一点儿润滑油就很流畅。从润滑油的角度上看，你用火麻仁治便秘治结石，这都是小瞧了它的功用；用增液汤治疗便秘血液黏稠，你也小瞧了它的功用，等我们以后跟大家共同研究方剂时，再从整个汤方结构来看为何古方能治现在的诸多疾病。

当然治疗结石还有一个思路。我们看老师治疗一些慢性结石患者常加一些参芪附子，加入后的效果往往比普通汤方更好，这是为什么呢？

老师说，如果你没力气，你能把石头搬走吗？脏腑力量不够，它怎么去排石呢？参芪益气，附子温阳，阳主动，所以服用附子后人善足，也就是说善于奔走，追逐，这是阳主动的表现。

我们跟老师一起试药附子，明显感到跑山腿脚轻快很多，觉得有力从脚底涌出，可见这推动力论功劳附子是排第一的，推动结石也需要力量。

而参芪更是这样，在古代试验里头，人们发现，服用参芪跟没服用参芪两组人去登山，而服用的人气息绵长，不容易虚喘，不服用的人就容易虚喘没力。

所以，对于病人结石脉象又沉弱的，你不要急着攻邪，先扶正再说。因虚留积，体虚没力，这些积滞包块就排不出去，有力了，这些垃圾包块，一下子就被身体清理出去，这也是老师治结石独得之秘也。

15 双侧从大腿到脚跟发痒

问：尊敬的曾老师、尊敬的陈老师你们好！首先感恩你们不辞辛劳地教化大家，为大家指点迷津。我想请教一个问题，麻烦你们百忙之中回复一下，再次说声谢谢。我爱人每年冬天直至春天，两侧从大腿到脚跟发痒，尤其是膝盖下更严重些。一抓就起血痕，持续几十年了，每年都这

样。麻烦你们告诉我们应如何治疗或防治？生活中要注意啥？感谢你们，祝愿你们乃至所有的众生都福慧双增，拥有健康快乐，幸福美好的生活！

答：善说甚深微妙法，得生广大欢喜心。为众答疑，寻章摘句，师前辈，书之网络示大众，亦是进步人生一大事。我们这个时代湿毒下流的病人越来越多，根源在哪里？根源在心脏动力减退了。人体就是一个升降的运动过程，降下去，气就会顺，升上来，人才会轻松，如果降不下去，人就会烦闷很焦急，如果升不上来，就会很疲倦，懒动。

大凡腰脚以下瘙痒，抓来抓去，既有风，也有湿，风湿之不去，乃是由于阳气之不升，必升阳方能除湿，升清才能排浊。

我们临床上用升阳益胃汤配合四妙散，治疗多例腿脚顽固湿疹瘙痒起抓痕的，有的病史有三两年，有的长达二三十年。

我们常跟病人说，你这树木丢在地下才容易腐烂，你把它升到空中来，它就不容易腐烂。我们整理老房子时发现，不是出头的椽子先烂，而是落地的床脚凳脚先腐，那些被砖板垫起来的，都保存得很好。那该怎么办呢？如何使自己腿脚少湿气，多阳气？

第一要常走。人体动则生阳，静则生阴，运动人身血脉流，特别是赤脚走路，排脚部湿毒非常快。在这山里，学生们刚进山有湿疹瘙痒的，一般三天就控制住它，凭什么？凭赤脚徒步，凭腿上功夫。

第二要少操心。人的脚部气血必须从心脏分出去，一个国家如果朝廷内斗，它的臣民就遭殃了，一个身体如果心中较劲，那脏腑百骸，皮肉筋骨脉就坏了，这是《黄帝内经》里面教我们的，大家要用治国的思想来看身体。

一个国家如何长治久安，懂得治国之道，必懂得修身养性之道，所以名医读史读的都是医术，医人之法。

16 血管膨胀、粗大，无弹性，颜色发青

问：陈创涛、曾培杰两位老师好！我今年31岁了，身体自小就体弱多病，今年以来，因多方面的原因，身体更差，疾病不断，现在主要就是血管病，发病已达半年，因为不痛不痒，也就没管。主要症状是：全身皮肤上下血管膨胀、粗大，无弹性，颜色发青。吃饭的时候或运动出汗血管就明显变粗，静坐不出汗、不运动上肢血管变细，下肢持续粗大，躺在床上全身血管变粗，站着时间久了，能够感觉到下肢脚腕上面静脉血管周围酸胀疼痛。我近段时间吃了复方丹参片，似乎病情在加重，我现在很担心，请两位老师帮忙指点，谢谢!

答：为人不外修齐事，所乐自在山水间。修心易性者，可变化气质，使心主血脉功能强大，血管问题也得到解化。前段日子山里有一条狗，小狗被摩托车拦腰压过去，当时大家都觉得这条狗没救了，我们说不能因为没救就丢弃掉它，叫狗的主人给这狗喂红糖水三七粉。

那些碾伤流血之处很快止住，第二天能吃点饭，到第五天时能跌跌撞撞地走了，不到半个月全面恢复。

如果按照人来看，这么重的伤，哪怕接受最好的医疗救护，三个月也未必能康复得过来，为何狗得了外伤后恢复得那么快呢？因为这些动物跟人相比，它虽然出现伤痛，但不会像

人那样过于焦虑、紧张、担心、郁闷，远离这些负面情绪的干扰，这生灵的自我调节机能就能超常地发挥作用。

通过自我康复能力，迅速把血止住，把恶血吸收，那伤口的四肢循环重新建立，肢体也就恢复灵活。其实人的潜能都是很大的，但潜能最怕什么？最怕负面情绪，负面情绪像石头压草那样，把你身体的自我调节功能压得没有用武之地。

佛门把这种负面情绪称为妄想，像焦虑、紧张、担忧，这都是妄想乱想，伤痛本来没那么严重，因为妄想乱想变得更加严重。

伤痛看起来有些重，但因为不去紧张挂碍它，恢复得就像箭一样快，所以谁是疗伤高手，必定是定力很强、能定得住稳得住的人。试想一下，如果身心真的出现大内伤，心主血脉功能就会失调，但有了定力和忘我，身体就能恢复得非常快。

所以，常碰到一些整天被情绪干扰、焦躁的病人，无论出现什么疾病，我们都说，别先管那疾病，先管好情绪，如果情绪你管不了，疾病也别想管住，因为疾病都是情绪这首脑派出来的兵，要擒贼先擒王，射人先射马。

在临床上，老师常用一些行气解郁、养心安神等缓解焦虑紧张之药，常常有意想不到的效果，这让学生感到惊讶，古方书上可没有说这些逍遥散、越鞠丸、柴胡疏肝散，能治这么多顽固怪病。

老师笑笑说，顺其性不得病，人生本逍遥，不为病烦恼。

所以，不要把自己当病人，不要有任何心理情绪负担，规律地去生活，规律地去作息，规律地去运动，你身体就会渐渐规律起来。

17 如何学习和运用针灸的知识？

问：有没有关于如何学习和运用针灸的知识？谢谢！

答：学一门学问，始于作用，中于兴趣，终于情怀。要把《针灸学》跟《针灸穴名解》两本书联合起来研读，理论高度决定临床高度，必须要深入经典，针灸要入门很容易，但要精通却不容易。

入门推荐一部书叫《中医人生：一个老中医的经方奇缘》，这部书前面一半有讲到老先生拜师学针灸的过程，那可是明师一点，豁然开朗。习来千卷少，司透半句多，真乃悟透金针妙论。

如果有一定学院的背景，看《中医人生》就够用一辈子了。把这些理论基础打牢，对学习运用针灸非常关键，老师常讲，旁开一寸，更上一层。

以前的老先生为何写得那么好，他们千里访师，时常只是为了学习一两个知识点，所以对这一两个知识点就掌握得特深刻，现在知识太多了，反而让很多人沉不下心，潜不下去。

还是那句话，先明白为学之道，再选择读什么书，物有本末，事有先后。

18 耳聋多年

问：老师好！我母亲今年60岁，耳聋多年，从省立医院配了助听器，母亲戴着不舒服，之后又配了许多偏方，吃了以后效果还是不明显。做儿女的很是着急，跪求老师指点。

答：好句似仙堪换骨，那些名言佳句，有洗心易性之效，如仙丹换骨，建议多习练诵读。身体有个自救机制，就像你过度用眼了，它就干涩垮下来，为防止你把精油用光，聪明的身体就通过眼目干涩昏花，来提醒你要休息。

耳朵也一样，听别人说话就心烦，看什么事情都烦，这样的老年人，耳朵很快就不好使。因为身体自救机制都不要听东西了，所以烦伤肾，肾开窍于耳，一个人看一切都烦，周围没有一件顺心的，从来不看你优点，而看人缺点，这样日久年老，肾就不好，耳朵跟腰脚都提前罢工，因为你老是听刺，你没有听圆，老是听恶，没有听好，这样耳朵功能也就坏了。

你想，人长一双眼、两个耳朵用来干什么的，用来寻找美跟听好话。所以烦躁的人肾很容易虚掉。不怕批评，能从他人责怪里头看到爱跟好处的人，自然会耳聪目明。

广州有位阿婆，一边耳朵聋了，跟家里人住，老是生烦气，看儿媳妇看不上眼，眼睛又长白内障，一到天黑就看不见，不得已回到家里，暂时见不到儿媳妇，一个多月后，耳朵不聋了，眼睛也好了，晚上可以点灯穿线。

《增广贤文》上讲，眼不见心不烦，所以当你定力不够时，找一个听不到牛叫声的地方，借助外在环境，让自己静一静，身体会好，但这也只是暂时地治治标。

所以，眼花耳鸣耳聋，都不是什么大病，就是提醒你别看不上人，看不起人，别不爱听话，你老不爱听话，耳朵干脆就不听了，就像你老骂儿子没出息，他就专没出息给你看，所以儿女不要让老人烦，老人身心就会渐渐安康。

19 中医普及需要什么？

问：您好，我们是颐仁中医基金会，这是一家以弘扬中医普及和培养发现优秀青年中医为己任的非营利性公益组织。偶然之际读到《小郎中学医记》，感觉文采斐然，想和作者谈些中医普及的事情，请问如何联系？谢谢。

答：富不读书，纵有功名身何贵；贫而好学，虽无功名志气高。好学者渐有普及本事，有普及愿力者，自能好学不倦。昨天小萱学劈柴，怎么劈也劈不开，怀疑是这把刀不好，换一把；换过后再劈，还是劈不好。那会不会刀没磨利呢？于是叔公出来教大家磨刀，叔公说，磨刀就是顺着磨刀石的纹路把刀口磨薄，现在刀已经很锋利了，可是当小萱再拿起刀来劈柴时，还是没劈好。

原来劈柴有诀窍，叔公说要快、准、猛。“快”是下刀速度要快，速度产生力量；“准”是要认准柴的纹路，你如果打横劈，或者劈到结节，你用多三倍力都劈不开，而稍微放斜一点，“猛”用一下力就开了。小萱惊呆了，这么大的柴，在老师们手中，好像不费吹灰之力就能劈开。知道了快、准、猛劈柴三字诀还不够，因为事须渐修，这就要练功夫了。

现在为什么好多人学知识快，但是并不受用，因为他虽然明白道理，但做不到，其实都是明理的巨人，却是行动的懦者。

我们练了三个月，基本达到无柴不能劈的功夫，而且还不伤斧头。有很多善友都问，中医普及学堂书籍是怎么写出来的，出书的速度怎么好像都快过我们看书的速度？

我们笑笑说，书不是写出来的，而是练出来的，必须要强身健体，吃大苦，练功夫，才可以讲习文写作。《弟子规》上面讲："有余力，则学文"，你得有力量，才可以写写文章，没有魄力，别急着工作创业；兵没练好，别急着往战场上跑。

《大学》讲，从皇帝老儿，到沿街讨饭的乞丐、贫穷的庶民，都要以修身为本，修身要从诚心正意开始，诚心正意才能身强体健，才会专一不间断地做好一件事。

现在中医发展也是这样，不缺乏好的斧头，不缺乏好的钢，那缺乏什么？缺乏好钢用在刀刃上，缺乏好刀用在好人善人手中。

那么中医全面普及现在最薄弱的环节在哪里？不在山高海深的经教典籍里，古圣先贤已经为我们准备得够多了，而是在以下三方面。

第一是缺乏出色的导师。导师是人天眼目，学子灯塔，迷途指南，挖掘出一个导师，可以影响一个时代，诚如刘备找到诸葛亮，可以助力形成三国鼎立之势。

第二是缺乏讲解《四库全书》医部全录的人才。读书有两种方式，一种叫诵读，一种叫解读，年少诵读要多于解读，年老解读可以偏多一点，解读就需要讲经说法的人才。

我们这个时代，讲解蒙学，比如中医启蒙的《医学三字经》《药性赋》《汤头歌诀》《濒湖脉学》等向大众普及的典籍，能讲的人才很重要，只要每部经典有一个人讲，真能讲好，像国学界蔡老师专弘《弟子规》那样，有中医学子，专弘《三字经》，或专弘《蠢子医》，十年精修一部经，一条心，这样稳扎稳打，心定下来，不用十年，三年就有小成就，十年就可以成为讲解人才，真正普及医学的龙象。

十年期间，要每天都诵读一遍，诵读千遍，这叫“读书千遍，其义自见”，这时可以不需要看太多注解，心中都能自动长生智慧。

所以，中医界有人真能站出来，不间断、不夹杂、不怀疑地熏修，专弘医部全录里头，挑出一部，在数百上千部典籍里头选，因为经经道同，一经通，群经通。

一口井有水，一村人喝不完，所以这个讲师计划需要办十年班，需要真有志气的人才能真弘扬，十年清修，十年必开寒梅香。

第三是缺乏影视传媒方面的人才。经典要走入千家万户，需要出版业、影视界、传媒界的人才鼎立相助，像《小郎中学医记》，还有《名医传》，可以拍成电视剧，或做成动漫，像《喜羊羊与灰太狼》那样，或者《德育故事》《功夫熊猫》一样，以美丽的画面来传播真实善良的东西。

我们这里也想呼吁：如果有影视界的人才需要拍中医方面纪录片，需要剧本，我们可以公益提供，而且这些书籍如果要拍成视频，制成动漫，都不用支付任何稿酬。

因为中医还有国学文化的传播现在太薄弱了，太需要大家来共同努力，因为这是千秋万世的健康事业，精神事业。

20 如何弘扬传统文化?

问：看到你们写的答问，我们想面谈一下，一起弘扬中医知识。

答：非常好，也非常欢迎，我们1月1日有开办山林生活的体验班，为期5天，这期间也有其他传统文化老师，他们都想进来探讨中医如何跟传统国学诵读结合，用来教育孩子。比如中山天贤国学馆馆长，还有汕尾的传统文化老师，他们也即将办书院，看看如何将儒、释、道、医、武中国这五大文化，很好地弘扬开来。

我们认为，第一条要找出色的导师，第二条深入经典蒙学来讲解，并且培养讲解蒙学的师资，这方面我们现在正在努力做，还有第三条就是让影视传媒人才介入，像拍《外来媳妇本地郎》那样，拍相关的中医教育片子、生活片，或动画片，自古以来名医成才的故事，以及医术救人的精神，这些都是很值得人们敬佩并学习的。

自古以来中国最厉害的人才，常聚在以下三个地方：

第一在朝为将相，平治天下；第二在民间为良医，影响后世，即范仲淹所谓的不为良相当为良医，所以有智慧的人，大都走这两条路；还有第三条路非常厉害，隐居于山野之中，为往圣继绝学，教育弟子，比如洪应明在山林里做《菜根谭》，影响了几百年的读书人，孙思邈在太白山里隐居著《千金要方》，陶弘景在山中修炼体证养生之道写《养性延命录》，李毓秀虽在山野之间，却以教弟子为己任，流传《弟子规》，朱柏庐不求闻达显贵在民间做好家庭教育，写《朱子治家格言》，成为千古齐家治家之典范。

这些文人志士都不同程度地通晓医术，而且为医林大厦融入大量精力，所以使得医林典籍更富有智慧。弘扬医学，弘扬中医，如果能以百姓喜闻乐见的方式，配合这些大医风采、巧妙技术、灵验方药，这样做出来的动漫或连续剧，影响必定深远，而且真能在日常生活中，为老百姓的健康充电、为生命加油。

这期山林生活体验班，如果您能进山来体验体验，也非常好，感恩！

21 咳嗽怎么治？

问： 咳嗽要怎么治？

答： 一个小咳嗽，难倒大医生。因为咳之治，在饮食、作息、心情、医药、环境，多种因素综合影响，有人压力大会咳，用小柴胡或四逆散解压，则咳止。怎知他压力大？脉弦即证也！

中医是治病的人，西医是治人的病，所以中医对一个病有好多种治法，叫做同病异治。比如说，喝了冷饮后咳嗽加重，咳吐白痰，这叫寒痰留饮。中医用苓桂术甘汤或六君子汤，常常几剂就能把寒痰扫光，廓清胸膈，咳嗽遂愈。

还有抽烟喝酒比较多，经常吐黄稠浓痰，口苦咽干，吃煎炸烧烤后咳嗽加重，这时用小陷胸汤，宽胸散气涤痰忧。

这就是针对不同寒热引起的咳嗽，要用不同的方药。为什么中医叫方剂方药？开方是开什么，就开一个大的方向，方向对了，药物才没错。

所以，学方剂，要先学认证方向，诊断水平决定临床效果，天底下不缺乏良药，缺的是认证功夫。

然后，你从五脏来看，也会引起咳嗽。《黄帝内经》讲，五脏六腑皆令人咳，非独肺也。

肝咳的病人，情绪压抑，咳嗽加重，小柴胡汤主之。

古医籍上素有小柴胡汤胜金方的说法，常心慌心悸，手凉背寒，夜梦阴冷，此心咳也，天气阴沉咳嗽加重，应该制阳光，消阴翳，这种咳嗽叫火冷金寒，所以用桂枝汤，配合些干姜、细辛、五味子，给身体制造阳光，阴寒散，咳嗽遂消。

还有经常吹空调，遇冷风就咳嗽，早晨起来，咳嗽重，清阳不升也，饮冷水后咳嗽也加重，《黄帝内经》讲形寒饮冷，伤肺也。

去年一山民干活后，饮冷水，咳嗽十余日不愈，遍服止咳药水，以及山里的蜂蜜，皆无效果。其脉浮，浮为病在表，遂用荆防败毒散。

这不是治拉肚子的方子吗？肺与大肠相表里，凡外感风邪，寒饮入内，须用风药提拔之，只吃了三剂，咳嗽就好了，故荆防败毒散有咳门第一方之说。这里面有一派风药，通宣理肺，加上健脾之品，善用之，能治疗各种疑难咳嗽。

当然还有肾不纳气的咳，脾不运化，脾为生痰之源引起的咳，常有些孩子感冒打完吊瓶，服用消炎药后，连续咳半个月，吐稀白痰，迟迟难愈，这时可用陈夏六君子丸，健运脾胃，痰消咳止，是个很好的经验。

所以，咳嗽要总住把握住是哪种情况让病情加重，病变在何脏何腑，是寒是热，这样处判汤药就无大过矣。

22 健运脾胃，治疗眼耳鼻舌疾病

问： 我之前问您干眼症、结膜炎、脚重，您分析说是脾胃虚弱，我买了几块钱的中药，自己熬汤喝，眼睛马上好了，身体也好起来了，以前在医院看了半年，真是白看了，哈哈，谢谢！老师您真了不起！祝您永远年轻！太神奇了！

老师，你们有建去山里生活的群吗？想了解下可以吗？

答：药若对证一碗汤，药不对证满船装。我们现在还分不出时间来建群，有些参加过山林生活体验班的老师们建了些群，大家可以去看看。

还有处方宜慎，慎则周详，要谨慎用药，不能像扔色子那样碰碰运气。总之，多了解一分中医，身体就多一分保障。

用健运脾胃治好眼耳鼻舌的疾病，这其实是脾虚所致的慢性病，《黄帝内经》叫脾虚则九窍不利，所以大凡慢性病都离不开要用治脾的药，还要按脾胃使用手册里说的养胃五点、保脾十条来做，可保养身体一生健康。

《药性赋》讲，苍术治目盲，这是治一时脾湿障目的，你用这些苍白术健脾之品，使眼目功能恢复，干燥变为湿润，这在张隐庵叫作燥脾之药治之，水液上升，则不干矣。

这苍白术就有令水液上升，白云朝顶上的作用。

23 如何看待打预防针？

问：冒昧问下老师，老师对接种疫苗持什么看法？现在小孩要打的预防针很多，我国是乙肝大国，成人也要随时关注乙肝抗体是不是还有，我的抗体阴性，也没刻意去打。

答：男儿当自强，小孩之寿康，在于朝起早，闻鸡起舞，野蛮体魂，拉炼筋骨。国家规定有一些预防针是不用花钱的，现在已经很成熟了，我们长辈也打过那些，倒没什么；如果项目太多，把孩子当作温室里的鸡来养，那就很苦了。

我们曾经去参观过家禽养殖场，跟里面的老板交谈后，老板说，这样养殖不经常打药不行，我也想不打药，但是不打药这些动物，好多就活不了，也长不快，为什么？就那密闭空间里，纯粹是为了让这些家禽长肉，不用各种针剂去维持，它们早就不行了。

所以现在的很多家禽是带毒的，如果吃了这些，你打多少预防针都没用，孩子照样体质很差。同样，如果你养孩子像养家禽那样养，那你也得无奈地经常打针吃药。

大家看走地鸡何曾打过针吃过药，笼养鸡为什么不打针不吃药就不行，把笼养鸡一变成走地鸡，也就摆脱了药物跟针剂。

我们山里的进叔，他从鸡场里头捡了一些卖不出去的笼养鸡，还有些发育不良的、便宜低价的通通收到山里来。

就放这些鸡在几十亩地的茶园里任它们去啄食奔跑，也让它们吃不饱睡不暖，不到两个月这些鸡都变飞鸡了。来山林体验的学员去看了都惊呆了，那鸡双目炯炯有神，像大鸟一样，身形轻盈，很轻松地就飞到树梢上，而且常到树梢上面休息过夜。

这鸡看上去都很有神，这精气神从何而来，凭什么把药罐子的鸡养成了健康的鸡？凭的就是你不急功近利催它长肉，你也不贪多养鸡成片，就按自然规律，让它们能够在山林中奔跑啄食、翻土，这样脚力越大，翅膀越强，羽毛也越有光泽。

鸡是这样养的，人何尝不是呢？你如果能够这样养，经常像阿甘那样，每天能奔跑一两个小时，那么你的身体素质，绝对有保障，你也根本不会去担忧。

现在为什么预防针流行，因为大家对自己身体都没底气，都恐惧担忧，都信心不足，要知道，信心跟锻炼是最好的预防针。

我们这些孩子，刚进山来时，边劳动边停，担了一担柴，走十几米就放下，甚至恨不得找块石头来坐一坐，不要说是担柴，连自己身体要靠两条腿支撑都觉得累，大家看这是什么相？是衰相。古籍上讲，少年好跑，中年好步，老年好坐。

如果你不喜欢跑了，你老喜欢坐，说明你已经早衰了，现在人久坐不动，都是在提前入老年，提前早衰。我们看这些十八岁的孩子们，跟叔公将近八十岁比，走路居然跟不上老人家，你说有哪剂预防针能够打下去把懦夫变成强者，让十八岁的孩子像十八岁，不要像八十岁，才站那么一两个小时，就浑身难受，脚酸背弯。

这一代年轻人，为什么会普遍弱了呢？因为都在吃喝玩乐里头打转，没有在利他付出上面修炼，所以才吃喝玩乐出一大批软弱儿、无能儿、败家子。

我们师父坚持自强不息，因为你不自强不息，你连自己都救不了，师父坚持一天屁股不坐地，除了睡觉，他是在表法，表一个能站着就别倒下，就不病倒的象，这股精神是天底下最大的一支预防针。在古代几千年前，《易经》就给我们打下这剂预防针，叫“天行健，君子以自强不息”。所以，人自强了，他就不需要假借外在的太多药物；人不自强了，恐怕就要跟医生药物药罐子相处一辈子了。

24 少儿晚上牙疼

女儿11岁，这几天晚上9点后牙疼，不知该如何治疗？

答：牙者，通身至坚之处，有坚强忍耐，不怕苦不怕累等美好品质可固齿。人在面临困难时，叫咬紧牙关，自有一股凌寒松梅气概，松敢凌霜因骨硬，有骨气之子，牙齿一般较好！晚上要少吃零食甜品。《黄帝内经》讲，诸痛痒疮，皆属于心，凡疼痛都要注意从心治疗，无论是成人还是儿童，恐惧、焦虑、抑郁这些负面心理都会加重病痛。我们平常人只知道卡耐基写的《人性的弱点》《人性的缺点》等相关成功学书籍，不知道他还写有《停止忧虑》《你的人生可以改变》之书，一个人如果能够改变自己的负面情绪就能改变人生。全美牙医学会在一次讲座之中，论述到这样一个观点，焦虑、恐惧等不快的情绪，可以影响到人的钙质平衡，使牙齿容易疼痛受蛀。

为了说明这个道理，医学博士列举了好些病人，其中有一位病人原本有一口健康的牙齿，之前没痛也没蛀过牙，在他的妻子得重病住院后的三周里，他却因为焦虑恐惧，担心妻子的病，九颗牙齿连续蛀了，牙科医生从没有见过这么厉害的牙病，这都是由于严重焦虑恐惧引起的。所以，人如果没有本领叫停自己的负面情绪，比如忧虑抑郁，你就没法扼住疾病的咽喉。

研究降伏其心之术，才是出离疾苦的最好方法。现在有多少将军早年革命，事业上奋斗有一大番成就，打拼了天下，最后却破碎了家庭跟身体，这在《小儿语》叫威震四海、勇冠三军，只没本事，降伏自心。

其实这道理《黄帝内经》早就讲了，就四个字——恐则气下。人一恐惧，腿软尿流精失，从头到脚的精华都往下掉，那些钙质怎么可能往上供到牙齿来呢？

肾主骨，牙齿是骨的精华所聚，孩子一受到惊吓、恐惧，精华就聚不上来，这叫气下精亏。所以，长期焦虑恐惧的人，牙齿容易坏，头发容易白，那些精华根本不是向上供养，而是往下流失啊！

家庭氛围也很重要。郝老师曾举过一个例子，幼儿园有一个五岁的小男孩，他妈妈天天严格监督他刷牙，而且也不让小男孩乱吃零食，就希望好好把牙齿保护好，可牙齿却越来越坏，经常去看牙医都没办法，原来这小男孩的爸爸脾气暴躁，经常打他，父母天天吵架，孩子就焦虑恐惧，这样一气周流因为不良情绪而破坏，按照西方说法叫钙代谢失调，因此牙齿长歪，蛀牙就纷纷出现。

25 中药汤、散、丸剂的作用区别

问：老师好！我是一名执业中医师，看了二位老师的书得以成长。现请教老师《小郎中学医记1》麻黄条中记载雷仕卓经验：专治风寒湿痹方，麻黄50g，桂枝50g，血竭5g，白芷10g，制川乌、草乌、川牛膝10g，熟地10g，制乳香、没药、黄芩、当归、威灵仙10g……每日一剂，研末吞服，早晚各一次。请问老师，这个方子研末吞服和水煎服功效上有区别吗？请老师解惑！

答：汤者荡也，荡涤作用比较强，通泄之药多制成汤；丸者缓也，补药多做成丸；散者散也，药散发轻汗功能比较好。

对于急性的风寒湿痹阻，像九味羌活汤用汤剂一汗乃散；若是慢性寒湿交阻，张仲景讲要用微汗法，不可令如水淋漓，因此长时间的微汗是治疗慢性风湿痹症的一条捷径。对此可服用小剂量散剂，能起到微通小通作用，因为对于正气不足之人不适合大通极通，只适合微通小通，少量的散剂能够令末梢微循环活跃起来；同时散剂比较轻巧，治上焦如羽，可以起到轻舟速行的功效。但服用祛风湿的汗散方，需要避风冷跟勤运动，保持充足睡眠，这样才能一鼓作气，排除邪气。

古人讲，不怕风湿不去，而怕风湿复来。多少人因不懂“汗水不干，冷水莫沾”这句经句而致风湿遍体，痛苦不已。因此普及中医养生经句，乃一项大事业，世人寿康在预防，预防之要在经句。

26 生气后耳朵胀得难受

问：老师您好，我妈生气后耳朵一阵一阵胀得难受，吃点龙胆泻肝丸行吗？谢谢！

答：多读《戒怒歌》，息心即息病，戒怒乃戒疾。你摸她寸关脉如果有力，尿是黄的可以吃几次龙胆泻肝丸，如果尿变清了，脉象不亢了，就要中病则止，慎勿过之。耳鸣耳聋，最常见的就是虚中夹实，虚是虚在操心劳累，实是实在脾气暴躁着急，虚实夹杂，一要戒劳，二要不动气。

《德育故事》里头讲到长孙皇后病倒，太医一切脉就知道脉象急，沉取无力是体虚，诊断这病是劳累加动气导致。所以对此治疗方法不难，少操心劳累，别再动气，休养休养就好。这也是让所有病人身心康复最好的两条医嘱。

孩子应如何尽孝呢？第一不让父母操心，第二不让父母劳累，可以用心去做事，但不要操心，可以勤劳去付出，但不要劳累。现在人们就犯了这两点，要么不干活，把身体闲坏；要么干活干过度，把身体劳坏，始终没法保持平稳的工作生活状态。人如果平稳不下来，是没有福报的，有福气的人都很稳定，健康的人会有一个健康相，你看这个人神定得住，虽然有病也易治；如果神定不住，虽然小病也难医。

那怎么样定住呢？《了凡四训》上讲，要修谦德，有谦德就有定力，不谦虚的人浮躁，一下子定力就全消。如何修谦德？一句盖过人的话都不讲，一个怨天怨地的念头都没有，一件不耐烦的事都没有。

按照成语就叫作任劳任怨。凡是不能任劳任怨的人脾胃都不好，脾胃不好，九窍都不好，所以保脾第一条是任劳任怨，不要动不动不耐烦，人不耐烦了，他就没有抵抗力了；而人精气神饱满了，就能耐劳。

27 如何治疗皮肤过敏、瘙痒？

问：您好！求助！本人皮肤反复过敏已经近三年，其间反反复复跑医院，未能治愈。由于用过药膏，脸上发红，有时左脸腮腺那里感觉麻麻的，好像要流口水，严重影响了日常生活！请问老师可有方子可治？老是吃西药，感觉身体都吃坏了！

老师，医生说我肾精不足啊，我也很久没有遗精了，现在还没有女朋友，请问我该怎么办？也愿您万福金安！

答：治皮肤病不丢脸皮——且看皮肤的三大作用。要治皮肤病，首先要明白皮肤它在人体里头起到什么作用。

第一，屏障作用，屏蔽外邪干扰。有些得荨麻疹的病人，一吹风疾病就加重，搔哪里痒哪里，好多年都没办法治疗。举个例子，汉朝时每当国家兵疲力弱，匈奴就屡屡犯我大汉边境，一旦国家与民休息，恢复国力，令得兵强马壮，立马却匈奴于塞外八百余里，使得他们莫敢再犯，边疆的骚扰也就解除了。

解除外邪骚扰，靠的是内壮之术，所以瘙痒就是外风来扰，如果舌淡胖，脉象不是很有力，这属于脾虚，用玉屏风散配合桂枝汤，加强皮肤的屏障作用，使人中气足，四维安就不瘙痒。我们常用这个合方治疗过敏性鼻炎、荨麻疹，还有慢性肠炎，效果还不错。

皮肤的第二个作用，是通过出汗以排毒，调节人体体温。你看烦热的时候，人就会出汗，出了汗会轻松，人只要三天不怎么出汗，身体就不会那么畅快。现代研究认为，进行持久的小运动能让身体产生快乐素。记住不是剧烈疲劳运动，而是有精神的情况下，去持久小运动。比如学生们在山里修老屋，搬泥砖造田，刚来时手都湿疹瘙痒，想用药，还想买不求人的瘙痒爪，我们笑笑说，看了《伤寒论》，就可以不得这痒病。原来《伤寒论》上讲到，以其不能得小汗出，身必痒，桂麻各半汤主之。

一个人不能常出点小汗，身体就会痒，这种痒绝不是吃药就能治好的，要靠运动出汗来治。有个做电缆线的商人，他以前生意没做大时，天天往外跑，每天出汗，皮肤很好，一旦事业做大，开始雇人，自己跑得少了，经常坐在那里闲聊饮茶，看似很快活逍遥，实际上因为平时少出汗，皮肤毒素排不出来，经常痒得晚上睡不着觉，吃了半个月安眠药也没有用，后来用了桂麻各半汤加枣仁、远志、菖蒲，出了些微汗，马上睡眠好转。再交代他去跑跑山，白天别坐着，要运动出汗，一运动加上桂麻各半汤发小汗，两个力量都把皮肤毒素往外拉，马上汗出一身轻，皮肤病也渐渐好转。

皮肤的第三个作用是感觉，它是神经系统的感觉器，能够感受外在变化，引起心理精神做出调整。就像天冷了，自然会发抖，天热的时候自然会烦。同样，心情的变化也会通过皮肤体现出来；恐惧紧张时皮肤会变苍白，这种皮肤病用补中益气汤，把恐惧一提起来就减轻；暴怒生闷气时，脸色像猪肝那样，这种皮肤病用逍遥散加丹参菖蒲，常常几剂见效；听到别人的恶语攻击时，心寒、毛肌收缩，这是“恶语伤人六月寒”，这时用桂枝汤暖心阳，使上焦开发宣五谷味，薰肤充身泽毛，若雾露之溉，这样离照当空，肌肤放松。

好像寒天冻日，突然起了太阳，晒后暖洋洋，从头到脚都是放松的。我们这时代，这种心因性皮肤瘙痒症越来越多。一个人如果心里烦躁焦虑，就容易感到全身奇痒无比，等开心了，气脉开通，痒又好了。这种皮肤病，不通过调心调情绪是很难好的。所以在老师那里，常用到六味药来治皮肤瘙痒。哪六味药？

威灵甘草石菖蒲，苦参胡麻何首乌。

药末二钱酒一碗，浑身瘙痒一时无。

有些学生就很奇怪，用菖蒲，用威灵仙，用苦参来治疗瘙痒，为什么不用白鲜皮、地肤子？原来用这些风药是来解郁治情绪的，而这些开窍清心之品，是用来解除心情郁闷烦躁的，心若安好，皮肤何来瘙痒？

所以，畅通情志，宁心神，是治疗时代心因性皮肤瘙痒症的主要治法。当你把这些人的抑郁、焦虑、恐惧、担忧、失眠等情绪问题去掉了，皮肤症状往往不治自愈。

牛皮癣、白癜风之所以那么缠绵难治，因为医生只看到皮肤瘙痒，没看到“心因性”这三个字；看到了并集中这三个字来治，就是擒贼擒王、射人射马，就是剪枝蔓、立主干，就是治病求本。

俗话说，治啥别治皮，治皮丢脸皮，明白这三方面皮肤的作用，再治疗起皮肤来，也就不丢脸皮了。

28 小儿多动症

问： 冒昧求教两件事：第一件是小儿5周岁，自今年“五一”开始老说小鸡不舒服，脾气暴躁，要自己捏捏才好。近日发现他偷偷自己套弄，有愈演愈烈之势，西医看过皆称无事，不知该如何处理是好。第二件事，是本人查出乳腺癌，化疗4次后确认化疗无效，第5次换药化疗结束，预计六次，不知该何去何从，望师解惑，指点迷津。

答： 妈妈病再重，都先问孩子小疾苦，此母爱之伟大。自身癌都不关心孩子做微恙便牵肠挂肚，因此母亲节最好祝愿，愿减儿寿年，祝亲龟鹤龄。

妈妈有洁癖，孩子就怪癖。有对父母带孩子去山林体验，孩子刚来山时，在田地里奔跑搞得满脚泥，做妈妈的就说，这么脏，赶快出来。然后孩子又跟大家赤脚，妈妈又说，地上这么脏，赶快把鞋穿上。吃饭时孩子动了下抹布，妈妈就斥责说，赶快去洗手，多不卫生。结果孩子焦虑多动，经常抠鼻子，抓脑袋，行为怪异，总觉得是被什么东西强迫一样。

他妈妈也说，怎么孩子老是要吐痰咳嗽？我们笑笑说，先别急着治，来找医生就先听听医生的，按医生的话去做，等要出山的时候再看看还有没有问题。

于是我们把不怕脏、不怕苦、不怕累的住山精神讲了一下，希望妈妈跟孩子跟大伙儿一起到泥潭打滚，放心地玩，山里没有一处不干净的。

这妈妈刚开始不太同意，但碍于大家都这样做，也就不说什么了。记得有种泥浴法，有些皮肤病瘙痒，到泥潭里打滚，刚开始难受瘙痒会加重，过后，洗干净身体，反而更轻松。所以，城市里进山的孩子们，前两天会怕蚊子，怕这些草把身体弄痒，但痒过后，以前的痒都不痒了。这叫以浊降浊，以痒治痒。你之所以会脏会痒，是因为你痒得不够，你之所以会病苦会怕脏，是因为你苦活脏活干得不够，干够了看还会不会得。仅仅5天时间，孩子不挖鼻孔，不抓头发了，晚上翻来覆去睡觉的现象也消失了，连被子也不踢了，而母亲原本的脚臭，也不臭了。

可见洁癖会让人脾气更臭，而不怕脏不怕臭，身心就会更清净。所以孩子有什么问题，都是父母观念先扭曲，孩子行为才怪异，18岁以前，孩子都是父母观念的显示器！

你如果让孩子快意地飞奔，能量有个去处，孩子哪会有那心思再抓耳搔腮，抠鼻孔搞破坏呢？所以在山里要治疗多动症好简单，就一个道理，物极必反。孩子不是喜欢动吗，就让孩子跟我们去狂奔，看看谁动得更厉害，来回两次跑山，孩子就静了安了，这在《清静经》叫动者静之基。你安静的基础必须前面动得够，现在好多学生跑道场，心在一个地方定不下来，为什么？一是自己对圣贤教育还不够自信，二是还动得不够。

所以，很多学生说要进山林来熏修，我们笑着说，等你们动够了再进来吧，不要进来没几天又想出去，这样就算白来了。

在《小儿语》上讲，大凡做一件事，就要当一件事，若是苟且粗疏，定不成一件事。这是说，凡做事要谋定后动，想清楚就全力以赴，知道这住山赤脚跟利他的精神好，就不要受到周围的干扰，一门心思地做，很快你就摆脱病苦了。

包括癌症也是这样，其实跟普通病用的方法也差不多，只不过在执行力上要更坚定，更彻底。得病就是理跟欲在拔河，理输给欲了；健康就是理战胜了欲；而带病延年呢，就是理跟欲相扯。所以要得寿康也不难，读书明理，按照那些大德，已经得寿康的人说的去做，就像生意要成功，就多听这些真正成功人怎么讲；身体要好，就多听这些长命百岁又快快乐乐的人们怎么说，我们就怎么做。

我们之所以读书能够越读觉得收获越大，就是把这些怀疑、较量、嫉妒、傲慢等消耗能量的不良脾气念头渐渐都放下。

如果人把这怀疑的能量去除的话，都足够他养身体，因为每天在这上面，每个人较量的气血太多了，三顿饭里面有两顿饭都是吃给这些妄想怀疑的，只剩一顿饭来供给你的工作生活。中山的骆兄学节能，他自从学传统文化后，感慨地说：我现在才明白，天底下最环保最节能，也是最健康的，就是学传统文化。

29 小儿疝气

问：老师，我小儿子得了疝气，中医能治疗吗？网上都说要动手术，但考虑到手术有一定的风险，我们也不敢冒然去做。他今年6岁，读大班，原因可能是小时候爱哭造成的。现在随着学校各种运动的增加，他的疝气更明显，很害怕下蹲。请问老师，这样的情况有没有不动手术的好方法？

答：孩子诸疾，药物、手术可治，但要拔根，须在家风、家教上用功。爱哭不是疝气的原因，躁动爱哭，只是外面的助缘，孩子先天禀赋不足，后天又没有发育满壮，这才是根本原因。

疝气的两大病机是虚跟郁，中气虚，它就下堕，气机郁结，就打团，现在很多孩子都是虚养跟郁养，没有粗养跟壮养，所以不是疝气，就是鼻炎，要么是感冒发烧，总之千奇百怪的病，其实都是保养失调。

很多孩子疝气，等到十多岁，自动都会好。要让孩子的心性能慢慢稳定下来，如果还是躁扰不安，家庭氛围紧张，那么最后不得已只能交给手术刀。

但是手术刀只能够救一时疝气，却无法解决家庭的郁结紧张关系。孩子的病是父母家庭关系在身上的投影，病人看到的是病，医生看到的那只是影，治影子叫捕风捉影，徒劳无功。按照凤仪道上面讲，救病救一时，救性救万古。

救一时的疝气病，中医里头有很多好的汤方，小孩子肝常有余，容易焦躁好动；脾常不足，容易吃伤累伤，所以对于慢性疝气，常用培土健脾，配合适当暖肝解郁的小茴香、橘核，郁解气足；脾主肌肉功能加强，慢慢那周围肌肉约束就会有力，不会那么容易崩堤。

如果要让孩子长期健康成长，父母要带孩子一起熏修经典，过一种缓和从容的人生。性躁心粗，一生得病；安详从容，一生健康。

那如何获得安详从容？我们在《小儿语》里面讲了比较多，大家可以去看《小儿语》的早课讲解。

30 体弱易生病

问：老师，我是父母40多岁才生养的，从小体弱，一到冬天就扁桃体发炎，被打了两个月青霉素。年年如此，14岁得肾炎，从此就没有了学习能力，上课老师讲什么根本听不进去，满脑子白日梦，怎么掐自己都不管用。还是每年冬天扁桃体发炎，打青霉素，上班后改输先锋。30岁后认识到抗生素的危害，自己艾灸拜佛，但负面情绪还是控制不住。虽然学了王善人语录，叫自己不要收赃，但是负面情绪就是控制不住。看书看不进去，记性极差。

走路都出一身虚汗，尤以背部汗最多，冰冷得很。但冷天还不能换衣服，因为换内衣受凉扁桃体又会发炎，只好把吹风机伸到衣服里吹。吃了点中药，但没见明显效果。想问老师这种情况该如何是好。

答：身体易生病，只因功夫低。功夫是怎么得来的，一种是学来的，一种是练来的。现在人们喜欢学功夫，但真正练功夫就不喜欢了，所以知见很宽泛，很多都知道，但是行证功夫却很少。为何六祖大师，要不立文字，大师预见到后世人们大多是知解学者，很少是行证学者，所以大家都知道功夫，但都没有功夫。就拿咽炎来说，这是一个比较常见，而且不难治疗的疾病，为什么很多人一辈子都被咽炎牵着鼻子走呢？没有少看医生，没有少得贵人帮助，但就是没法跳脱咽炎，咽炎也要练功夫。镇上有一个8岁的小女孩，她从小就咽喉容易发炎，从喉风散到黄连解毒片，再到上清丸、抗生素，一级一级地用药，还是每个月都发作。

我们说，家里老是容易起火，就要看管好厨房了，于是建议女孩的母亲炒菜，别听到大的煎炸声，全部用清蒸、煮，然后带着孩子一起放声歌诵《小儿语》。两个月咽喉都没出现问题，整个家庭松了一口气，他们喜欢上了做早课。

读书有两种方式，一种叫解读，一种叫诵读。

什么叫解读？就像老师讲解课文一样，给孩子们逐字逐句地讲，孩子充其量是个知解学生。而诵读呢？“读书百遍，其义自见”，解读时你还会意念纷飞，诵读时就专心一处，根本不需要去耗心意识，只管照字读经。一下子那思维就跟写这部经典的圣哲明贤齐平了。你想一下，古代这些圣哲贤者，穷一辈子就只炼出一两部千古名文，这里面价值有多高，自不必说。

所以，现在我们每天清晨起来第一件事就是读诵，一遍遍地读这些经典，把这些经典直接种到心里去，当圣贤的心胸思想，变成我们的观念志向时，我们生命力就加强了。

南怀瑾先生讲过，你看古代的读书人有浩然正气，经常清晨诵读，咽喉非常好，根本不会有什么咽炎。诵读呢？直接放声歌喉，用洪亮读经法，越读咽喉越好。

治疗咽炎，可以靠养成诵读习惯，越读身心越清静，咽喉就越清爽，但同时要少吃荤多吃素，可以增长人的定力，没那么躁动了，读诵经典得力更大。

31 皮肤有白点、痤疮、暗斑

问：现在鼻子上和附近的皮肤有很多白色的小点，以前用去黑头的鼻贴能粘下来很多白色的颗粒物，粘了之后还有，请老师解答应怎么调理。

答：《黄帝内经》讲，心其华在面，所以在临床期间，我们可以发现大多数脸上长痤疮、暗斑，皮肤不好的病人，他们大都心理焦虑或抑郁，人一焦虑，浊气就往外翻滚，浊阴就冒在皮下，越焦虑冒得越高。焦虑而解决不了问题，就会抑郁，一旦抑郁毛窍就闭塞，导致那些浊物毒素，既出不来也下不去，搁在那里，不断堆积，就容易发炎，长成结节、粉刺，或脓包，使毛孔堵塞，甚至容易产生红肿瘙痒。

这就是《黄帝内经》上面讲的“郁乃痤”，像治疗这种痤疮或面斑，最有效的不是解毒清热，而是调畅气机，用行气活血加通肠败毒，见效通常会比较快。

气行则郁解，肠通则浊下，郁解浊下，何患面不清？所以对此常会用到越鞠丸、逍遥丸、柴胡疏肝散、四逆散这些调畅气机的汤方，配合温胆汤、二陈汤或保和丸这些降胆胃肠六腑的汤方，如此气行浊降，身心安康。

通常病人脸部疾病减少，其他病痛也会减轻。对付这些顽固的皮肤疾患，美容问题，应该如何靠自己的努力去消除呢？

第一，人要淡定，不能焦虑。多读圣贤书，心会不断淡定，见病不能治，皆因少读书。

第二，要注意饮食。肠胃没有积滞，皮肤肌表就不会有脏垢，所以肠通腑畅，肌表发亮。对于皮肤容易长痤疮、暗斑，还有结节的病人来说，油腻辛辣、糖脂过高的食物必须要远离。这些东西都是送给疾病的，而不是送给身体的。

第三，妇人月经期间，记住千万别生气，要多帮人。人一帮人，能量气机往外走得很顺，所以月经会很调畅，月经调畅，浊气都往下走，根本不会灌到脸上。

所以，好多容貌出问题的妇人，必月经不调，月经调了，皮肤疾患不治自愈。那怎么调经？最重要是月经期间，不要受凉、生气、劳累。妇人一辈子有三件事最吃亏：第一，月经期、怀胎时、坐月子、更年期生气；第二，吃饭时着急；第三，睡觉时操心。

32 手淫与惜精神

问：小时候不懂事，无意中摩擦生殖器产生快感，后来无节制，到现在元气大伤，还染了外邪。就是手淫得的无菌性前列腺炎，后来一次性生活得的附睾炎，还有后来熬夜、吸烟、喝酒、性生活后几天阴茎根部出了几个小水疱，还有就是那一段时间情绪不好，晚上吃了一碗凉面，里面有很多辣椒和生蒜，晚上附睾发炎肿大，后结节，请问我该怎么办？

答：《格言联璧》讲，爱惜精神，留他时担当宇宙；蹉跎岁月，问何时报答家国。林则徐《十无益歌》中讲，不惜元气，服药无益。百般疾病都是元气亏伤在先，而亏伤元气最快的方式是什么？就是邪淫，所以万恶淫为首，天道祸淫最速。

这时就要反省改过，人要珍惜自己精神，不珍惜精神，就没有精神。《了凡四训》上面讲到，云谷禅师给了袁了凡四条建议，让他的生命变得精神起来。这四条让人能量充足的建议是哪四条？

务要积德，务要包荒，务要和爱，务要惜精神。

那么如何惜精神？精神就是我们的精气神，事业观精神，健康观精神，长寿观精神，幸福观精神，没有了精神，就没有这一切。古籍上讲，精足不思淫，气足不思食，神足不思睡。有位中山大学的学生问，不是说精满则溢吗？

人精神充足，其实是不会有邪淫的，精神不足，才为邪思妄想所侵。就像挑水的时候，满桶水不晃，半桶水晃得叮当响，满桶水它沉所以不浮。一滴精十滴血，这精足后，肾的封藏功能很好，纳气很好，不会轻易外泄，这叫阳主固密。精一不足，虚了，邪思妄想也多，气也浮，所以精越亏，人越是心猿意马，越定不住。

我们在山里治疗邪淫很简单，让人在一个听不到牛叫声，收不到网络信号的地方练三个月，消瘦的人可以长十斤，虚胖的人可以瘦十斤，精气神固密，连电视都不想看，手机都不想玩了。为什么？因为这些节目带给人的欲与乐，远远没有精气神饱满来得舒服，如果让一个人真正体会到健康天人合一，精神饱满的状态时，他就不会沉溺于网络世界中了。

所以，现在为什么那么多年轻人有手淫习惯，不是外在诱惑大，而是自身精气神就没有修炼饱满。

精不足的人不耐劳，很容易心浮气躁；精足的人，外界不容易扰乱他。《黄帝内经》管这叫“嗜欲不能劳其目，淫邪不能惑其心。”

那气足不思食又怎么解？有位表舅在政协单位里做事，他回到家乡想来体验山林生活，他的膝关节不太好，而且经常容易着急焦虑，在外面路走多一点，就饿想吃饭，腿脚就走不动了。

可是一到山里，每天走十几公里，他说，怎么我感觉不到有多累，还越走越轻松，吃了这么清淡的素食，也没有喊过饿？我们笑笑说，这叫气足不思食。

人的气主要消耗在欲望上，你进山来焦虑抑郁减少了，自然不需要吃很多东西，但身体能量却用不完。你看外面一个孩子的消费，在我们山里可以养活五个人，如果讲真实一点应该是十个人，所以现在都讲资源不够，其实不是资源不够，而是欲望太多。

真正缺衣少食的日子，其实好多人都没有过过这样的生活。如果一个人连普通的素食都吃不出味道，都安不下心来吃，他的健康真的很难有保障。为什么这么说？

古人讲，咬得住菜根则万事可成。古人住山林嚼菜根，教育弟子，为何呢？就是给大家表一个法，人在欲望淡泊的情况下，身体的潜能能有多大。

表舅后来说，我觉得我还可以再走，我在其他地方都没感受到像在山里这么有力量。奇怪在山里一日三餐，就是白米饭，就是番薯粥配合点青菜，有顿豆腐吃都觉得很难得，很幸福，很有力量，因为要一个月出山一两次才吃得上。

现在的人不是缺乏能量，而是太多欲望、妄想偷了你的能量，是欲望耗了你的气血。所以怎么样中气十足，无他——寡欲精神爽，思多气血伤。

本来我们还想多讲讲，后来一想，表舅从广州到这山里，最需要的不是讲道明理，而是直接去身体力行，用每天十多公里的穿越，让他觉得自己并不老，还能走。

还有就是神足不嗜睡。你看一个家庭哪个睡懒觉，哪个神就不足了，不足才嗜睡。人嗜睡，气运就没那么好了，特别是很多人吃完饭后就犯困，老百姓说这叫饭后瘟，又叫饭后昏。饭后昏沉嗜睡，说明这顿饭你没吃好，要么吃太饱，要么吃太急，要么吃太杂。

这是整体的精气神都调动来消化食物，大脑缺氧缺血，就很容易犯困。为什么那么容易昏沉？你看那猪为什么很容易昏睡，因为它可以吃到肚子贴地，所有气血都聚集在肠胃里消化食物。这人也是这样，饱食足衣，乱说闲耍，终日昏昏，不如牛马。

特别是当今时代温饱问题一解决，精神问题就来了，温饱问题没解决还好，你还有些精神去奋斗，一解决就好逸恶劳，不努力精进了。

怎么爱惜精神？别吃太饱了，吃饱不如吃少，饭最好吃到七成饱，吃到十成饱，他的身体就伤了，精神纷纷被饭压在下面。这样吃饭，吃再好都不养身，反而吃伤身。

所以，幸福有能量的人，他大都是吃得不多，活却干得多，睡的时间不长，但睡得质量高，这都是神足的表现。

33 关于文章的可读性

问：望能练达文笔，增强文章可读性。

答：信达雅为文妙法，多练习，写字捷径。有位长者讲过，虚名折汝性命，文章不足以观，这句话听进心去，很多灾殃可以免除。《了凡四训》上讲，时运通畅的时候，要常做落寞想，这是在修谦德，行谦道，不仅才学显露时要做不才想，就算是普通平常也常要做无能观想。

丝毫的傲慢都不起来，丝毫的烦恼就不会生。所以印祖名常惭愧僧，弘一法师说自己“一钱不值何消说，一无所长人渐老”。

现在这些文章都是俗文，没什么雅观之处，也是在方便投大众所好，将来在文雅措辞方面，确实要多加提高学习。当年左思用十年功夫写《三都赋》，一时洛阳纸贵，可见文章不需要多不需要泛滥，集中专注写一两篇就足矣。

但是这专注的一两篇，却是建立在无数文章的基础上。当年左思在马上、桌上、床上、厕所都备有纸笔，一有好的经句灵感，立马记下来，所以历史上就有这“十年写一文”的美谈。

现在我们很多人有学识但没功夫，学识可以让你知道，功夫可以让你得到做到。就像在山里，我们练劈柴，练了三个月，就一个工作，抡柴下劈，劈了上万斤柴，刚开始山民就把劈柴知识全教你了，一要准，二要力量大，三要认好柴的纹路，这样一劈就开。劈坏了两把斧头，才对这句话有所体会。

可见知道只是一，另外行到做到是九，理可顿悟，事须渐修啊！

所以，现在我们开始早晚必做定课，目的就是提高文章品质，让更多人看了后也能提高，就是说现在还是处于学劈柴练劈柴的状态。现在还是在练文章，写的这些微信，还不算成果，只是修炼过程的产物而已。文能换骨无余法，学到穷源自不疑。

经过三个月练习劈柴，现在得心应手，试想一下，一个小小干活的功夫，都要靠这么长时间来练，何况写文章这天地大事呢？文以载道，如果没有明道，文章永远写不好，字也练不好。因此文章一要可读性，二要可修炼性。不少家训家规不是很有文采，却很实用，很有移风易俗之功。

34 幼儿长痱子、疹子、过敏

问：你好，幼儿经常长痱子、疹子、过敏是怎么回事？

答：过敏，中医认为乃风邪，善行数变，提醒孩子要独立、勇敢坚强、不怕难。一旦这些素质养成，抵抗力会坚固如金汤。小孩子容易长疹子、过敏，一般是饮食不节，饮食没有节制，肠胃里有残留的东西，皮肤外面就有过剩的营养，营养没能及时代谢出去，就会成为邪气病气，所以现在好多孩子是过营养化把身体搞坏的。

我们在中学时学过生物，知道过营养化会导致藻类横生，鱼群因缺氧而死。同样人也一样，孩子过营养化就容易昏沉，上课集中不了注意力，脑子不清爽，而且很容易疲倦，因为他的能量大都用在消化食物上面去了。

所以，真正的敌人，不是你的竞争对手，而是家庭的生活习气。《小儿语》上讲，学者三般要紧，一要降伏私欲，二要调驯气质，三要跳脱恶习。

你看那些无私、知道礼让的孩子，身心清爽，身体也不会有什么病气。怎么调驯气质？仅“无求”两个字。欲求越多，气质越乱，所以要怎么养孩子，养心念是高手，比如让孩子不会那么容易索求零食，这样孩子杂念会少，身体就会好。所以，你要听得明白孩子的哭声叫声，究竟是欲望的索求，还是身体的需要。身体的需要就是一日三餐足够，吃饱穿暖，睡好；如果是欲望的索求，比如攀比跟玩乐，那么就要像当官一样，不能有一点贪念，否则注定会落马。

孩子也一样，有一点嗜欲萌发，接下来就要生病，因为他可以在家里喝瓶牛奶，就可以在外面吃个鸡腿，然后在邻居朋友家吃一堆瓜子，这样积累半个月一个月，身体就会病一场。所以小孩子从小没教好，长大后烦恼病苦就没完没了。

现在父母之所以很多带不了孩子，认为孩子没法教了，这是为何？是因为父母也没有明理，父母做不到降伏私欲，调驯气质，就很难调养出好的孩子来，因为你根本听不出孩子是欲望的索求，还是身体的需要。

再说跳脱恶习，一有恶习，马上拔除，改过要像迅雷不及掩耳之势。速度决定力量，改过的速度决定你孩子的成就，将来能否变为有力大人，国之龙象。

就像那天有个孩子吃饭挑食，然后又吐口水到碗里，怎么办？讲了三遍都不听，立马掌嘴，这顿饭也不要吃，父母跟你一起饿。

结果第二天开始，这孩子就再也没有朝碗里吐口水了，为什么？教育的力量是巨大的，但你要真教，孩子其实是很灵敏的，他看得出你是真教还是假教，你如果假教，孩子就跟你闹着玩；你如果真教，孩子马上不敢染恶习，这叫身教，叫不令而行。

现在为什么孩子改不了恶习？有个原因是父母没有跟孩子同舟共济一起改，孩子做错了，父母要跟你一起担过失，一起饿肚子，将来孩子心中就有父母，不敢轻易犯错了。

如果只责罚孩子，却不责罚自己教子无方，这样永远都教不好孩子。

35 发现名师与传承经验

问：看到国医大师朱良春今晨去逝，十分悲痛。非常感谢老师们的无私奉献与解答，让我们从迷雾中认识自己。我最近晚上睡觉一直在做梦，麻烦帮我解答一下是什么原因？谢谢！

答：“知识不保守，经验不带走”，此乃朱老一生警训。朱老的经验永远都在那里，朱老的每日一得精神永远都激励着后学。敬师在于自成才，尊贤还须我成贤。

现在国家里有好多在山村里面口碑好，却少为世人知道的老郎中，他们身负绝学，却少有传承者，所以现在急需要两种人。

一种是发现名师，另外一种是开发传承明师经验教诲的方法。

上次郭峰乡村郎中，他就提到他八十多岁的老师父，在湖南、湖北交界的地方行医，医卜星相山在民间都学得很好，擅长用七药，却苦于找不到理想的传人。深山藏猛虎，乡间隐奇医，好多奇医淡泊名利，需要善友们多留一份心。因为找到一位奇医，将他经验继承下来，常常比挖到一座宝藏还有价值。现在很多已经出名的医生，他们不缺乏继承人，但是这些没怎么出名，又身怀绝学的医生，非常需要大家去传承。

所以，大家可以组建一个中医薪火传承队，看哪个地方有好医生，发心要将学术经验传出来，但又苦于没有理想弟子，没有很好的记录者，大家抓紧搜寻这方面的良医，或者良师，或者国学的老先生，他们的精神经验都非常宝贵。

关于你的问题，梦要看是什么梦，如果是阴暗恐惧的梦，那是气虚；如果是吵闹打杀的梦，是火旺。气虚者补中益气汤升提之，桂枝汤温暖之，火旺者导赤散引导之，同时要注意别看太多手机，晚上不要外出，吃完饭后多放松，饭后赤脚走路，以及临睡泡脚，都可以很好地缓解焦虑紧张。

36 生气的原因

问：老师，我最近一生气就感觉脸发木，心脏有刺痛感，头部也有刺痛感。请问是怎么回事？非常感谢。

答：有句俗话叫怒火攻心，心脑相连，生气的时候，那气火首先就犯心脑，这叫怒则气上。所以偏头疼、心胸痛、背痛、颈僵脖子痛，这些因情志的波动而加重的，都要畅情志、疏肝利胆、宁心安神。我们常会选择柴胡疏肝散，配合酸枣仁汤，但是必须要明白生气的原因，为什么会生气。

我们总结生气主要有五大原因。

第一，度小。人度量小，气就大；度量大，气就小。只要你还会对事生气，说明你还有很多难容的事情。

第二，人在疲劳状态，很容易生气着急。比如工作压力大，身体又透支，这时突然有一两件事，就容易触发怒火，所以不要让自己长期处于疲劳状态。长期处于疲劳状态，一个人的人际关系会很差，因为疲劳就是没能量的表现。

第三，常喝酒的人脾气大。酒能助火，所以酒一点火就大，脾气差的人，再加上喝酒脾气就更差。

第四，月经期间，气血不稳，脾气随着难以控制。有个成语叫心平气和，反过来叫作气和心平，你心态平静了，身体的气机就会很调和；你身体气机调和了，心态也会很好，这都是相互影响。所以月经期间，容易发脾气、着急，可用调经水的药令经水下调，怒火就不会上烧，像逍遥散加牛膝、郁金。

第五，更年期的气血大调整。人在更年期前后操心家庭孩子的事情更多，《黄帝内经》叫“忧愁则气闭塞而不行”，忧愁后气就会堵住，堵住就会很焦虑很着急，很容易跟周围人发生口角，这时要清醒地认识到这是身体不舒，时时要关心，事事才顺心。

37 眉毛脱落与心性诊断

问：请教老师一个问题：有位邻居老大爷，70多岁眉毛全脱，他说他的姐姐弟弟也是这样。另外，老大爷他的身体也不太好，身弱行动不便，想讨教应如何调养，是否有一些方药可用。感谢。

答：若人向老，下元先衰。迟步乃武功上讲一个人老迈之征兆。要看老大爷的脾气，如果脾气刚直暴躁的，那这种毛脱，大都属于烧焦型，正如许多妇人如果孩子各方面问题层出不穷，很焦虑时，那毛发就会掉得很厉害，还会引起严重失眠。要是能治好失眠，让他睡好觉，令血归于肝，精藏于肾，这发为血之余，毛发就会长好。

还有一种是没油型的，眉毛大都归肝所管，但也与五脏相关，经常谋虑过度，内耗得很凶的人，掉发掉得很厉害。

俗话说，寡欲精神爽，思多气血伤，说的就是这个道理。

人胡思乱想多了，把气血都内耗完了，内耗完了肌表失去供应，毛发会脱落，皮肤会黯然无光，腿脚会行走不便。

所以，两种情况诊断出来后，就知道该怎么对付了，不必害怕病有多厉害，要害怕你不能够诊断到心性上面来。中医诊断学的最高境界，在于心性诊断，如果一个没法诊断到心性上，没能够诊断到让病人能闻即起修的境界，这个诊断一般都不够成功，不够圆满。

现在好多病人一见到医生就问我得了什么病，这是很粗浅的病人；明智的病人会问，我为什么会得这个病，我究竟有哪些地方做得不够？

懂得这样问的病人，他是有福慧的，他会因为生病而让生命变得更丰富，因为他每生一次病，就长一次智慧。

38 望诊看福气、肝气不足的五点表现

问：五点看一个人有没有福气——一望就知。

老师，之前有学医的朋友告诉我，手盖住膝盖，抬脚弯曲，听到骨头咔嚓咔嚓的声音，是说明肝气不足，还是严重的不足。这是真的吗？有什么办法可以补肝气呢？这几天为这事好烦恼。谢谢老师了。

答：现在医学诊断学，在形法上的诊断已经讲得很好了，但在心理精神上面的诊断却不是特别看重，像这些皮肤枯燥，

指甲瓦楞，胸胁紧闷，都从不同角度昭示气血盛衰情况，以方便医生用药，但是很少有人从心灵上的反应来诊断疾病。

《黄帝内经》上讲，上医治心，但很多时候在临床中我们却忽略了这治心。如何从不同情绪的变化诊断脏腑的虚实呢？这个很重要，也是未来《中医诊断学》要补充跟修订的。

比如说，如果肝气不足，会有什么表现？

第一，人容易不耐烦，做事情没有耐心，没有信心，经常说烦死我了，不管大事小事，都没有去担当承受的勇气。因为肝为将军之官，将军没有勇气魄力就不能担事，做事也容易虎头蛇尾，做领导的最怕这点，开了个头就不继续做下去，善始的多，善终的少。

为何曾国藩他不管做什么事情都能从一而终呢？因为不管大事小事，他都不会不耐烦，他能拿出愚公移山的精神，一点一点地去做。就像英勇的将军，在他的字典里没有"放弃"这两个字。一旦你对这件事感到烦了，这件事就不会"善终"。所以不论是打仗，还是写文章，写家书，曾国藩没有嫌过烦。凭什么能做到这点？凭寡欲加上早睡早起，人的身体一旦烦躁了，有一个最快速调整的方法，就四个字——早睡早起。

蘑菇厂有个病人，因为经常制造蘑菇，干活包装，一蹲在那里就是几个小时，他腰酸背疼，找了好多人看，吃了安胎丸、壮腰补肾丸，都没有理想效果。我们说，这些药丸思路都好，特别是安胎丸，女药男用，对于寒湿腰痛，确有奇效，但终究是外力。你不妨早睡早起，不要累着干活，充满电后，早起来干，比你熬着夜干累着干更有效率，身体也更好。

就这小习惯一调，他把晚上十一点睡觉调到九点，早上五点多就起来，半个月后，腰痛就好了。三年的腰痛半月而愈，还是以前的老方子，唯一不同的就是调整作息规律，却好像画龙点睛一般。他后来感慨地说，我现在教我孩子也是一样，一定要早睡，你身体没有累坏过，不知道早睡的好处。

曾国藩就是这样，他把早睡早起都当作定课，你看曾公修身十二条，第十二条就是夜不出户，早睡去。不早睡，哪会精力旺盛？精力不旺盛，又如何维持事业常青？

第二，肝气不足的人，不能容人。所谓大肚能容，气足的人才大度，气不足，能量不够，他大度不起来，只有能量很大的人，他才敢利他，才能真正公益，能量稍微小一点儿都不行。

所以，古代怎么形容将军，叫“将军头上可赛马”。肝是将军之肝，肝如果气量小，你就算天天吃好睡好，肝气都不足，你都容易跟人较量生闷气。所以只要还跟人较量生闷气，就是不能容人，就是量不大，就是肝气不足。

民国时，大上海有位风云人物叫杜月笙，他带领团队时，不按学历，而按福气。怎么看福气？有本事没脾气，这种人肝气足，福气大，可做大事，可任高职；有本事有脾气，这种人福气中等，可做中层干部，不能够带领大局；没本事脾气却大，就只能打打下手，干干杂活，这种人气量不够，不能容人，肝气时常不足，不耐烦，承受不了重要的职责，稍微赋予他职责重一点儿，他就会把事情搞黄。

第三，常以才智盖人。聪明的读书人，越读书越容易心浮气躁，为什么呢？觉得自己有本事了，就轻视别人，就是读书读出了傲气，傲气一出现，灵性马上下降。《小儿语》讲，分卑气高，能薄欲大，中浅外浮，十人九败。当一个人觉得自己了不起，别人不行时，他的能量是往外耗散的，所以总喜欢看人短处批评人的人，肝气常不足，很容易累。

有一位领导，他讲：“表扬使人谦虚，批评使人骄傲”，为什么呢？

你看你同样跟一个人下棋，然后你说："哇，你水平这么高啊！"这一表扬对方，赞叹对方，对方马上就会说，"没有没有，我还差远呢！"如果反过来，你说："你棋下得不行，太烂了！"对方就会反唇相讥，"你行你上啊，"就五十步笑百步。

所以，大家看是不是：傲慢就制造对立矛盾，谦虚赞叹就制造和谐跟能量。所以苏东坡到最后，他就修一个谦德，他到老年时感慨地说，现在上到皇帝老儿，下到卑田院的妻儿，在我看来，没有一个不是好人。

苏东坡都能圆融相处，凭什么？谦光逼人，谦德养身，谦虚过后，连乞丐的能量你都可以接收过来，不谦虚的话，连皇帝老师的能量你都收不住。

所以，怎么看谦不谦虚，就看你会不会瞧不起他人，只要有一个人你会瞧不起，你的肝气就不是真足。

第四，看到别人过失直接就讲出，毫不顾及别人面子。肝气不足的人，眼中容不了别人的过失，就像眼内不容沙子一样。智然老师讲过，一般十岁以下的孩子有过失，你不用讲太多道理，直接用家法教训，他知道痛了，下次不犯错，因为小孩子是感觉在模仿，不是理性在思维。而十岁到二十岁的孩子，开始有自我思维，有自尊心了，这时不能轻易用教训，要用教育，最好是把道理讲明白，而且要心平气和地讲，你如果带着情绪批评，他准逆着跟你干。今天孩子跟父母冲突多，就是父母肝气不足，直接批评孩子，直接戳孩子的过失，这样孩子一伤自尊心，他马上丧失理智，什么道理都听不进，还跟你搞对立。

而二十岁到四十岁的人有过失，你更不能轻易批评，因为自尊心这时已非常强了。那该怎么办？只能暗示。曾公家书里曾说："扬善于公堂，归过于私室"，就是悄悄跟他讲，或者讲讲自己，讲讲古人，不直接针对他，反而起到敲山震虎、隔山打牛的效果。尤其是人家对你还不是百分百信任的时候，千万别轻易批评人家。

而四十岁以上的人如果有过失，更不要轻易讲，你连暗示作用都不大，他还会说你指桑骂槐，受不了，怎么办呢？拿一本《了凡四训》或《俞净意公遇灶神记》，让他自己回去读读吧！

人到不惑之年，如果还没法接受改过、修善的教育，这辈子也就再难有辉煌了。所以给他看《了凡四训》或《弟子规》，他如果能觉悟，一试就知道。有没有觉悟，肝气足不足，福气够不够，就看他能不能够接受这些圣贤经典。

第五，肝气不足的人，喜欢闲谈是非。对于正经的事就没劲，对于新闻是非，闲聊这些张家长李家短的事他就很感兴趣。一个轻易谈是非的人他是没有底气的，很容易讲过头的话，过头话讲多了，是很亏个人能量的，很容易累；相反，是非少说，多讲谦虚的人话，能量就会很大。所以肝气足不足不看你骨头响不响，看你的度量，看看能不能够像《小儿语》上面讲的，意念深沉，言辞安定。就是说讲的话都是很定的，艰大独当，声色不动，有重担能担起来，却不会轻易抱怨说别人闲话，因为他把讲闲话的能量都用来干正事了。

这五方面可以诊断肝气，乃至五脏之气足不足，这些都是《了凡四训》上面讲的。如果会读《了凡四训》，再配合陈希夷的《心相篇》，你直接就可以从诊断心性里头得到用药依据，既快速又精准，屡用屡效。

这就是中医诊断学上讲的最高明的望神之法，只是教材上面对这高深的望神之法、望气之法讲得少，而对望形之法用的篇幅很长。

上工望神，培养上工必须从心地修炼入手。《了凡四训》上面讲了这五种看福气足不足的表现，如果这五种经常都犯，那是什么？按《了凡四训》叫，“凡此则薄福之相也。”这是福气薄，肝气不足，心气不足的表现，有这五种衰相，怎么可能真正做好官。想到这五点，袁了凡马上反省过来，知道自己确实只能做到小官，如果不改正这五点，就没法再往上走。

而对于我们来说，想通后这五点化解了，肝气足了，怨气少了，命运也就变了。

39 眼发蒙、饭后想吐、口臭

问：有几个问题想咨询：①最近眼睛蒙蒙的，好像有东西在飘；②有时候吃完饭就想吐；③长期口臭。

答：药王养生妙语，“善言不离口，乱想莫经心”。这肝气不升，胃气不降，在临床中常用柴胡平胃散来加减变化；小柴胡汤疏利少阳肝胆，使清阳上升，头目清爽；平胃散降胃浊，健运中州脾土，土虚则九窍不利，土实则九窍灵利，用肝胆脾胃同调之法，是治疗当下亚健康综合症群的重要思路。

针对好多疑难病应如何诊治？古人讲合方治疑难，用合方的思路，升清、降浊同调。但要注意眼花是提醒你要少用眼，睡养眼。饭后容易呕吐，别吃太多太急，急跟逆是相通的，一急气就逆，所以很多人一急，就面红目赤，这是气逆的表现，要知道脾胃它是缓和的节奏，你言缓、食缓、步缓、气缓，这四缓做到了，脾胃蠕动力就很强。要知道事缓则圆，事急则偏，事情一缓和下来，气机就会很调畅，一气周流会很圆满；一旦偏急傲慢，一气周流马上打乱，就不圆满了。

而口臭，是提醒心不清净了，要素食，不要讲脏话讲是非话。《水知道答案》上面给我们一个启发，讲好话是在净化身体，讲脏话是在污染自己。

40 运动三要点

问：求一个脾胃升清降浊的食疗方。另，冬天可以出汗吗？大汗我知道是不能出的。如果可以出汗，那春天还能升发吗？

答：用山药、芡实、莲子、苡仁煮粥乃健脾上粥。春夏秋冬都有阴天，只要见阳光，都可叫作温暖如春，找个避风的地方，就可以运动锻炼，更重要的是要在心态上下功夫。

运动有三要点：缓慢、持久、积极。人如果运动不积极，他会中伤自己。即使在阳光明媚的春天，如果你压根儿就提不起劲，不喜欢运动，排斥出汗，那你照样不会从运动中获益。

相反，如果你热爱运动，乐于出汗，还不嫌经常换洗衣服的麻烦，这样你即使在阴雨天，寒冷的冬天里头，小劳其身，照样身心舒畅。所以心若安好，就是阳光；心若利他，就是春天。若拘泥于春夏秋冬，那就容易犯了机械主义的错误。如果做不到心态超然，那就要严格遵守日出而作、日落而息，这样身体健康才会有保障。

41 胃病、颈肩腰腿痛

问：老师，看了你们讲的中医课感觉都很好，想请教老师一下，浅表性胃炎，还有颈椎病、腰椎病怎么治？感恩老师，谢谢老师！

答：胃病最常见的是两个原因，一个是吃伤，一个是气伤。所以，做到食不言，七分饱，就不会吃伤；食不急，食不气，就不会气伤。

颈肩腰腿痛是时代病，坐办公室的人、开车的人很容易犯。人体的骨架有支撑作用，锻炼不够这种支撑作用就会减退。为何以前的人颈肩腰腿痛的少？因为他们干的粗活多，粗活能够很快让身体粗壮起来，人粗壮后，骨架承重力量就大，也就不会因为一般的压力而被搞伤劳损。

在《二十四孝》里有个《戏彩娱亲》的故事。老莱子七十多岁，让九十多岁老父母的厌食、胃不舒服好转，还减轻父母颈肩腰背的不舒服，他用了什么方法？大家一看《德育故事》就知道了。

跟父母同享天伦之乐，父母亲一欢喜，比吃药按摩还管用。这对九十多岁的老父母都不知道自己老了，也不知道有什么病痛，胃口大好，腿脚轻快，跟着老莱子去游玩了。

现在我们好多人身体不好，问题出在哪？心中没有喜乐。喜乐心一开，健康自然来，没有喜乐感，百脉会闭塞，这在《黄帝内经》上叫“忧愁者气闭塞而不行”。忧愁郁闷的人，气机是堵塞不通畅的，止痛药都不管用；而喜乐的人脉道是流畅的，疼痛自动减轻。所以老莱子戏彩娱亲啊，这是我们当代人很缺乏的。

所以，不管是胃痛、腰痛还是颈痛，你只要不开心就越来越多，开心就越来越少了，就要引起高度重视，需要调一调自己的价值观、人生观了。

人生不在于追寻得不到的东西，而在于要珍惜现有的东西。那么，怎样让人喜乐心常开呢？有三种途径，第一助人为乐；第二知足常乐；第三精力充足，膻中气壮，自然喜乐出焉，前提是建立在不疲劳工作，早睡早起，不发脾气上面。喜乐心是疗伤圣药，与其到天地间去寻访名医良药，不如多研究研究如何让自己喜乐起来。

42 吃饭咬舌头与修静定

问：你好，我有个问题请教你：我吃煎炸食物时，舌头碰到会起血泡。谢谢！

答：躁刚气血嚣张，静者性情平和。刚开始我们入山砍柴的时候，很容易伤到手，要么被柴草割到，要么因为用力过猛而震伤手臂。对于明智的人来说吃亏是福，吃一次小亏，免除了日后吃大亏。所以我们调整方法，砍柴时多用巧劲，而且不用过度力，不着急一下砍断，你多砍几下，既不至于一下累倒，能坚持的时间更久，而且做完后也不容易伤到手。你看那些不会干活的人，干活回来面臭臭、扭曲的样子，一看就知道消极干活。

消极干活不叫干活叫干死，越做事越死气沉沉，会把身体做伤。所以你相信吗，人如果不会吃饭、干活，那么连做普通小事都会把身体做坏。

如果一个人吃饭都容易咬到舌头，说明他情绪失控了。古人一碰到这种情况，见微知著，就知道最近不适合做大的决策，最近做事情太急了，如果不知道收敛收敛，很快就会祸不单行，疾病缠身。所以达者都是见微知著，立马对治自己的急躁，不让这种着急躁动伤身体的现象反复出现。

有一个吃饭尤其是吃硬的食物，老容易咬出血泡的病人，我们跟他说，急躁者矫之以缓，粗暴者矫之以细，要多做慢活细活，把耐心练出来，同时开四逆散重用芍药、甘草缓缓脾，不仅舌头不会再咬出血泡，连睡眠都变好，也不需要用什么安眠的药物，因为急躁的性缓了，人睡觉就安了。

所以，不是燥热食物惹的祸，是你没能够静定下来，去安详地用餐。怎么静定下来？从以下三方面修可以很快得到。

第一，吃得慢，多细嚼慢咽，少狼吞虎咽。

第二，走得慢，多安步从容，少心急火燎，脚跟点地。

第三，说得慢，人贵语迟，说完一句话，别忙着讲下一句，先把气吸饱满，再讲下一句。

当你的思维老是超越你的行为时，你身体就会受不住，就像一个人老想着要开两百公里，可车子最多就达到一百二十公里，用这两百公里的期望去开这辆车，这辆车不用多久，就会被折腾坏了，不是车子不耐用，是人不会用。

现在好多人抱怨疾病烦人，却不知道是他自己不争气，不会正确使用自己的身体，会用身体的人很少会有病痛。

43 中药保健品与自强不息

问：老师您好，请问四君子汤可以当保健品，天天泡给孩子（4岁）和自己喝吗？谢谢！感恩！

答：勤锻炼，五谷杂粮即保健品。恶习劳，一等营养变为无用品。是药三分毒。没有人可以天天帮你，人必须要自强，是父母都会老去。试问一下，父母能不能天天帮孩子穿衣服盛饭呢？我们看过有孩子都15岁了，父母还这样干。

身体也一样，你不自强不息，你就没那福报，连一碗饭都消受不了。上次山林生活体验班，有个孩子在家里从来没有吃过超出一碗的饭，明明是富裕的家庭却养得像贫民家的孩子，面黄肌瘦，可一到山里，这孩子登山越岭回来，每顿不少于两碗饭。你没有充分去自强不息，去习劳，你一碗饭都消受不了，何况是四君子汤。

所以，在以前的大道场，每天饭前都要跑到山坡那边去捆一捆柴回来，浑身出点汗，热一热才吃饭，把骨头磨一磨叫劳其筋骨，劳其筋骨有福，安逸享受招祸。

身体如果经不住劳累，将来手不能提，肩不能挑，哪还有魄力得到寿康？现在的孩子最需要的是阳光、运动，营养马马虎虎就行，药物更不要轻易用。

孩子一出问题，就要注意反思到这点上，如果反思到药物上，那就落了下乘。

44 运动的秘密

问：我练了将近一年的太极拳，最近半年在练八段锦，我的腰间盘突出已经好了，脸上黄褐斑点也消退了，几乎看不出来，气色很好，嘴唇也不再是泛紫色的了。种种迹象表明我的身体各项机能在恢复，11月份在后背大椎穴、肺俞等部位拔罐放血，这个月月经颜色变红了一点，但不知道为什么量还是很少，一两天就结束了。本身我的身体血色很好，不是贫血的原因，手指10个月牙全有，面色也是红润的。有种说法是血府充足月经就会正常，可我才39岁，这种月经量应该是不正常吧？请教先生帮我解答一下，我是顺其自然的好，还是需要治疗这种月经过少的情况呢？

答：水滴石穿，绳锯木断，铁杵成针，功在不舍。

很明显，你通过运动锻炼，从运动获益，可是运动并不是人生的全部，就像我们以前中考，会考体育，可是体育分你考满分，也只占到总分的十分之一，那另外九分是什么？是智慧、心性、知识啊！

同样人也是这样，运动你尽到极致，也只能达到三分效果，另外七分靠什么？靠心态。这是怎么得出来的？是通过观察很多运动的人并没有得到健康看出来的。因为到山里来看的病人有很多已经有运动习惯，而且坚持走山路好几年，照样有糖尿病、腰痛、头晕，他们也平和地走，也每天走上一两个小时，可为什么没有取得预期效果呢？

我们教他们换一种方式运动，把利他加到运动里去，这样一下子就像化学反应加了催化剂一样，运动效果呈现质变。原本走山路，眼睛往上看，很傲慢，一路走上去，腰都走痛了，还抱怨运动没效果。

我们笑着跟他说，想养生，多向大自然学习，学什么？学仿生学。你看爬行动物它有腰椎疾患吗？没有。为什么没有？因为它的运动是均匀横向纵向都有。你看这蛇，它是不是直挺挺往前溜？不是，直挺挺的那叫死蛇。

所以，一个人直挺挺往上登，就像强直性脊柱炎那样，运动两个月效果就到瓶颈上不去了。那该怎么办？学会走“之”字，这样横力跟竖力都能练到。

我们叫他们拿把大扫帚，左右刷，边刷边登山，横力竖力都用到，越爬山，越不知道疲倦，越有精神。人真正一气周流起来，是越干越有精神，也不容易累，甚至有种喜乐畅快感，即使不吃饭也高兴，也不容易感到饿。

而一旦焦虑后，马上会饥饿，浑身没劲，如果勉强走下去，还会把身体走坏，所以关键在于你要做到一气周流地运动，而不是憋着劲在动。

而利他的运动是最容易达到一气周流，把喜悦之心练出来的。

所以，古人看到这点便说，能外其形骸者，天不能病。

一个人能够不将自己的得失看得太重，那么想要生病都难，如果说不断去利他，身体疾病还会加重，那大自然根本也没有这道理。

大病、难病、普通病都有一条捷径，就是利他的运动，在利他中运动，在运动中利他，尽量选择运动，不要选择自私自利的，选择利他的运动。

同样我们在山里可以练太极，可以跑山，可以打功夫，可以请武术老师来指导，但我们没这样干，我们在干什么？我们帮村民们锄地，然后去搬柴，再去浇菜，有多余的菜分给别人，这样一举两得。

如果一个人只是做一举一得的事情，这不高明，要做就做一举两得、一举多得的事情，而利他的事情就是一举多得的。

有个病人练了三年的太极，腿脚还是痛，他说练太极不管用，我们笑笑说，来吧，把太极慢的宗旨带到你生活去，看看管不管用。

于是叫小伙子跟我们的步伐走，走缓慢安详步，而且上了观音山还扛柴回来，他惊讶地说，我从没走过这么长的路，而且走完脚还没痛。

我们说，痛了才叫怪事，不痛是正常，你的心性安静一点，你的能量大10倍；你的嘴巴轻轻往上扬，你的身体立马充满正能量。

现在我们大家严重低估了平静带来的力量，以为很多事情急着去做就能做好，其实急着做很难好，慢慢来才做得好。

我们看一个运动要看两方面，一个看方法是不是缓和从容，一个看心法是不是利他喜乐，这两个缺失了，那你运动就走火入魔了；这两个得到了，你就真能从运动中获益，精气神自然饱满，经水通调。

45 晚上虫积磨牙

问：曾师，孩子磨牙啊，一般有三个原因。

第一有食积，鱼生痰肉生火，痰火积滞上攻于齿，牙齿就会磨动，所以七分饱，加保和丸消食化积，让肠胃轻松，脾胃开窍于口，口就会放松。

第二有虫积，虫子在肚子里头刺激肠胃，晚上钻动，就会使孩子身不由己。

第三神经紧张，心性不定，现在磨牙的孩子越来越多，因为电脑、手机流行，你想想让你玩一个晚上的游戏，你再睡觉会怎么样，大脑里头都是这些乱七八糟的场景，都在打架，这样大脑失控啊！恶梦多，而且各种怪反应就出来了。

所以，晚上应该夜不出户，心无旁骛，不玩手机、电脑，令心清静神清静则身清静体清静。

我女儿也是晚上磨牙，而且肠胃功能不太好，如果是第二种情况的磨牙我该怎么办？望曾师能够指点一下，十分感谢！

答：磨牙蹬脚，也是孩子正常的生长过程，如苗之破坏，要顺其性，跑步锻炼，习劳壮骨，各种生长现象也就不足为怪，孩子也能茁壮成长。中医有个五积散，素有“一首五积散，房上不喊房下喊”的说法，凡气血痰食湿停居，五积散灵活运用，制成散剂，可以行气消积、活血化瘀，用途非常广泛。如果不方便配制，可以用普通的保和丸配合大山楂丸，再配合损谷则愈。

如果孩子还面黄肌瘦，疲倦乏力，属于脾虚的，虚中夹积，因虚留积，这时就要补气消积。用四君子补脾虚，配伍焦三仙、鸡矢藤消积。还有孩子情志上面的拘急紧张，这和玩手机打游戏分不开，玩物丧志，所以要远离这些玩物，更不能沉迷其中。

教育上的失误，会导致身体上的病痛，现在的疾病，有八成以上都是教育上的失误引起的。没有在源头上端正，你只有不断地换医生换医院，还抱怨这不行，那不行，其实这都是自己教子无方。

46 紧张焦虑，肩膀往上提

问：曾师，我最近总觉得自己的肩膀往上提似的，让别人拍了两下，觉得松了许多。为什么会有这样的感觉啊？是不是天冷了，还是有什么其他原因？老师可不可以教我一种放松的方法，这样不由自主的紧张对身体绝对是没有好处的。晚上睡觉想放松就是不知道怎么可以放松，总是觉得肩膀在往上提，自己摸了一下，有点疼。今天决定请别人给我拍一下痧了。这样下去自我感觉是不好的现象，可能身体把毒逼到肩膀上了吧。说了挺多的，语无伦次，其实我就想问下这种现象是好还是坏？好的话就是阳气多了可以把体内的垃圾从里往外运，到肩膀这里要人帮一下把毒排出去，以前也是肩膀拍过痧。不好的话那就是身体抵抗力差，寒气重，使肩膀收缩。到底是哪一方面啊？或者老师给我解释一下，可以吗？

答：险夷不变应尝胆，道义争担敢息肩。天冷受冻，人自动会拘急耸肩，这是自救动作。如果学习工作压力大，害怕达不了标，完成不了任务，人体那神经的弦也会绷得紧，松不了。

现在科学家基本达成一条共识，科学也难以解决的问题，就是人的情绪，所以心理情绪产生的疾患才会越来越多，但科学家找到了提高自控情绪能力，改善紧张焦虑情绪的良药，那就是锻炼身体。锻炼身体怎么会使一个人放松，减少情绪化呢？

科学家曾做过一个调查，发现锻炼对意志力的提高立竿见效，15分钟到半个小时的小跑锻炼，能够降低巧克力对节食者的诱惑，可以降低香烟对戒烟者的诱惑。长期的体育锻炼更有显著效果，不仅能够缓解学习工作压力，还可以像百忧解一类的药物那样抵抗抑郁跟焦虑，像安眠药那样能够让人睡得沉，而且还没有副作用。

所以，要晚上放松睡个好觉，下午至少要有半个小时小跑出微汗，与其在电脑旁郁闷、在闲聊打电话中消遣时间，不如到操场上、公园里，或山林中放松地快步走。坚持21天，你就会收到显著的效果。

47 用兵之妙，存乎一心

问：《我的中医实习故事》中的江老师是化名吗？他在哪个医院？我怎么搜索都找不到？

答：蓄得奇书且勤读，忽逢明师喜访求。随喜你敬师之心。江老师是化名，《小郎中学医记》系列的写作风格是以小说笔法写真实经验，所以大家看后有启发有收获就行了，就像钱钟书讲的，见鸡蛋就行了，不用再去见母鸡，如果见了鸡蛋能够想到制造更多的鸡蛋，那这样就更好了。

现在明师容易找，也难找，容易找是如果你基础打得很牢，跟明师待在一起，你很快就能感受到他的道；难找是因为基础打得不牢，即使身边常有明师教导，你也不觉得。

所以，真的是明师，他也会教你如何更好地打基础。一个学科，它的基础理论、基本概念往往是最深的，能把基础基本的那几点运用纯熟的，那都不是普通人。就像书法不过就是横竖撇捺，功夫也就是站桩跑步，一动一静，都是在反复习练中体会到里面的妙处。

就像刚开始我们只懂得用保和丸治厌食，用逍遥散治妇人胁胀胸闷，想不到保和丸灵活变化可以治二十八种疾病，皆因腹肠有积，饮食过度。

而逍遥散灵活变化，可治七十余种疾病，皆因肝气郁结，情怀不畅。有一次跟少聪兄讨论补中益气汤，少聪兄说灵活运用补中益气汤，可以治百余种疾病，对于刚开始学习中医的人，会惊讶地说，有这么神奇的方子吗？为什么我就用不好。

刀剑在岳家军手中，可以让军人闻风丧胆，可是岳飞冤死风波亭后，大宋的江山就开始不保了。所以，谁能够用好药物，就像谁能够用好兵卒一样。

我们看《德育故事》就知道，必须是忠勇正气的人，才能把凡常的药物发挥出巨大的效果，这在用兵上面，就叫作“用兵之妙，存乎一心”。

48 手部有顽固的湿疹

问：你好，请问我能否去拜访你们？

我手部有顽固的湿疹，几年都没有好，痛苦至极，还请好心人给妙方，助我康复。感激不尽！

答： 终日与诗书作伴，一生与山水结缘，好习惯加好环境就会有好身体。想进山来学习，可以先参加山林生活体验，甘得住淡泊，在这山里才待得下。所以，不敢轻易公布地址，怕大家来后白跑一趟，浪费了时间，又消耗了能量。能在这山里呆的下去的，必须是有一定传统文化素养的，遇事逢人能够内省的人。

手部湿疹跟脚部湿疹有所不同，肾入腰脚，肾主双手，如果湿疹在双手上面，病人容易傲慢容易生气，因为怒则气上，这些湿浊上升就到手上了，降不下去，或者常喝酒吃辣椒，也会往上发；而脚下的湿疹，大都与恐惧不安、担忧有关，因为悲则气消，恐则气下，惊则气乱，担惊受怕，提心吊胆，气就会往下丢，湿气会往下聚。这时就要升阳除湿。

但总的来说，湿疹出现的原因，一是运动少；二是饮食肥甘厚腻太多；三是心性上有好逸恶劳，投机取巧懒惰的念头，不够精进，精进气血活，气通血活，没湿浊。

49 子宫肌腺症如何调理？

问： 老师您好，我老婆得了子宫肌腺症，她不想手术，请问日常该如何调理？谢谢！

答： 束书不读，养生无据，明师不礼，修养无根。妇女有几个特殊的生理时期，身体虚弱，心理状况也不稳定，比如月经期、怀孕期、产后期、哺乳期，还有更年期，在这几个阶段，如果焦虑、抑郁、恐惧、愤怒这些不良情绪偏多的话，对妇人的伤害是非常大的。

吵架斗气，抱怨忧虑，这些不良情绪，平时的伤害是一的话，在这特殊时期伤害是十。所以夫妻双方都要明白，在特殊的生理时期，必须要相互考虑到对方，要稳定好情绪，让家庭多一些体谅关怀，少一些对立跟冲突。大家对立冲突，大家都受伤；大家忍让，大家量都变大，都得福。

所以，妇人的病，看的是男人的量，男人量小，妇人病多；同样妇人量小，男人也病多，这是相互的。在《增广贤文》也说过，妻贤夫祸少，子孝父心宽。

在一个家庭里面只要一方贤能友善，另一方痛苦就会减少，越是贤能，家庭越是和谐，所以要多看德育故事。《黄帝内经》讲，德全不危。怎么补德呢？反过来说，德危不全，如何让德行不缺，没有危机，使身体能保全？有个最直接的办法，就是每天看一两集《德育故事》，一集只有20分钟左右，特别是妇人要多看8集的《长孙规谏》，长孙皇后是千古妇女相夫教子的典范，是妇人道做到极处，真正母仪天下的。男子要多看《大舜》，大舜处在那么恶劣的家庭环境中，还可以化解重重矛盾纠纷，最后感化家人，使家人病痛转好，心态变善。

所以，真正的家庭是夫领妻成道，妻助夫成德，但是道德这种精神力量，需要去学习体会。学经典很多人一下子没那个耐心，所以不如直接学故事，利用善巧方便，看这些《德育故事》的动画片，看到21集以上时，人就慢慢有些转变了。最好看完再复讲一下，讲给孩子听，或夫妻之间相互讲，讲多了道德灾祸就少，这叫以德化灾殃，这些真善美的《道德故事》讲少了，烦恼不愉快就多了。

孙思邈看到这点，他就在《千金方》上写到，德行不全，纵服玉液金丹不能延年；德行日全，不服药而病愈，不祈寿而自延。

在《中庸》上说，大德者必得其位，必得其禄，必得其名，必得其寿。

现在医学数据调查表明，有品德的人，心中常愉悦，平均寿命增长5～10年，所以让我们家庭少病，就要建立一个有德之家。

用药来攻击疾病是一时，用德来化解疾病是长久。

50 心烦意乱，头脑妄想纷飞

问：老师，我最近心烦意乱，头脑妄想纷飞，根本没有定力，也不知道自己究竟要干什么，怎么办？

答：《小儿语》曰：先学耐烦，快休使气。性躁心粗，一生不济。读书最好。有两个人去算命，一个在经商，一个还在读书，他们都被算到这两年时运不济，容易烦恼，问题多，失败多。一问之下，做生意的，确实越做越缩水，可是另外一个读书的人全然没事，算命先生笑笑说，唯读书可以变化气质，如果时运不济，最好的方法就是读书助人，也就是说养成一辈子读圣贤书善书的习惯，那么好多不快在无形中都会被消解。

所以，当你做什么事情感觉都不愉快，不开心时，就去读书吧，读累了就跑步，跑累了就睡觉，精气神睡饱满后，再读书跑步。

比较适合书香门第，想改造命运之人读的书籍有《了凡四训》《俞净意公遇灶神记》，这里面理事圆通，启人智慧，定人心念，堪称善书中的极品。

最好的读书方法是诵读，而非解读，解读容易落入我见，诵读就直接把圣贤智慧嫁接过来。就像酸的杨桃树，你再怎么模仿甜杨桃长，它都是酸的。你换种方式，直接嫁接一段甜杨桃上去，再结的果就是甜的了。所以，自古修习有秘诀，就是长期持诵一两部圣贤经典。

智然老师持诵两年《大学》《中庸》，没有刻意去看注解，上台一分享就讲得很好；然后他又持诵一年的《了凡四训》，每天持诵一遍，一年后直接办了凡养老班，办得非常成功，从中受益的人很多。有人问智然老师，何以能讲得如此平易近人，妙趣横生，通俗易懂，大开悟解？智然老师说，没别的，就长期持诵，如果我用解读的话，读半本我就累了，我用诵读持诵，读一天都不累。

所以，你能够读到好书，然后再用好的读书方法，那结果必定是美好的，所以郁闷、时运不济时，正是最好读书之日。

许多挫折困顿之人，最后能爬起来的，都是在挫折困顿之中不忘读书的人。我们看毛泽东在抗战期间，东奔西跑，转移阵地，也不忘带书，为什么呢？

书籍是人类灵魂的阶梯，能引导生命向上升华，所以再苦再累，也不要忘记读书，把读书当成定课来做，你就会有定心；每天读一段圣贤教诲，就像每天吃一颗定心丸，怎么会浮躁呢？每天看一则《德育故事》，每天心量就大一点，又怎么会矛盾不安呢？

51 老人便秘、咳嗽

问：我婆婆前几天咳嗽，熬了山药等喝汤，但现在又便秘，请问有什么食疗方吗?

答：老人咳嗽便秘是小问题，如何养老是大问题，看老人气象知儿孙兴衰。中华民族的兴衰，不仅在年轻人身上，更在老人身上，老人根深，儿孙才能叶茂。

有一本书是智然老师口述的，叫《让夕阳红起来》，里面从传家道、立家训的角度来养老，真正体现出老人的价值。

现在很多老年人养老，认为是儿孙在养自己，这观念错了，儿孙养自己那叫伺候服侍，要自己养自己。

老人有五养。

第一养志。《了凡四训》上面讲，人之有志，如树之有根，枝叶虽枯落，根本将自生。我们现在的老年人，很多一退休就没有志向了，没志向人就会短见看不远，所以眼目昏花。在镇上有个80多岁的老阿婆，她的邻居70多岁，俩人经常在一起闲谈，这70多岁的老阿婆很奇怪地问，为什么你身体那么好，每天还种菜，送给孩子们吃?

80多岁的老阿婆说，这一辈子勤惯了，闲不下来，就想做一点事。所以人老了还有志向做一些对社会对家族有利的事，这就是养志，即使在家里修修路，扫扫地，只要不闲下来，自己养生都有保障。

第二养善。积善之家必有余庆，谁要带头积善?老人家。老人家带头，后面就兴旺了，这叫祖上有德，子孙有福，所以一个家庭只要有老人行善，这个家庭就断不会有什么大灾难。

新加坡许哲女士108岁，还照顾几十个七八十岁的老人，力量从哪里来?从积善中来。所以积善能养老，大量积善，就能打开心胸，充满喜乐，浑身有劲。

第三是养气。一边是一个亿，一边是一口气，你选择什么？老年人要戒之在得，丢掉得失之心，人年老了，气不耐耗，得失之心越重，气耗得越厉害，所谓患得患失，你如果老是患得患失，就准备做患者吧！所以老年人不要生气，不生气就没有苦难能害得了你。那如何不生气？人最大的优点就是看到别人的优点，最大的缺点就是常看别人的缺点，所以找别人优点，就是在采蜂蜜；看别人缺点，就是在收垃圾。老人要用慈悲喜舍忍来采蜂蜜，千万不要用怨恨恼怒烦来收垃圾。

你看现在好多老人衣着光鲜，却面目狰狞，为何？表面上打扮得漂亮，内心却是个收垃圾的。而像白方礼老前辈，70多岁去收垃圾，收到90多岁，用慈悲喜舍忍之心，帮助一批又一批大学生，结果他自在快乐，他是在采蜜，穿着最朴素的衣服，把最卑微的事情做得最有尊严。这是最善于养气的老人，碰到这样的老人，上天都为他的寿康开路。

第四是养根。木本水源，无根之树，三天就枯萎，无根花朵，迅速就凋谢。人的根在哪里？在祖上，所以老人要常念祖。上王凤仪化性班，最重要的一堂课是什么？是念亲恩怀祖德，想到祖上能够创下基业，传承下来，多么不容易，我们无论如何也要承载起继续传下去的责任跟使命，人只要有责任有使命，他就有生命力。在抗战时期，有个士兵中了一枪，他还千里送消息，按道理早就该死去，却为了坚守使命没有死去，凭什么？凭的是那股使命感、责任感。人之所以会老，是因为失去了使命感、责任感，人如果自我放弃，没有人能救得了他。

同样，老人得了重病，有的老人绝望，有的老人想到我还要为儿孙留下些什么，结果绝望的很快就志夺气衰，有句话叫气绝身亡；有志气要传承家道家业，把祖先遗德延续下去的，反而能带病延年。就像上面说的那位士兵一样，他能带着子弹活下去，因为他有责任感、使命感，老人有责任感、使命感，同样能带着疾病活下去。

第五是养谦。谦则百福云集，傲则万祸丛生。老年人就像饱满的稻穗，腰弯背弯，从这体相上来看，更要显得谦虚礼让。古德上讲，老者不教，幼者不学，俗之不祥，如果老人不学行教化，幼儿不学德育故事，这都是当地风俗不祥之象啊！

所以，日本的企业要选重要人物，常去看他家庭，看他家庭的老人跟孩子，老人是不是很开心，小孩是不是很上进，如果老人不开心，小孩不上进，那么说明这家庭在走下坡路，即使这人再有才干，都难以担任重责。老人教什么呢？《了凡四训》告诉我们，最重要的是教谦德，谦则受教有地，而获福无穷，因为大家都看老人，老人都这么谦虚了，一个家庭，儿孙敢傲慢吗？所以傲慢教不了人，谦虚可以让大家更易学。

这样越年老，却越受人尊敬；越受人尊敬，能量就越足，那已经不是别人来为你养老了，而是你去帮更多人养老。

至于平时咳嗽、便秘，是肺与大肠之气不能沟通，用一些保和丸，加些杏仁，降肺气于腹肠，心胸宽畅，肺也不咳，肠也不堵了。

但真正明白怎么养老才是愈病之道，这五方面养老，可都是智然老师总结的无比宝贵的经验！大家有时间可以去看看《让夕阳红起来》这部书，就明白老人如何才能活出生命的光彩了。

52 山白芷和白面风是一味药吗？

问：你好师兄，你们在《跟师一日一得3》第184页，关于排毒散的组成中那个山白芷和白面风是一味药，这个是不是有印刷错误呀？请指教！

答：山白芷俗名鸡公寄罗，是岭南这边专治疗脾胃湿气的药，芳香开胃化浊；白面风有祛风湿通经络之效果，还带补，所以在岭南地带人们用白面风、巴戟天等药来煲汤，可以壮筋骨、通经络。

有些药物地方名跟学名不统一，还有些药物有多个名字，甚至有些药物有同名现象，这些都是现在民间草药没法广泛流传的原因所在。李时珍看到这种现象才做了一次采药大整顿，编写《本草纲目》，让各地药房不会配错药，这功德很大。排毒散最重要是要正气足，正气足邪气自退，所以像白面风，它有一定的扶正作用。

据我们最近的心得发现，毒之所以很难排出去，不是药物力量不强，是现在八成的胃病都跟情绪分不开关系。

情执太重，它会影响气机升降，情执放轻，气机升降出入就会很轻巧，因为心里有消化不了的事情，肠胃里头就有排不出去的毒。

所以，身体很简单，只要不过度情绪化，影响到它升清降浊，是可以恢复得很好的。

53 怀孕13周，总胆汁酸偏高

问：老师，您好！我在前几天建卡（已怀孕13周，37周岁）检查时，查出总胆汁酸偏高，十多年前我的胆囊就不好，有胆结石（但近两年一直素食，也没有复发的现象），昨晚开始身上出现瘙痒症状，请问有什么办法可改善呢？可以敲肝经胆经吗？

答：知事晓事不多事，太平无事。忍人让人不欺人，方可为人。得皮肤病如果还容易郁怒，敲肝胆经可以松解减轻；如果容易心烦，按摩心包经，因为诸痛痒疮皆属于心，心胸开展，血脉通畅。老师临床上发现，用一些解除情绪抑郁的药物，可以让病人双脚有力，比补肝肾壮腰膝还管用；同时用一些解除情绪抑郁的穴位，比如内关，能减轻皮肤瘙痒。

在怀孩子期间，要注重胎教。熏修蒙学，传统文化，可以让人心平气和，古人造字有大学问，心平是因，气和是果，气和就是不生病状态。陶弘景在《养性延命录》上面讲到，静则寿，躁则夭。平静的人寿命长，躁动不安的人会多病早夭，古人早就认识到，情绪平稳是寿康的关键。

现在我们很多人都犯了三躁：浮躁、急躁、暴躁，这三躁比三高还厉害，三高前面都有三躁，三高只是结果，三躁却是原因。智者修因，愚者见果，智者畏因，愚者畏果，而胎教的宗旨在哪里？就在心平气和。心态平和，问题会逐渐变小变少；心浮气躁，问题会层出不穷。

所以《黄帝内经》教人要志闲而少欲，心安而不惧，形劳而不倦，经常读诵《黄帝内经》第一篇《上古天真论》一直读到熟读成诵，脱口而出时，这些经文就有安神定志的效果了。

有些人可能会说《黄帝内经》不管用，其实不是经典不管用，是我们还没有熟读成诵，没有把经典化为己有，就像说食不饱一样，如此又怎么会有用呢？

54 中医从哪里学起

问：老师好，请问如果对中医感兴趣，应该从哪里学起？

答：学医先难而后易。难在修德，易在术业。德如栋宇基，未闻基不固而房宅坚久者。学中医先学四大基础，再学四大经典，这叫溯源直上，由浅入深，然后兼学四小经典——《医学三字经》《药性赋》《濒湖脉诀》《汤头歌诀》，并且平时参读些医案医话，丰富临床经验，比如四大医话，明清医案（以明清以后医案为最）。还有一点最为重要，就是每天要坚持做定课，选择经典名文，天天持诵诵读，诵到熟读成诵，就像嫁接果树一样，自然“读书百遍，其义自见”，能结出经典的硕果。

同时不可以忽略锻炼身体，身体是革命的本钱，是学习上进的动力，所以儒释道医武，都要广学兼通。很多老前辈到六七十岁，正是智慧大成的时候，却因为身体跟不上，而后悔当年没有练功夫，强壮身体，所以不可以因为读书而心力交瘁，忽略了野蛮其体魄。所以我们在山里不管清晨天气多冷，也要有半小时的跑山，一跑就采到了清晨的朝气，一整天都精神。

如果不跑，就很容易懒散，读书很容易累，这是我们亲身体验出来的。大家也可以去体验，几个月自己就知道该选择一条什么样的修学之路了。修学修学不可以只学不修，修是修身修心，学是做学问长知识，两方面缺一不可。

如能参加山林生活体验班，觉得自己气场适合山林修学，就可以来，还有直接在微信上提问题也可以。

55 乳房纤维瘤的调养

问：老师好！是这样的，我从大三时检查出乳房有纤维瘤，今年大学毕业的暑假做手术割掉三个（其中有一个有3厘米多），然后现在摸到双侧乳房又长了几个小的，很担心又要动手术。医生说我是多发性的，日后一定还会长。我姥姥和母亲也都割过，但是没有我长得这么多，这么快。之前喝过中药，短期内抑制住，但是瘤子还是在慢慢长大。平时痰不少，月经总推迟，甲状腺现在也有小的结节。最近在践行徒步行走和眠食方面的调养，想请教老师怎么改变自己这种痰湿体质，慢慢消掉瘤子呢？谢谢老师！

答：视名利淡如水，看事业重若山。满招损，谦受益，勤补拙，俭养廉。把青苔刮掉了，但这个地方潮湿，很快它又会长青苔；把木耳摘掉了，但这个地方阴寒，照样还会再长木耳，直到这根木头彻底朽坏腐烂。

病人一般只看到结节包块，但好的医生却看到长包块的环境，人的习性，万事都离不开因缘果这规律，因加缘等于果，用因缘果可以解析世间万物生化规律。

像这些乳腺纤维瘤、乳腺增生，或脂肪瘤它都是果，而饮食不节，肥甘厚腻，它是缘，自己容易生闷气赌气，这是因。没有生闷气赌气这因，空有肥甘厚腻，饱食过度，一般最多只能得食积，或长点皮肤疮痈，很难长到脂肪瘤、纤维瘤，所以治病很简单，你要断因去缘。

所有有乳房疾患的妇人都不能气胸，一赌气，首先气就结在胸部，《黄帝内经》叫肝经布胸胁，肝气郁结，首先胸胁就会苦满，张仲景创小柴胡汤专治胸胁苦满。为何小柴胡汤在临床用得那么广泛？因为容易动气的人太多了，因为动气而得病或加重病情的情况太常见了。

所以，你要转念，不要看如何去掉这瘤子，而是看如何少生气不生气，然后才是针对外缘来治理，比如饮食过度生痰湿，痰湿你只要没有闷气去包裹它，它很容易就被排出体外，一旦生闷气，闷气就会把痰湿留在身体。所以妇人本身有痰湿，再一生气，被气得脸红脖子粗，脸上就长疮，脖子咽喉就堵塞，吞吐不利。

那半夏厚朴汤，为何能专治妇人梅核气咽中如有炙脔？用的就是化痰神品半夏，配合下气妙药厚朴，令咽喉脖子之气都能下到腹中。所以仲景创方，每味药背后都有深刻用意，能知道怎么用药，不算高明，知道为什么用好这味药，才能成为一位教人怎么用药的导师。

就像半夏、茯苓，解除饮食过度痰湿的外缘，苏梗或苏叶配合厚朴，解除爱生气、气闷气滞的内因，这样痰活气顺，身体就长不起瘤结包块来。所以会用半夏厚朴汤，可以治疗从喉轮到脐轮、海底轮这一条结节包块，从上往下降本流末，配上不同引药，往往有神奇之效。

但一定要注意到，养胃五点跟保脾十条，以绝其痰浊气滞之源，方显道高。

56 大便次数多怎么治？

问：老师好，我从小大便次数多该怎么治呢？

答：放怀于天地外，品味在诗书间。情志调达，五脏自平。大便次数多，是一种急象，那该怎么办呢？大家看《德育故事》能够知道治根治本的办法——用修养的四句箴言。哪四句呢？

行宜稳，坐宜静，言宜定，卧宜正。稳则不躁，静则不闹，定则不扰，正则不邪。

现在人们疾病加重的原因在哪里？在“躁、闹、扰、邪”这四个字；疾病减轻的原因又在哪里？在“稳、静、定、正”这四个字，圣贤言语可以修身齐家，一两个字，可以消灾减病，这叫文以载道。我们要能够看到文字背后承载的修身齐家之道，那么可以以文字为药，以观念生活习气治病。

有一个中学老师，他也经常大便次数多，一天三四次，学生一个作业没写好，一个不听话，他那个饭就吃不好，小事不能释怀，所以很躁扰，身体不好。刚开始他用了痛泻要方，人参败毒都有些效果，可停药不久，疾病又复发。后来，这位老师看了《根除烦恼的秘诀》这部书恍然大悟，知道自己为什么这么多年生病了。随后他改变言行举止，一切都放归安详，没有再吃药，大便次数也正常了。

可见我们这时代，因为疾病，很多人会变得焦虑不安，紧张，但如果看开了，不焦虑不紧张了，疾病也就减轻了。

所以，碰到疾病别着急，这时正是我们修习的时候。逆水之时正是练鱼尾巴之时，逆风之时正是练鸟翅膀之时，力量就在搏击风浪之中变强。

57 胃炎散怎么使用

问：两位老师好，《小郎中学医记》可不可以快速地看完一整本书啊？

另外，请问任之堂的胃炎散应怎么使用？是生的研成粉末把药粉都喝进去，还是有别的使用方法？盼回复。感谢！

答：爱书不厌读千回，抄录还喜诵百遍。胃炎散是散剂，直接研粉混合在一起，寒温并调，升降同理就可以，但必须配上脾胃使用说明书，在用药时要跟病人讲明，不讲明医生就容易失治。

脾胃使用手册就是养胃五点跟保脾十条，你即使只讲病人最容易犯、最难做到的一两条，病人如果做到后身体都会很快有改变。

就像我们上山砍柴，碰到一些小柴，大家很高兴，很轻松就砍掉，碰到大柴就皱眉，这个搬回去可得脱一层皮。

可是真正搬回去，你就知道了大柴的好处了。小柴不耐烧，一过火就没了，大柴硬柴烧得耐久，能量大。所以人只有不断克服困难，能量才会变大，什么时候没困难了，或者你拈轻怕重了，你的能量就在回缩，最后变得手不能提，肩不能挑，也没能力帮人，更得不到大众的支持、天地的护佑。

为什么古代的皇帝要称为孤呢？就是时刻提醒自己不要走上孤寒私欲膨胀之路，要与苍生同进退，这叫能造就人才者天不能孤，如果不能够跟大众一条心奋斗，很容易一个人就没能量没气了。

所以，上等的采气功夫，不是在山林中迎着朝阳吐故纳新，而是到大众中去，像墨子那样，摩顶放踵，以利天下，挥汗如雨，在所不惜。你看墨子的弟子，能量都很大，很有魄力。

上山你是捡小柴还是扛硬柴呢？这种小行为，会决定你一辈子的大命运，一个人只有担当重任的勇气发出来后，他才有强壮的体魄，这点没发出来，永远都没成熟。

《小郎中学医记》可以当成小说来读，将来有机会拍成动画片，那就更好了，能够一口气读完，那说明这书有普及的意义，好书不厌百回读，读完后反复地多看，就像千淘万洗出真金一样，这个反复熏修是做学问的真功夫。

大浪淘沙淘去沙，沙去金留真不假，流沙吹去始见金，千锤百炼出名家。

58 学医，如何面对自己的胆怯？

问：老师好，我很喜欢中医，想要自学成为一名拿疗效说话的大夫。可是我发现自己居然很怕病，看到病患身上的伤和脸上的痛苦表情内心都很难消化；看到不正常的皮肤头皮发麻，心理犯怵；看到医师手里的针，心里也害怕。自己的身体也有病，内心很不安。请问如何面对自己的胆怯？如何让自己有强大的勇气面对病痛困苦？如何达到内经所说的心安而不惧的状态？谢谢！

答：母鸡遇雄鹰，勇猛如大鹏。信心若怯懦，反被小病欺。人会恐惧是因为肾气不足，恐伤肾，肾虚则恐，肾主志，人玩物就会丧志，丧志了会怎么样？叫志夺气衰，人的志气被物欲所夺，比如喜欢打游戏，喜欢看玄幻小说，很容易你的志气就会在上面消耗掉。那么怎么提高肾气？不是六味地黄丸，也不是肾气丸，更不是杜仲、川断。

会教育的老师，他是过来人，一看你一个行动表现，就知道你接下来的状态，你如果一天到晚捧着手机，那你的志气就被手机夺去了，这就叫志夺气衰，气衰了，别人讲话大声一点你都害怕，都不敢靠近。

在山里有些孩子一进来，看到狗就怕，还惊叫，我们笑笑说，过几天你就不怕了。怎么做到的？我们就天天带大家去晨跑，像练兵那样吼上几声，正气一出来，神鬼都让路，那些狗啊猫啊服服帖帖，没过几天一开始那种恐惧害怕的心就没了。因为精气足了，精气足肾就壮，肾壮肾主志就强。要把志勇练起来，有两招。

一招是从身体入手，让身体变得有体力，有耐力，比如跑山习劳出坡；另外一招从心理入手，必须要立志。匹夫一立志，便可参天地；志不立，天下无可成之事，只要一个人志向一衰，这人生命力马上变弱。所以客家的老人常教育小孩说，输人不输志。

输人输一时，输志输一生。那么怎么立志？愿要大，志要坚，志要往大处立大处发，好像母鸡带领一群小鸡，若是平常老鹰一下来，所有鸡都四散逃窜，但因为母鸡有保护小鸡的责任心，结果雄赳赳气昂昂，可以跟老鹰搏斗，并且把老鹰吓走。

所以，不是说人天生就是胆怯气弱，而是看你有没有想要保护一方百姓的安危。你的心要保护照顾的人越多，你的志就越大，你的能量就越大。人之所以还有恐惧害怕，那是因为慈悲心不够，没有想到要保一家安危，保一方太平。

一只母鸡尚且能与雄鹰搏击，何况人呢？所以万物都有表法，我们作为人是万物之灵，要善于学习万物的灵气灵魂。孔子在《论语》上面讲，“三军可夺帅也，匹夫不可夺志也。”所以赶紧立下一个大志向，一个你可以终生为之奋斗，让家人为天下人都会为你而自豪的志向，那么你的能量场就会超乎你想象，你面临的就不再是这些让你气怯的小事情了。

59 口苦咽干，舌苔厚腻，容易出眼屎

问：老师您好，感谢您能百忙之中给我们解疑答惑。我是今年2月份来任之堂就诊的一名患者，由于工作原因，身体没调理利索便匆匆离去，甚是遗憾。当时上热下寒，手脚冰凉，脾虚，经调理后症状改善，但用药后牙龈出血并一直至今，每天睡觉起来，第一件事便是把口中、舌苔上的已经分解的血吐出，平时也感觉口干苦涩；左眼眼角处经常蜕皮，偶尔干痒，时常反复，用手摸，有硬物感，像起床没洗脸有眼屎一样，影响形象，求老师帮忙解答，万分感谢。

答：七尺微躯访名师，一腔热血修心性。口苦、咽干、目眩，小柴胡汤主之，若伴有胃气上逆，浊阴不降，容易出眼屎，舌苔厚腻，便可加进和胃降逆的二陈汤或保和丸，疏肝降胃肠，通利三焦，配合点竹茹能降逆止血，这些都是在调气层

面上用药。我们这几年临床读书研究发现，现在的病单纯用药物去转一气周流，在道上升降，还远远不够，必须在德上加强。

就像一个人急躁，血压高，你用镇肝熄风汤或天麻钩藤饮，表面上是平息镇压下来，好像吴三桂被称为平西王一样，但为何最后还是平息不了自己的怒气？还有镇南王这些诸侯王，能够镇压一方，但最后为什么还会身败名裂？威震四海，勇冠三军，只没本事降伏自心，这是《小儿语》上教小孩子，也是在教大人，谁学谁受用。

我们看为何曾国藩曾公能善终，王阳明王公他打仗没有败过？原来他不是攻城，每到一个地方，先行教化，到一个地方上任，就在一个地方办书院，行教化，用德化就不会有上亢的血压，不会有反叛的逆气。

所以，高血压好调理，傲慢急躁难医。人一旦有傲慢急躁，他的病象就露出来；人一旦行德育教化，他的健康福相就出来。之所以会上热下寒，正邪交争，那是因为你用打压的方法去调身体治病，而不是用教育的方法，打压有副作用，教育能根本解决问题。

那么如何教育？这就是接下来要普及定课的目的了。广钦老和尚活到95岁，那些官员都到山里去请教他如何治国如何调身。

老和尚说："人的一切能量力量都是从定中来的。"就这么简单的一句话，让很多官员茅塞顿开：你定不住诱惑，贪赃枉法，立马没有力量了；你能不贪为宝，就像子罕、公仪休、杨震那样，他们的正气能量是贯彻千古的。

同样你定得住，你的身体就安得住；你焦虑定不住，身体就乱成一团，升降就没秩序。那如何长养我们定力？只有一个办法，那就是做定课。

你可以选择日诵一部经典，或者每天坚持熏修善文章，还有坚持听经闻法。任何东西都不是一蹴而就的，都需要时间的累积。

种菜都是这样，没有一两个月辛勤浇灌，就没有那么甘甜的蔬菜。心定下来，做一年定课，慢慢你就会体验定力增长，烦恼灾祸逐渐化解。

60 怕冷要利他

问：老师好，又来麻烦您！我姐姐的外孙女，今年17岁，她总是怕冷，我们在家穿毛衣，她穿羽绒服还说冷，她说一冷就冷到心里，也在当地看了中医，喝中药，但是没有效果，老师有什么好的建议吗？谢谢！

答：良言一句三冬暖，恶语伤人六月寒。跑步是御寒衣，利他是暖心丸。

现在孩子没有正常健康发育，两个问题，一个没有练好，第二个没有教好。

身体不练，就像兵一样，兵不练无勇也，人不练不健康也。在山里你手脚冰凉进来，看到冷水都怕，不敢动，结果跑山跑几天，你自动想喝冷水，而且喝了还能受得住。

可见，阳气不是吃点生姜、附子就能补起来的，必须要靠锻炼晒太阳。跑跑更健康，大家有时间可以看看《阿甘正传》，人在寡欲无求状态，再去锻炼身体会强大得很快。

孙思邈早就讲过了，凡大医治病，必当无欲无求，想要疾病快点好，欲求一定要放淡，现在很多孩子身体的气血都消耗在欲求上面，一整天被电视、手机夺去能量，所以手脚冷冰冰，这叫玩物丧志啊！无欲则刚，须知刚正博大的浩然之气，是从心平气定，无欲无求里头生长出来的。

所以，如果孩子的思想心灵没有教好，你有多大能量都不够他败的，有多少气血都不够他消耗。读诵经典能否快速提升人的正能量，关键在于孩子读经后有没有去利他，这利他行为一出现，证明孩子已经开始得到经典的利益了。

父母如果不懂这点，教孩子追名逐利，自私自利，孩子能量场越教越差，如果教孩子利他并心怀天下，那么孩子气场会越教越大。

利他的心像阳光，放在哪里，哪里温暖；自私的心像月亮，只要吸收不到阳光，它就黯淡。

天下教育，总而言之就一句话，如何转私为公；成才秘诀凝练起来，就一句话，如何迅速利他，利他是天地间第一等学问。

61 怀孕后血糖有点儿高，怎样控制？

问：您好老师，请教个事吧，怀孕后血糖有点儿高，怎样控制啊？有没有什么好办法？

答：看《达生编》，读书明理，听经静心。人在怀孕期间身体会出现变化，比如血压高、血糖高，或血压低、血糖低，或身体肿胀，这些都是在调整，关键是心要能定下来，要注意调饮食，惜精神，戒嗔怒，慎风寒。

要学习一下胎教，还有相关的《德育故事》，就像胎教第一人，古代太任，生下圣君周文王，当时太任怀胎时学习礼仪，以正胎气，眼不视恶色，目不闻淫声，口不食恶物，心不存恶念，嘴不出恶言。

你看，周文王的母亲在怀孕的时候就开始教育了，这才叫不输在起跑线上。讲的话是温柔的，行走是和缓从容的，睡觉是安详平静的，连傲慢责备人的语言都没有，更何况是粗鲁骂人较劲赌气的话呢？

现在很多妇人一边怀孕，一边玩手机，有些母亲一边抱孩子吃奶，一边在生气骂人，结果孩子都是吃你的气长大的，将来不是病怏怏，就是老跟你斗气较劲。

所以，要谨小慎微，人生最大的谨小慎微在哪里？在胎教那里，那里教育得好，真正的原点对了，后面过恶就少了。

那么胎教的要诀在哪里？在四句箴言。

行要稳，坐要静，言要安，卧要正。

如果行步跌跌撞撞，必容易碰伤；如果坐得不正，会影响胎儿胎位；如果讲话很傲慢，会让气血上逆不能下养胞胎，孩子就会缺血缺氧；如果睡觉不正，就会压迫导致气血升降失调，精神不好，烦躁多梦。

所以，如果精研胎教，那么你就会养老，养老是不得已而为之的，而胎教却是身体追求更美好的方面。如果把胎教的功夫用于养老，养老必定更胜于一筹；把礼仪、威仪用于养生，养生功夫必增。

你想想如果一个人出言就放肆无礼不谦虚，他就算天天泡上等的养生茶，喝着普洱，尝着大红袍，又品铁观音，你说他能神清气爽吗？这不叫用茶来养生，叫暴殄天物。暴殄天物的结局是什么？结局就是众叛亲离。

62 强直性脊柱炎

问：老师您好！请问强直性脊柱炎，有没有什么好的治疗思路？谢谢。

答：关于强直性脊柱炎，以前老师曾经讲过，为何脊柱会强直僵硬，有两种常见原因，一种是阴水不够，叫木失水则干。我们去山上割梢草时就知道刚开始割的梢草柔软，任你怎么卷都行，可晒干的梢草由于脱水就很僵硬，没有柔软度一拗就断。

可见人也是这样，年老后阴液不足，就很容易骨折，腰也弯不下，旋转幅度也变小，这都是精液减少，精失濡润，这样就会用一些养精养阴，还有养筋骨的汤药。

但同时心性也要调柔，不能刚强傲慢。人傲慢了，柔肝养筋的药是补不进去的，傲慢刚强的人，他听不进逆耳良言，同样傲慢刚强的人，他消受不了滋润的良药。

所以，强直性脊柱炎是在提示你做人不要太强势，不要太倔强，你那么喜欢强势倔强，那么身体就提示你得僵硬的病。要慈悲柔软，才能化刚强，这叫心刚百病起，念柔万邪熄。

同时要明白，人体失津水最厉害的方式是什么？纵欲。现在年轻人身体像小老头那样，为什么？不外乎两个原因，一个手淫纵欲，精从下流；另一个玩手机打游戏，过度用眼，血从上耗，精血都亏乏，人就变干柴，干柴就容易起火发炎，你想想，强直性脊柱炎连脊柱都发炎，这可不是简单的皮肤发炎，血脉发炎，身体在最深层次的精水都不够了，才会起火。就像车子车厢都没水了，才会滚烫发热。

另外，木受寒则枯，你看为什么我们在山里冬天要准备一年的柴火，因为这时捡柴火最多最快，一场霜冷下来，满地都是枯枝，原本枝条柔软是因为阳气够，一旦霜冷长河，满天飞雪，马上枯枝败叶，纷纷落下，这叫“无边落木萧萧下”。

可见人因为受寒阳气不够，筋骨就会脆弱，像木受寒则枯一样。现在老年人骨质疏松，容易骨折，不是缺钙，是缺阳气，阳气不够。就像冬天那样，给树木施再多肥，它照样柔软不了，纷纷要干枯断掉，一旦春回大地，春暖花开，那么江边寒柳冒出嫩芽，又重新飘柔起来。所以强直性脊柱炎到中后期，必须要扶阳，扶阳不是只走姜桂附路，凡身体动摇皆能生阳。我们发现在这社会上，靠练功将疾病降伏安好的，比靠吃药好的还要多。

要养成运动锻炼的习惯，人这一辈子就是禀阳气而生的，所以要养成一些阳光利他的习惯，才能补充我们身体的阳气。你看讲一句好话，心都是暖的，这叫“良言一句三冬暖”，说一句恶毒的话，心都是寒的，这叫“恶语伤人六月寒”。

如果老讲脏话，恶语相向，身体常处于冰霜状态，你想骨节细胞能不枯萎吗？去年有个小伙子，他骨头里发炎，坏疽，最后锯掉腿，从他出生到最后锯掉腿，他没有说过一句感恩父母的话，只有不断地向父母索要手机，要更新换代，只有对父母发脾气。

大家想想，一个人如果连父母都利益不到，他能够利益到天下吗？如果连天下都利益不到，他能够利益到身体吗？要知道天下是大天下，身体是小天下，理身如理国，天下人怎么待你，就可以看出你身体的脏腑细胞怎么待你。

敬人者人恒敬之，人不爱敬存心，没有人会恭敬你，人爱敬的胸怀扩展到哪里，就能得到哪里的能量气血帮助。

所以，上等的养阳，并非天天服姜，日日吃辣，而是念念存善，念念利他，如果你念念养阳，念念暖心，如此骨正筋柔，强直何有？

63 小腿静脉曲张，瘙痒破皮

问： 老师，您好！请问50岁左右的妇女，双小腿静脉曲张，开始瘙痒，有几处破皮，该如何是好？麻烦您了，谢谢！

答： 自静其心延寿命，无求于物长精神。人老老在血管上，人老老在腿上，血管跟腿为什么老得那么快，只因为心老了。心主血脉，心为五脏六腑之大主，老年人最大的灾难就是认为自己老了没用。凤仪道《化性谈》上面讲，贵者以道来养心，富者以德来养性，平常人以工作来养身。

所以，老年人会病衰，是因为没事干，好像精钢丢在一旁，沤都沤成废铁；有活干，好像破镰刀，越用越好。那老人活在哪里？活在为祖宗传家业，为儿孙传忠厚，有这心的老人，越活越年轻。

我们老家很多老人都知道，以前老房子都贴这样的对联——“忠厚传家久，诗书继世长”。为什么这样的对联传几百年，仍然那么有生命力？因为它讲的是事实真相，自然规律，一般官宦传家很难传两代，富贾传家很难传三代，诗书传家起码传五六代以上。

君子之德，五世而斩，最起码是五代，可有些读书家庭，照样会中落，为什么？因为不知道忠厚传家。习劳耕读传家，才能传十世以上，如果能把诗书跟忠厚耕读联合起来传家，也就不会出现败家的现象了。

你看我们曾姓，从曾子传下来，天下有一曾而无二曾，曾姓的宗族感都很强，一个曾子出世，让后代曾姓的都把孝亲尊师顶在头上。如果不孝亲尊师，不要轻易讲是曾姓的后人，曾子孝养曾父，尊孔夫子为师，传孔子道统。在三年前，河南新郑，也就是黄帝的故乡，举办了隆重的祭祖大典，香港著名企业家曾宪梓先生，他是坐着轮椅前来祭祖的，主办方安排他给黄帝上香，宪梓先生在上香的瞬间，奇迹般地站了起来。人因为感念祖德，变得有力量，面对黄帝的塑像，不是因为上香拜像获得力量，而是因为恭敬感念祖上恩德。

《孝经》上面说，孝悌之至，通于神明，光于四海，无所不通。

真的孝悌心一发，百脉自然通调，百脉一通达，手脚四肢没有不充满力量的。所以思念祖宗之恩可以获得力量，这就是很多海外侨胞，要认祖归宗，落叶归根的道理。

他们千里迢迢，回到乡里来，虽然舟车辛苦，但觉得很有力量，我们现在很多老人，没力量了，为什么？没有想到祖宗那里去。以祖宗之心为心，天下无不和之族人，想到祖宗贤德，自己不禁愧疚，怎敢轻易称老。

《曾氏家训》里面特别强调做人最重要的两条原则：奉祖宗一柱清香，必诚必敬；教儿孙两种事业，宜耕宜读。

我们要知道老人衰老，衰老在哪里？在精上；精从哪里来？从气中来。所以人生气气恼，他就没精神了，他的气就耗掉，感念祖德的人，脾气会越变越小。

那么气从哪里来？从神中来，念亲恩就是养神。我们看人在向别人讨恩时，好像天下的人都欠他，面目就会狰狞，俗话说的讨债鬼；而人向别人施恩时，面带微笑，神志舒调，而人念起祖上别人恩德时，心态柔和，百脉松软，畅通无阻。

养生养什么，就养这个报恩施恩之心。所以幸福的人都会选择知恩报恩，身体健康的人都是知恩报恩的受益者。

圣者没有修什么，就修一个心中常念恩，常感动。我们前面讲了感字就是水火既济的造字，咸水润下，阳火炎上，相互交济，天清地和。现在老人亏在哪里？如果感觉自己年岁老了，都生不出什么感动来了，那就是真老了，只要还常感恩，人就常年轻。

寿比南山不老松，生命之树常青，就在于知恩念恩。

64 冬时手脚不温，耳鸣易惊醒

问：25岁，男，人长得瘦，冬时手脚不温，左耳耳鸣两年，如蝉鸣不绝，晚上睡觉容易惊醒，时睡时醒，心跳突然加快，请问大师，这是怎么回事？

答：好句似仙堪换骨，陈言如贼莫轻心。人多讲好话，如服仙丹，延年耐老，心生愉欢。瘦人多血虚，肥人多痰湿，血虚阴虚也来源于脾虚，因为脾为至阴，血气生化之源，而肥人痰湿也源于脾虚，脾胃为生痰之源。

脾虚脾不主四肢，四肢就会不灵活，手脚容易冰凉，脾虚则九窍不利，耳鸣如蝉。现在人脾虚的机会很多，饱食过度，思虑不节，皆伤脾也。

王凤仪《侍坐笔记》里讲到，有个学生浑身不适，四肢乏力、冰凉，肚子胀，医生给他开了消积化气的药，肚胀是减轻了，但有一次别人跟他吵架，他立马旧病复发，而且更加严重。

王凤仪说，医生把食去掉，没把气去掉。大家问，怎么把气去掉？

王凤仪说，你去向跟你斗闹的人道歉，赔不是，那气就没了，病也走了。

这人如法照做，果然病去如失。可见脾虚要认不是，认不是胜服清凉散。在《小儿语》上面讲到，弥天大罪，当不得一个悔字，俗话说“上天不杀悔过的人”。

所以，常悔过，常认自己错的人有智慧，人习惯于责怪外面这种思维方式，才会有这些疾病，如果突然间换一种思维方式，反责自己，那就换了一种身体，如同脱胎换骨。

健脾补血治耳鸣手凉的汤方很容易开，是脾虚血弱的话，六君子加四物汤就有这效果，平稳。但是要反求诸已，这四个字比较难做，若是真做，必能让病情好转。

65 失眠、焦虑、抑郁

老师好，我母亲失眠10年了，每天只能睡几个小时，凌晨两三点醒来就睡不着了。我母亲是个滴水之恩当以涌泉相报之人，但别人对不起她的事，她也一直忘不掉，记忆力非常好。做儿子的很无奈，我能做些什么帮助我母亲呢？

答：足底反射疗法是对付失眠的克星。失眠、焦虑、抑郁，是很多聪明人得的病，相反心无城府、大大咧咧、难得糊涂的人却过得有滋有味，少病少痛。

现代研究发现，每天见阳光少了的人，抑郁、焦虑、失眠的现象就会高发，所以白天需要足够的运动以及晒太阳的时间，这样你晚上就没有睡不着的觉。

有位企业家，44岁，严重抑郁，用大量抗抑郁药来控制自己的情绪，还有睡眠，用了两年药，身体没治好，脾胃倒搞差了。

他找到郝万山老师，郝老师建议他回老家去，徒步走遍县里所有的乡村道路，并且向当地老村民采访八路军当年活动的事迹，还要在农家里吃住。

这不就是住山加徒步穿越，以及学习长征革命精神吗？治病也要论持久战，你越着急，焦虑失眠就越重，要知道谁坚持到最后谁就胜利。

这位企业家听了话，回到家乡，就背个背包，穿越在乡村田野之间，结果还没有走完整个县城的乡间道路，随着体力的增加，焦虑抑郁的情绪荡然无存，以前胃口不开，晚上睡不好觉的症状也消失殆尽。

可见在阳光下长期徒步穿越的运动，是预防各种抑郁焦虑、失眠厌食的相当好的方法。大家都往医院寻找治病高招，为什么不到大自然天地之间找良药呢？

这些聪明的人，往往知道的多，行动的少，其实两脚迈开来，疾病就走掉了，要坚持在阳光下徒步穿越，做利他的事情，就像革命也是利益大众的。

老革命家没有一个不是为人民服务的，所以利他加阳光加不停地运动穿越，就等于健康身心。如果你能明白这个加法，就不会有大的病苦。

66 小孩睡觉出汗多，爱踢被子

问： 老师，请问五六岁小孩，北方冬天室内温度23度，外部零下10度，晚上睡觉出汗多，爱踢被子，孩子自己没觉察，父母盖上，反复踢。舌边有地图舌，舌体红，舌中前部分有红的芒刺。左右手心手指内侧有红疹，好后，在手上变成层层皮，有点硬，撕不尽。现给孩子喝桑叶水和龙牡壮骨颗粒，请问老师此方法对否？或吃其他的药？还要注意什么？

答： 变化气质在修德，陶冶性灵靠读书。养孩子是门大学问，身体要粗养，肠胃要贱养，心志要苦养，知识要富养。

现在孩子一吃饱穿暖，骄奢懒惰的脾气就出来，受苦常能知足，享乐永远不够，所以孩子始于骄奢，必终于沟壑。

关爱太细致，他就会掉到欲望的沟壑里去；相反，被粗粗糙糙对待的孩子，反而茁壮成长。可是要粗糙对待孩子，好多父母自己都做不到，父母娇脆，孩子就比较难自强。所以，孩子多病体弱，根源是生命缺乏自强不息的精神，这是任何药店都买不到、医院找不着的，必须要父母带孩子练出来。

像以前孩子很小就懂得打柴烧水，习劳干活，洗衣拖地，这些东西越早教会孩子，孩子越能一辈子得到幸福，越晚教，将来越苦。因为你在习劳过程中，就已经将病气消磨掉了。

如何贱养肠胃？萝卜白菜保平安。高营养、高能量的食物不是一般福气的人能消受得了的，好多孩子吃了不是腻脾胃，就是化痰湿，长疮痈。前不久还有一个孩子专吃进口奶粉导致内热，经常踢被子，反复着凉，一把进口奶粉换成米糊，农家粗俗之物，以及青菜粥，马上身心轻安，睡觉深沉，再没有踢被子感冒。

可见现在不是感冒药不行，是家长都不懂得如何把孩子的肠胃身体养好。什么叫粗养身体？不干粗活，身体不可能粗壮，没有足够的体力锻炼，肌肉不长，内脏不强，胃口不开，睡眠不沉。

所以，会教孩子的父母，会利用教孩子这个话头，把整个家庭搞兴盛起来。怎么教？不要窝在家里，而是要走出家门，去利他去运动，越动身体越强。

如何苦养心志？碰到困难的事情，要迎难而上，锻炼吃苦精神，早年不吃苦，老年吃大苦，宁受少年苦，不受老来贫。

从孩子一生的角度来教，父母就不会疼惜孩子的身体，只有耐大苦，才能活长命，因为苦活是长命人做的，耐不了大苦，生命质量就不高，花盆里长不出参天大树，温室里成长不了耐寒红梅，所以父母要给孩子表吃苦不怕困难的法，马上这种精神就会传递给孩子。

父母不娇滴，不会养娇脆儿、软弱无能儿，为了孩子父母也要勤习劳苦，这样才有精神力量传给孩子。最后你会发现：不是你在教孩子，是因为你想教好孩子，结果孩子也成就了你，让你变得更坚强。许多人不明白这道理，那就跟孩子欲望一起堕落，被私欲牵着走，人生就真的苦无尽时。

如何富养知识？多读书，读给孩子听，在家备一本《德育课本》，只要在孩子7岁前教会孩子100个德育故事，孩子一辈子德育根基也就扎实了。这德育故事要不厌百回讲，要知道你不独是在教孩子，也是在提升自己的灵魂，人生不是一顿顿的物质盛宴，而是一次次的灵魂修炼，提升精神跟德能，孩子元气才会厚，这就是所谓的德高元气厚。

现在很多人都不知道如何读书来养元气，更不知道怎么样惜元气，提升元气，其实元气就是浩然正气，它是从读圣贤书中来的。

读书能变化气质，秘诀也在这里。但你要不怕反复读，读到能熟读成诵，读到可以不带书自动讲解，那么知识真的成为活知识，成为生命的力量。

67 中学生焦虑、抑郁、压力大

问：老师好，我是一位中学生的妈妈，对孩子现状既焦虑又无奈。一周7天，只有周日下午不上课，每天还有晚自习，回到家完成作业再睡觉基本都是晚上11点了，一到变天或者节气前后，班里感冒的孩子一大片。平时应怎么注意啊？希望得到指导。

答：慎风寒，节饮食，强身方法，惜精神，戒嗔怒，护体良方。其实你说的这些都指向一个问题，没有锻炼，身体不强健。以前我们认为，医生、老师职业是最光劳的职业，但是常有老师、医生进山里来看病，而且很多都有很重的焦虑抑郁，为什么呢？

原来焦虑的不是职业，而是人心。在我们当地的北山中学最大的大楼上面挂了一行字，堪称最高的校训，“每天锻炼一小时，健康生活一辈子”。

没有这个最高校训，下面弄再多其他的项目规矩都没有意义，忽视了身体的锻炼是一辈子最大的亏，也是社会最大的损失。

据说现在养一个孩子的金钱物质，在以前可以养二三十个，现在孩子吃药吃零食的钱，都够以前养好多孩子的花销。

所以社会是进步了吗？进步在哪里？是不是消耗越大，进步就越大呢？人都想买节能的冰箱，节能的洗衣机，节能的电灯，节能的手机，为什么看待外物就很精明，可对待自己身体却愚蠢了？不知道如何找到一条节能地使用自己身体的方法？

最高明的节能就是节约时间，连医药费都省了，连睡个觉都没有妄想，可是要达到这个效果，该怎么做？必须要练，而且要天天练。

我们以前对这句俗话了解不深，武术家有云，“一日不练十日空”，一天你如果闲了，心猿意马，十天的功夫你都补不回来；读书家有云，“三日不读书，则面目可憎，言语乏味”。

我们明显感受到，这书少读了，或不读了，必定答疑解惑的功夫减退了，面对问题矛盾，化解能力下降，还有跟人相处，喜乐感不够了。

那该怎么办？回到书中去。所以坚持锻炼身体，跟坚持读圣贤书，就是最节能最幸福的人生。

但坚持不是一个人在坚持，要全家总动员，一个人在做，一家不做，就像孩子在读书，爸妈就在看电视搓麻将，一百个家庭，九十九个孩子都失败，一个能成功的也是成就有限。

所以，现在孩子的问题是大问题，是全家的问题，而且借孩子问题，可以解除全家的身心健康问题。因此要制订全家锻炼计划，日行七千步，夜卧七小时，饭到七分饱，不光知道，是要真做到，像这些真做到了，问题就真少了。

68 淋巴结节怎么治疗？

问：右腹股沟和右大腿根内侧多个淋巴结节，伴随右臀部、后腰部、后腰骶疼痛，感觉堵塞，蹲下时有挤压感，检查骨头没事，请问可能是哪方面的原因呢？怎么治疗？

答：遇事不纠结，与人无过结，心思不抑结，何结之有！身有结节，心有千千结，人体的肝经上达巅顶，循咽喉，布胸胁，下络阴器，这肝气一郁结，就像你的绳子打结一样，经络所过之处就容易停痰留湿，产生结块，气结就不化，结块日渐大，这叫初病气结在经，久病血伤入络。

去年一妇人咽喉长一结节三个月，推之可移，有弹珠般大，她担忧恶变，问我们能不能治咽喉结节，我们说以前治过几个，有些有效果，有些效果不理想。

她希望试试。我们说，看看你的脉是肝气郁结，肯定事业、家庭都不顺，不然不会郁得这么厉害，我帮你先解解郁再说，不要去管那些结节，结节是以后要对付的。

于是我们就开了越鞠丸，重用气中血药，血中气药，香附、川芎，令气通血和，还加了莱菔子，消痰下气，使那些闷气从肛门里排，不要怄到咽喉脖子上来。

结果十几剂越鞠丸发越鞠郁，这些郁气发完后，结节就像松了气的皮球一样化掉了，刚开始我们也想不到调顺气机的药居然把她的结节治好，本想等她气机调顺，再给她用些软坚散结之品，比如玄参、牡蛎、浙贝、皂角刺，可是这些药物还没来得及派上用场，病就好了，于是我们对《黄帝内经》这句“百病皆生于气”感触就更深了。

百种疾病皆生于气，人要是不气，他很难生病。那生病时怎么办？你只要宽容你最气的那个人，症状就会减轻不少。既然吃药是苦，修心炼性把心胸拓宽也是苦，为什么要选择吃药苦，生病苦，而不选择拓宽身心，提升灵性的苦呢？

当你明白第二种苦，吃了会苦尽甘来后，疾病在你生命当中，只不过就是小小的插曲而已，也就不会为病情胆战心惊了。

曾国藩曾公明白这点后，他不再迷信医药，在自己书房里头写道：治身病以不药为药。

没用药怎么是药呢？曾公用定课为药，日行三千步，练字一百，练字能静心，徒步可动身，身动心静，延年大法啊！

而治心病呢？治心病宜广大为药，人心会病，是因为量不够大，广大了心就没有病。就像家里会恶臭，那是因为家里太狭小了，你到天地间看还有没有恶臭。

所以佛门里头都崇尚以无量的慈悲喜舍心来治病，这叫四无量心，凡发此四无量心者，皆功德无量。

大家以为做一两件好事，吃几次素，就功德无量，那是极有量的，真正的功德无量，不是在相上做，而是在心上做，《了凡四训》上所说的，最上治心，怎么治心？心包太虚，量周沙界。

曾国藩曾公看了《了凡四训》后，马上把袁了凡做定课写功过格的精神吸收过来，用于写家书、日记、练字、练身、练兵。他不仅把心发到一辈子荣辱上面，还发到一个家族振兴、一个国家强盛上面去。以家族为家，不算量大；以国为家，量就够大；以天下万物为家，量更大。

所谓量大福大，量大祸少，我们用一些行气活血、宽胸解郁的药去治疗结节，不过也是在拓宽病人心胸气血流量而已。还有老师用针刺内关治疗一些疑难怪病，比如包块肿瘤、手脚冰凉，不外乎也是在拓阔病人的心量，心胸内关谋也。

可这些针术药物拓宽胸量只是一时的，病人能够发长远心，慈悲喜舍四无量心，才是让健康长久的保证。

69 皮肤病的调理

问：读到老师的解答，满心欢喜，无限感激。

你好老师！我30岁，从小到现在一到冬天，气温低我的皮肤就很痒，特别是腿部、手臂，气温不干燥就不会这样。以前吃了维生素B，也没什么效果，请问中医可以调理吗？

答：为人性癖耽佳句，答不满意不肯休。天气热皮肤病加重的，大都是浊阴不降，心烦气躁；天气冷皮肤病加重的，大都是阳气不能宣发，所以很多老年人冬天皮肤病加重，常用温阳的思路，令阳春布德泽，万物生光辉，皮肤受到精气的敷布滋润，就好些了。

针对这些皮肤症状，常会考虑用桂枝汤加山药、丹参、菖蒲都是很好的调理方。

气温干燥皮肤病加重的，可以适当服用些养阴之品，秋冬养阴，然后通过运动使阴液一气周流。秋冬天大地为什么会干裂，一是干燥缺水，二是阳气不够，不能将水蒸腾上来，所以秋冬天河流干少，打柴最好。

为什么南方的树木不像北方的树木那么容易干枯呢？特别是我们龙山书院这里，背山面湖，一年四季树木常绿，因为这里气候一年温暖如春。

人也是这样，身体温暖一个要靠气候，另外一个要靠心态，人因为气候变化而身体受不了，疾病加重的，说明他心地功夫还需要再提，特别是人越老受气候影响就越大，这也提示心地功夫缺得越厉害。

开心的人阳气很快就开到四肢九窍去，郁闷的人阳气闷在里面，就是所谓的闷葫芦，升不起来，肌肤也就会失去温煦濡养。

《黄帝内经》讲，阳气者，精则养神，柔则养阴。心态好的人阳气足，筋骨柔软，肌肤润泽；心态不好的人，自身难保。《小儿语》讲，气恼他人富贵，畅快人有灾殃，祸福不由自己，可惜坏了心肠。

古人为什么把心跟肠连在一起讲？因为心肠跟皮肤关系很大，首先，诸痛痒疮，皆属于心，另外，肠跟肺心相表里，肺主皮毛，心主上焦，心布气于表，所以肠道有渣滓，皮肤就不好。

那怎么将皮肤泽润好呢？古人讲，富润屋，德润身。大凡身体干燥，失去滋养的，除了用滋润药物外，必须要配以修德，古人讲治啥别治皮，皮肤病难治吗？不难，难在没修德。

有个小女孩她没进山前，每年十个手指皮肤都要干裂，她今年也带着担忧进山来，我们说这东西是皮毛小事，不值得担忧。习劳苦跟读书才是人生大事，习劳苦养身体，读书积德。

结果不到一个月，没有服用任何药物，天气变冷，她手上的皮肤尤其以前常干裂的几个手指不裂了，她高兴地说，这是多年没见的现象了，唯独脚上还有些地方没有彻底调过来。

我们说，冰冻三尺，非一日之寒，这懒惰的恶习，加上德修得不够，才会现这种破裂之象，尽管跟着大家读书出坡，没有转不过来的病。

在山里治病是最次要的事，修身进德，兼济天下，才是人生第一等大事。

可见不是皮肤病没办法治，而是修德的功夫不够啊！

70 胆结石患者饮食宜忌

问：得胆结石的人饮食有什么宜忌？

答：持身每如珠弹雀，护体还如刀解牛。不可太操心身外之物。《黄帝内经》讲，肝者将军之官，胆者中正之官，肝胆相照，肝胆是要勇字当头，勇最能养肝，没有勇气肝就不好，就像一个国家将无勇，这国家就危险了，肝行的是疏泄之令，胆会结石是因为疏泄不利，就像沟渠会堵住，你不去疏泄，它永远堵住。

可怎么疏泄肝胆内的管道呢？我们发现，凡是在路上行走，能剪除障道荆棘，消去挡途瓦石，清理路障的人，他不会得胆结石。

中医叫内外相通应，《大藏经》上讲，一合相。一个人在外面能够勤快，清扫屋子，扫大街，他身体里面的脏腑就会很积极地把浊阴扫出体外。有两个例子。

第一个是镇上有一个清扫大街垃圾的人，他在没开始清扫大街时，身体有170多斤，脂肪肝、胆结石、血脂高、头晕、腰痛，浑身都是病。

后来他找到这份每天清扫大街的工作，越做越活，一年下来，每个人都对他刮目相看，问他脂肪肝到哪里治好的？胆结石怎么没了？

他的体重也从170多斤变为140多斤，是谁救了他呢？是他自己。

不拿起那把扫帚，清扫大街，他身体内的垃圾永远清除不去，可见利他美化社会，就是利己美化身体，这在《大藏经》上叫作“自他不二”。

你看一个人的行为，他只要利益到大众，没有不利益到自己的，大众得三分利益，他自己得到七分。如果一个人利益不到大众，他是没有可能会利益到自己的。

所以，表面上我们常建议人去扫山路，利他，做义工，实际上这些行为都是在清理自身的垃圾。就像我们在山里清老屋一样，刚开始清老屋，到处都是蜘蛛丝，多年积累的灰尘，人人都厌倦。都躲躲闪闪，积极不起来。人积极不起来利他，不是别人吃亏，是自己吃大亏，因为你的身体根本没法消化食物，无法将败浊积极地清出体外。师父常讲，一勤一切勤，一懒一切懒，在师父眼中，所有结石包块，都是懒病，懒于去利他，所以身体也懒于去清理，要知道身体是听命于你的观念的，你的观念是精进，勤奋利他的，你的身体也会团结统一，精进清理。

大家听到这说法后，很积极地清理老屋，结果老屋清理好了，气色格外透亮，可以用焕然一新来形容。虽然大家的衣服因为清理老屋弄脏了，但是颜面却像清水芙蓉，这就是当下利他，得到当下的利益。你能够把最不干净的地方做成最干净，那你的身体就会最干净。

还有一个故事，佛陀时代有位波斯王，身体肥墩，走路肉都在晃，像日本的相扑那样，走起路来气喘吁吁，身体转动不灵活，像老人那样；每天山珍海味，应有尽有，结果脂肪也高，胆道也堵，腰也酸，心也烦，怎么办？

他就问佛陀，佛陀是大医王，他在未出家前世间法都精通，医方明，工巧明，因明，内明，音声明，无所不通，他一看波斯王，就知道是怎么回事，福享太多了，享福不惜福，祸很快就到来。

于是佛陀跟波斯王讲，我给你说一首偈子，你要常读诵观想，就会慢慢变好。

大家看佛陀开什么方，开言语方，以文字语言为药石，这是上医啊！

波斯王问，是什么偈子？佛陀说：

人当自系念，每食知节量。

是则诸受薄，安消得保康。

这是什么意思？是指人应当常在念头上用功，每每吃饭时，都要知道饮食有节，饭量要控制好，只有平常的饭量，才有平安的身体，因此你的身体知道惜福，吃很少很稀薄，甘得住清苦，这样脾胃负担也不重，能够很快速地消化吸收，因此就得到了身心健康。

就这么简单的道理，我们现在很多人都明白，但是明理的人未必有福气，真正有福气的是当他闻一个道理，就能够践行到底的人。

波斯王就有福气，他叫臣子每天在他吃饭的时候就大声念这首偈子，把它变为座右铭，这样每次吃饭他都减少饮食，所谓减衣增福，减食增寿。没多久，波斯王的身体越来越好，减掉几十斤赘肉，他心生欢喜，非常感恩佛陀的教诲，身体胸胁不堵了，肚腹也不胀了。这都源于能够知道饮食有节这个道理。

所以，胆结石患者直接修饮食，看山林生活体验班的饮食之道，多看几遍，就知道这石头是怎么长出来的，以及用什么办法能够把它消退回去了。

71 严重失眠应如何调理？

问：最近一个月失眠严重，经常难以入睡，有时要到三四点。而且经常左小腿、左胳膊发冷，躺被窝里还觉得冷。舌苔前半部无苔，后半部有厚黄苔。大便不准，有时每天，有时三四天，而且大便黏，但能成形。最近因为失眠觉得睡觉压力好大，别的压力没有。也明白道理，关键是放松，但很难做到，也试过打坐，深呼吸，泡脚，白天干活很累，吃过中药安神药，以及黄连阿胶汤，都没啥效果，像昨晚就是4点多才睡着。请教一下，如何放松？非常感谢！

答：曾公保身十六字：视必垂帘，息必归田，食必淡节，卧必虚恬。当时曾国藩曾公，他20多岁就考中进士，不到10年，仕途步步高升，曾公也觉得压力很大，睡不着觉，于是吃了不少中药来调，有效果，但都不彻底。

曾公自己感慨地说，养生之道，唯眠食而已，按老百姓的说法，吃好饭睡好觉，哪会得什么病？

可怎么吃好饭，睡好觉，这是大学问，曾公体会到，饮食不断地丰富不是吃好饭，那叫吃坏身子，所以家中正常饭食都是平民普通之物，这让家人很不理解。大大的府邸里，吃的居然是普通农民吃的食物，并没有什么特别。虽然曾公吃的极其普通，但却顿顿有胃口，而其他官宦之家，山珍海味，却经常把身体吃病。

后来李嘉诚先生也很佩服曾公这种贱养身体、富养志气的人生态度，他在自己办公室贴着一副对联，上联是：发上等愿，结中等缘，享下等福；下联是：择高处立，就平处坐，向宽处行。

所以人啊，饭会吃得不香，那说明他的福不够了，这时赶紧减衣食以增福寿吧。我们体会很深，在饥饿时，你给孩子一碗饭，他会感恩地说，好香啊，这太好吃了；你给他两碗饭，他吃完后说，没什么好吃的，撑死我了；你给他三碗饭，他就嘛嘴说，怎么这么难吃，甚至气得把那碗给倒了。

孩子只要有丝毫的厌食挑食心理，说明他的福已经薄了，再给他丰富饮食，福薄没法受用，马上就要生病，所以聪明的家长会立刻给孩子三分饥与寒，饿着肚子你才知道饭香，父母要跟孩子一起共苦，将来才能一起同甘，一起吃得清苦，才能享得幸福。

那么怎么样睡好觉呢？曾公在京城里头发现，达官贵人，大都睡不好觉，因为他们经常吃宵夜，万事请人代劳，身体营养过剩，燃烧不完，所以心神难安，根本没办法集中精力于学问，继续进步。

曾公根本不走这条路，每天晚上夜不出户，谢绝一切应酬，然后清晨必早起，练字一百，或者每天散步三千，三千步，如若快走的话，半个小时差不多，但这半个小时却给曾公将来打仗、教弟子打下坚实的身体基础。

那些读书用脑过度导致的烦躁，通通都通过散步引导于下，所以伟人、作家以及诗人，他们没有不喜欢散步的。

喜欢走路，人生才能走得长远，一个人不喜欢走路了，他的身体也就差不多快不行了，现在很多年轻人提前衰老，为什么？两条腿自废了。两条腿一迈开，气血马上引下来，结果手脚暖热，头顶清凉，哪有睡不好的觉。

在山里最难治的焦虑症、抑郁、失眠，严重到天天吃安眠药的，他安眠药用完了就很担心没法睡觉，我们笑笑说，有这种穿越习劳，还有什么吃不香的饭，睡不稳的觉，你放心吧，劳作睡眠香，这是千古不易的道理，比吃药更管用。

结果几天下来，他就把安眠药给停掉了。现在很多人想要戒掉降压药、降糖药、抗焦虑药，你得有恒心，有恒心绝对可以戒掉，连毒瘾都可以戒掉，何况是这些普通的药物依赖。

之所以戒不掉，是因为没有足够的运动量。现代科学研究认为，运动锻炼可以明显减轻巧克力对嗜食者的诱惑，还有香烟对抽烟者的诱惑。

所以，不是诱惑大，是你没有觉悟。曾公讲过，养生跟求学问，就是这个恒字，有恒心就可办到，结果曾公就把恒心示现出来，每天散步三千，练字一百，读史十页，家书日记一篇以上，而且这习惯一养成，就是一辈子。

大家就可以知道，为什么曾公能做到在清朝当官，学问首屈一指，定力功夫举世罕有，原来都是靠做定课练就的。

72 肝癌用药外敷不如转变心性

问：老师，请问肝癌中期，能外敷一些去湿、去风、活血化瘀的中药吗？外敷在穴位上会不会加快癌症的扩散？按摩可以吗？辛苦老师了！

答：寿补蹉跎勤补拙，动养浩气静养神。肝主生发，如果会长肝癌，是因为生机受抑郁已经到了极处，人如果老发脾气，就容易得心脏病，老是抑郁赌气，就容易得癌症。

现在这时代，心脏病跟癌症，都排在导致人类死亡原因的最前面，如果这些疾病都是前锋，那背后的主帅是谁？是不良的情绪。短时不良的情绪，你会不舒服；长时不良的情绪，会得绝症，特别是长时处于绝望冷漠状态，得绝症的概率大为增加。

孙思邈看到了这点，他在《千金方》上面讲到，家庭成员之间，有不快要及时疏导，没有及时疏导，会得癌症大病，遂致不救。所以在明理书院，还有传统文化中心、凤仪道共修班等，这些社会公益集团，现在都致力于做家庭和谐的工作。

只要家庭有不和谐的事，就有不治难治的病，有其外相，必有其内因，所以肝癌的人要反参，我不应该生气，不应该生闷气、赌气，气出病来无人替，生气就是中他计。

至于用外敷药，还有穴位按摩，有帮助，但帮助是有限的，心性要转变，帮助的力量才真正大。同时，得肝癌的病人，要多到木气比较足的地方，比如山林田野、公园，多行走穿越，令气机条达。乐于助人，使气不郁住，方可带病延年。

73 拍胆经不如习劳苦

问：经常拍胆经，是不是可以让胆结石消掉？

答：勇敢者，叫大胆，大其胆道石可排消。勇者，非匹夫之勇也，经云，力行近乎勇，行动力强者勇。拍胆经可以让肝胆经堵塞感减轻，拍打也要看个人的功夫跟耐性，水滴石穿，绳锯木断，功在不舍。

如果只是单纯的自我调理，拍胆经，这种行为有一些自私，就像有个家庭，自从做母亲的学了养生后，天天拍拍打打，家务也少做了，对老人的照顾也疏忽了，动不动就讲养生保健，这让家里人很烦恼。这样想要学医术来自救，反而平添一份烦恼。

那该怎么化解？把拍胆经的神韵融到习劳苦中去，像平时拖地、打扫、运水担柴，努力做到专注不留力，这其实也是在拍打按摩。

你能够将你所处的环境收拾整理得有条不紊，你身体的气机也会渐渐变得有条不紊起来，这就是借助修外在的形象来达到调顺内在气机的效果。

在广州有一位老师，他也经常郁闷，两胁胀痛，什么事也不想干，我们说可以吃吃逍遥丸，他说不知道吃了多少瓶了，没效果。

我们说，药逍遥，人不逍遥，何逍遥之有？

他问，要怎么逍遥？

我们说，先从洒扫进退应对开始。

现在我们身心的问题，要重回小学时代，为什么呢？大家说是小学生道德高，还是大学生道德高？这个问题大家现在基本没什么疑问，都会说是小孩子。

既然都知道是小孩子，为什么不多向小孩子学习呢？《黄帝内经》讲，德全不危，这四个字就是内经的全部，也是上古圣人教下的唯一精神。

于是我们建议他从家庭办公室收拾整理开始，整理你的家居，就是整理你的气机，平时那些没用少用的，送给有需要的人，只留自己最需要用的。

他半信半疑，然后就去做，一做家庭整洁，办公室清洁，回来后孩子、配偶很开心，领导、同事笑脸相对。大家看，人一旦做好事，别人的正能量就抛过来了，赞叹就来了，赞叹就是正能量的加持。

这位老师马上觉得人有劲了，以前啥也不想干，现在就闲不下来，而且越干越有劲，打扫了一整天，鼻子蒙灰，但精神却爽快。

自从他养成这做家务习劳整理的习惯后，逍遥丸还剩下半瓶没吃，肝区抑郁胀痛就好得差不多了。

所以说，世上本无病，人生本逍遥，不为病烦恼，不怕病疾多，就怕修炼少，处处能习劳，何愁病不了，与其用药逍遥，不如习劳逍遥。劳则气机流通，动则血脉不滞，劳动劳动，血气常通。

74 经期头痛的调理

问：老师，您这里可以看病吗？另外，能否讲一下经期头痛应如何调理？

答：天下众生仁者寿，世间凡事礼为尊。有病要及时到当地找医生，急性病要及时看医生，慢性病要慢慢修心性，生病靠医生，健康靠自己。

现在我们很多人过于关注疾病，所以经常忧心，其实关注疾病，不如关注健康，在这里可以答疑解惑，共同交流学习。答疑解惑有重要的意义。

第一，解除问答者当下的困惑。

第二，指向心性运动饮食方面的修炼。

第三，重视家庭的和谐。

第四，一人得问，千人受益。这不仅是治一人一时的病，不是救病于一时，而是立法于万世。所以大家共同来做这“答各位同学问”的工作，其实就像是在做以前黄帝跟岐伯做的工作，黄帝代众生问，岐伯为众生解答困惑，结果一问一答，一部《黄帝内经》就出来了。

第五，每个人的问题都是自己修炼过程中会碰到的问题，所以大家不要以为别人的问题莫不关己，只要问者无意，听者有心，照样能得到启发。

关于经期头痛，经期是妇人健康身心关键的时期，这期间如果情绪波动厉害，比平时伤身体要大10倍，因为经期气血在重新分配，下注胞宫，如果动气着急，就会逆着气血，把浊阴往四肢头面发，所以很多妇人顽固的疾病，都是经期浊阴顺降不利导致。

人最可悲的就是没把垃圾扫出屋外，却把垃圾扫进房子里头，而且不让别人把他的垃圾清出房外，而生闷气动性子，这种收垃圾，在凤仪道上面叫收脏。

怎么收脏？月事本应以时下，月经本应该按时排下，结果你一个怒则气上，上到哪里？当然上到头去了，所以现在很多血管神经性头痛，百药乏效，你只要减少发脾气，就管用。

不动性子，不药而愈；一动性子，该排的尿排不下，该排的便积在体内，该排的月经反流，反流到皮肤得荨麻疹、癣疾，反流到咽喉长包块，反流到胸胁就出现胀满，反流到骨髓，就得系统性红斑狼疮，以及各种顽固风湿，反流到头面，立马长斑或长痘……

病象虽千变万化，治法不外导经水下行，所以傅青主先生一个宣郁通经汤，气血水三调，使血有出路，病不得生。

现在大家学医的，或者学养生的，都懂得念百病皆生于气，但在关键时刻，这句医训就跳不出大脑来，人被情绪所转，必致疾病，人能转情绪，必能控制自己的命运。

所以《病因赋》上讲，女人经水不调，皆是气逆，妇人心烦潮热，都是郁生。

这些女孩子、妇人，各种心烦躁扰，头痛不安，痛经胁胀，其实说穿了就是气量不够大，大气者不得大病，人气量心胸小了，小事你会发现是大事，焦虑无法排解，经脉马上扭曲，不通则痛。人心量大了，大事你都会觉得是小事，虽然情急事迫，你照样闲庭信步，任他风吹浪打，我都心无挂碍。

没有宠辱得失挂怀啊，就不会有病挂在身体，故曾国藩曾公想通这个道理后，身体立马轻松，每见一病，便修自己心量。曾公感慨地说，治心病以广大为药，心不广大，你的烦恼病苦总会接二连三来侵扰。

所以大家要反思：都忙着去炼药，有没有去炼心呢？

75 踝关节习惯性错位的调养

问：老师，您好！我的踝关节在2009年参加羽毛球比赛挫伤后，由于处理不当，形成习惯性错位，而且影响到骨盆旋移，脊柱多处错位，非常痛苦。请教老师有何治疗及养护的良方？这些年，按摩、敷药、刮筋、针灸、艾灸……能用的办法都用了，但效果都不明显。内心焦虑痛苦，想着老了可能会残废，就很恐惧。

由于身体不好，这些年我一直在自学中医知识。这段时间结缘普及学堂微信后，每天必看。希望有一天能到学堂学习。

答：大丈夫要能屈能伸，士君子要敢思敢干。我的一个太极老师，他以前常在中山纪念堂周围教太极，有一次老师出了车祸，也是踝关节周围严重骨折，医生都说，年纪大了，很难修复，即使恢复后，恐怕也不能像正常那样行走了。

老师还想继续教拳，一想到不能够教拳，他就比什么都难受，教大家打太极拳让他感到很快乐。老师没有气馁，在康复期间，天天坚持练太极，康复效果超出医生所料，最后痊愈，恢复九成以上，基本你都看不出他受伤过，走路如常。

印度有个大瑜伽导师，遭遇严重车祸后，身体到了几乎瘫痪的地步，当时医生都叹息，没有人想到，这种情况还有得救。而且他年事已高，要知道老人骨伤筋断是最难治的。结果这位瑜伽大导师，不愧是人天导师，不把病痛当回事，用平常心继续修炼吐纳冥想，能动的时候，开始从简单小动作做起，没有一天停止过练瑜伽，最后他活到将近100岁，而且那关节动作，很多二三十岁的小伙子都没那么柔软。

所以人不练啊，真的碰到大灾大难是没救的，所谓百炼钢成绕指柔。怎么练呢？中国文化里头有儒释道医武，这是五大最精髓的文化，儒释道在心灵觉悟上提高自我，这样对困难疾病就不会有畏惧，所以骨伤后恢复最快的不是年轻人，而是没有忧愁的人。

而医学是辅助你恢复，帮助身体气血调均匀；武学能够让肌肉强壮，意志坚定，呼吸深沉，动作灵敏。

所以，我们现在很多人生病出现烦恼疾苦，只知道求医，却不知还有另外四家都没有去求，这就有失偏颇了。

不要把求生的门路放狭窄了，儒释道医武里面空间都很大，有人靠修理养生，有人靠念佛改变命运，有人靠参禅突破人生，有人靠修道悟道明白造化真相，有人借医以延年益寿，有人练武以强身健体，这些都是很好的路子，都需要下番功夫去学习。

人如果能把对疾病的恐惧不安感，转化为修学的动力，那么他的能量会强大到让人难以想象，所以与其畏惧加重病苦，延缓康复，不如不理它，随遇而安，加强修炼。

76 四妙散的组成

老师，四妙散是由哪四味药组成的？有说是苍术、黄柏、牛膝、薏苡仁，也有说是威灵仙、羊角灰、白芥子、苍耳子，这是怎么回事？药店有没有中成药卖呢？谢谢！

答：四妙散我们用的是苍术、黄柏、薏仁、牛膝这四味药，能除下焦湿热，解除筋骨痹痛。在南方经常能用到这四味药，苍术雄烈，健脾燥湿第一品；黄柏降火从顶至踵，配合薏仁淡渗利湿，给邪出路；牛膝引药下行，作用到腰膝，所以南方人腰膝痹痛，尿又带点黄，胃口不是很好，脉象中下焦偏大，这四妙散放上去，几剂药就能见到腿脚轻快的效果。

我们在山里也验证过，不少村民，他们临水而居，腿脚抽筋痹痛的，或者经常冒着露水去采茶叶，回来后双足沉重的，用四妙散，加点姜枣参芪，常常三剂见效，五剂痹症得消。

四妙者，苍术升清，待人如清风为一妙。黄柏降热，律己如秋风为二妙。薏仁除湿，反求诸己为三妙。牛膝下气，息必归踵为四妙。

77 心绞痛的调理

问：老师：我想问问心绞痛如何治疗和保健？

答：《素书》说：足寒伤心，按搓脚可暖心通脉。心绞痛，最常见的病因就是气滞血瘀，晚上饱食后，天阴沉还有生气着急，房劳过度后最容易发作。明白了诱因，你就知道该如何保健了。

第一，忌饱食，饱食会加重心脏负担。常有些老人一吃饱就心慌背痛，问我们怎么办？我们说吃点保和丸，然后以后别吃饱，果然就没什么事了。

第二，急性心绞痛发作很多是在劳累后，劳则气耗，这时服用些硝酸甘油片，配合按摩内关穴，令心脉通畅，别再劳累就好。

第三，在夜晚阴寒的时候，心慌胸闷加重的，要远离寒凉食物，多晒太阳，或者平时艾灸。心是太阳，心会病是阳气不够，阳气不够，就应该防寒保暖，小劳其身。

第四，生气后，气闷在胸中，这时容易胸闷，加重心绞痛，用逍遥散，配合丹参、菖蒲，疏肝郁、开心窍。但生气的原因是得失之心重，要看得破，看不破，就要受病魔。

第五，熬夜房劳过度，伤了肾，心火能够明，是因为有肾里面的精油去供给。所以，中老年人要少熬夜，并且慎房劳，灯油少了，灯火就暗了；肾精亏了，心就容易烦，力量就不够。所以碰到这种情况，尺脉力弱，常用肾气丸，强心肾阳气，再配合一些急则治标的保心丸之品，标本兼治，才是治疗王道。

作为儿女要防止老人心绞痛，给老人按摩非常重要，连根养根，根深蒂固，学会捶背以宽胸，按脚泡脚，减轻心脏负担，带老人多散步，活血化瘀，胜过三七，这样多方面调理，只要孝心能够做到位，老人必能尽终其天年。

78 静脉曲张要恢复心阳

问：各位老师：有一个男师兄才30多就静脉曲张，是什么原因啊？

答：养生莫要待老年，少壮养护最宜先。凉的东西别吃太多了，现在的年轻人吃了冰箱的大亏啊，被冰箱、空调冻得都快没阳气了。心主血脉，心阳不足，血脉就会出现青紫寒象，曲张扭结。如果心阳充足，脉象就会柔软顺畅。关于恢复心阳，前面也有提到，有以下五点：

第一，多运动。

第二，多晒太阳。

第三，多食温暖之品。

第四，早睡。

第五，多存利他之心。

利他的心就像阳光，照到哪里，哪里亮。

79 不通则痛与不荣则痛

问：两位老师好！我现在也爱上了中医，对中医的疗效深信不疑，经常在业余时间学习中医基础知识理论，我在看老师编写的《任之堂中药讲记》，里面提到一句话："不荣则痛"，我想了好长一段时间，还是弄不清楚，请老师详细解释一下！

答：世无灵丹可起死，人有疑难可问师。《黄帝内经》上面讲到，疼痛有两种情况，第一种叫不通则痛，就像局部跌打损伤后血脉过不去，那里就会疼痛，这时用点三七粉，配点酒，行气活血，就不痛了。

还有跟配偶吵架，胸胁就会疼痛，肝经布胸胁，这是肝气郁结，用几片橘叶，几朵玫瑰花，泡泡茶，令肝气郁结得到舒展，心花怒放，那就没有胁胀了。

还有天气冷的时候，冻到手指都痛，好像水管被冻住，水过不去，不通则痛，出太阳温暖了，纯阳融雪，河冰破结，水流通畅，就不痛了。

所以，用点桂枝汤或当归四逆汤，使得气血温暖，那么秋冬天就少痹痛冻疮。

这是不通则痛的常见治疗情况，还有不荣则痛，荣是滋荣荣养，什么东西有滋荣荣养的作用？气血津液，也就是说气血津液不足了，局部会发出疼痛信号，提示你耗得太厉害了，好像一个地方闹饥荒、灾荒，老百姓们就会很痛苦，一旦国家开仓放粮赈灾，大家齐心协力，度过难关，就不痛苦了。

而人体就像一个国家，理身如理国，用药如用兵，所有的虚痛都是局部缺粮草，这时要到哪里去找粮草呢？到国库中去。人体的粮仓，“国库”在哪里？《黄帝内经》说，在脾胃，脾胃为仓廪之官，说白了，就是管粮草的。

你看我们上个世纪五六十年代，那时人没什么好吃，也没什么大病，医院也少，那时最常见的胃病叫饥荒胃，就是饿到胃痛，这叫不荣则痛，这种胃病非常好治。

李可老先生说，那时用一个补中益气汤治疗几十上百种疾病，把气力补足，身体缺粮的地方，得到补助，那么局部就不闹情绪，不造反了。所以，人在饥饿疲劳状态很容易闹情绪，道理也在这里，这叫饿得慌饿痛了，吃饱就没事了。

这补中益气汤就是发仓赈粮方，就是在行布施之道，在给缺气少血的脏腑阻滞施粥送粮，所以懂得补中益气汤之法，治疗不荣则痛的疾病，思过半矣。

在临床上，我们如果学好基础，要治病，理顺思路，就很简单，你掌握一个通方，治不通则痛；掌握一个补方，治不荣则痛，然后再灵活地变化，通补兼施。先补后通，还是先通后补，这就要把握时机、因人而异了。

80 习劳苦，长月牙

问：两位老师好！我现住揭东县白塔镇，从事养生服务工作。目前自觉身体素质还算可以，平时很少生病，最大的烦恼就是比较瘦，自知是思虑有些重，心不宽所以体不胖吧。不过好像从小到大也没怎么胖过，十几年都是保持差不多的体重。

关注任之堂已好几年了，也买了余老师的几本书学习，受益匪浅！前段时间还在计划找个时间要去湖北的养心山庄学习，没想到在微信上听闻两位老师已回家乡，真的好高兴，不需要舍近求远了！

一直对中医兴趣浓厚，也幸运地从事了相关职业。因为职业的关系，接触了很多慢性病患者，很多人因为缺乏健康意识，慢慢从一个亚健康状态发展到重大疾病，使整个家庭陷入危机，总觉得特别痛心！健康明明是人生的基石，很多人却因为这个基石毁掉了整个人生，觉得特别不值，不应该这么本末倒置的！

而很多人缺乏健康意识，也缺乏养生知识，更缺乏正确的引导！比如我自己，从事的是健康行业，需要比顾客懂得更多的中医养生知识，虽然买了不少书学习，但碰到不明白、不理解的地方却找不到老师解疑，自己都不明白的地方，自是不敢向顾客传播！所以特别期盼能跟着老师学习，以老师为榜样，为传统中医的传播尽绵薄之力，希望老师能给我这个机会，好好修炼自己，谢谢！

现在就有一个问题需要老师帮忙解答，是不是每个人指甲都有小月牙？有没有天生没有的？

答：持身每戒珠弹雀，要谨慎一切内耗。完全没有月牙的人很少，大都是后天消耗没的，只要指甲会长，他就有阳气有月牙，在山里让只有两个月牙、手脚冰凉学员长到6个月牙、8个月牙，通常只需要十五到二十天，前提是要有充足的睡眠加上充足的运动。

人会瘦是脾虚，脾虚的根本原因在于思虑过度。思伤脾，心有千千结，在山里增重是非常快的，人在无忧无虑下，体质非常容易变强大；人在患得患失中，抵抗力会不断地减弱，甚至崩溃。所以焦虑的人，气血在胸中耗掉，就不会出来长指甲跟头发，这样头发跟指甲的色泽就越来越差，所以长头发跟指甲的关键是要解决焦虑的问题，解决情绪的问题，科学家对此都束手无策，但是在山林生活体验者手中却是小菜一碟。有体验者高兴地总结道：老茧与月牙同长，双手与腿脚并暖。

人都是这样，一荣俱荣，一损俱损。你精神劳损，沉醉于电脑手机，不仅月牙不长，手脚还冰凉；你习劳苦，穿越于丛山之中，手把锄头，赤脚走路，不到半个月，脚皮变厚，手中老茧长出，一派强健的生机就出来了。

所以，事实证明，身体一天不练都不行，练身体比吃饭睡觉还重要，只有锻炼了身体，吃饭睡觉才有质量。

81 口苦、大便燥结的调理

问：两位先生，你们好！ 我的一位同事，舌裂、口苦、大便燥结，但是，口却不干，每天很少喝水。吃饭、睡眠都很好，干事风风火火，自觉没有什么火大烦躁的症状。脉象是左手关脉稍弱，右手关脉洪大，而尺脉、寸脉较弱。我便投以生地、黄连、黄芩、百合、知母、大黄、柴胡等滋阴清火的药，让她吃了三副。开始，我还害怕滋阴药量大了伤阳气，谁知道她说没感觉。吃过药后别的都没变化，仅仅是大便好些了。不知道是我的判断有问题，还是她的病情太重了，请二位先生不吝赐教！

答：经多世事心胸阔，无名怒火远自身。双寸脉弱，是思多气血伤；双尺脉弱，需要寡欲精神爽，右关部偏大，胃气不降，伴随苦口，带有些胆火上炎，以降胆胃为主，加些能够令大便干结变润通之品，使六腑常通降，苦味不上泛，人就会舒服。

还有要少熬夜，熬夜就像用锅来熬汤水，把水熬干了，汤渣就有焦糊味，所以熬夜再加上吃夜宵，睡醒后就容易口苦或口臭，这对六腑都不好。

先早睡早起吧！早睡早起加通降胆胃，可以解决大部分冲脉上逆导致的疾病。人如果不沉睡，冲脉就降不好，不要经常想着如何从食物营养中得到补给，要多思考如何从睡眠中得到充电。

养生之道，穷食富睡而已。在山里身体为什么那么容易好？因为吃的是清贫的食物，穿的是布衣，这叫布衣蔬食，但睡的觉却比皇帝还好。正如宋朝诗人程颢《秋日》中所说：

闲来无事不从容，睡觉东窗日已红。

万物静观皆自得，四时佳兴与人同。

道通天地有形外，思入风云变态中。

富贵不淫贫贱乐，男儿到此是豪雄。

82 产后关节痛的调理

问：老师，您好！我生完小孩后身体一直不好，也没什么大病，就是一受点寒就全身关节痛，像散了架一样，用姜汤服九味羌活丸几次就好了，但容易反复；经常长口腔溃疡，今年舌面和舌边也长，而且要很久才好，眼睛经常胀，头容易昏，做点事情就觉得疲惫，嘴唇经常很干，起皮，反正生完小孩后这一年体质就很差，请问老师我该怎么调理？谢谢！

答：君子有容德乃大，圣贤无欲身自刚。用姜枣茶送服九味羌活丸治疗受风寒关节痹痛效果好，但为什么容易反复，因为体虚后，容易外感，就像国力亏空，你暂时到别国去借兵力来，也只能保一时安全，兵力一撤走，你亏虚还照样亏虚，邪气照样来居。

所以，产后受风湿关节痛，用张仲景的桂枝汤加些人参效果不错，但是身体自强才是正道，借来的“兵力”（药力）迟早是要还的。经常容易长口腔溃疡，是诸痛痒疮皆属于心，心烦气躁的时间多了，肌肉就会爆火山，不是嘴上长疮，就是肌肉长疮。

怎么办呢？引火下行，赤脚徒步，一般口腔溃疡再反复的，赤脚徒步穿越一周就会治愈，快的第二天就见好，因为当你徒步穿越的时候，根本没时间多想问题，哪还有什么火气去发疮，通通都发汗发走了。

所以任何时候都不要忘了锻炼，锻炼不是一个月一阵子的事，而是每一天每一个念头的事。昨天看《德育故事》，发现有四句箴言：

公生明，廉生威，心无累，思无邪。

身体其实就是我们的孩子，每个细胞都是我们的孩子，为什么有些细胞孩子会不听话？因为我们管教无方。用什么来管教，用圣贤言语，外可以治世平天下，内可以修身得健康。

就心脏来说，必须要公正，心是君主，又叫主公，“公生明”，公正后，身体每个毛孔都很光明，不容易为风寒湿所入，就像包拯断案，文天祥正气凛然，他们在最艰苦的环境下，身体照样不会被虚邪贼风所伤，凭什么？“公生明”三个字。

就肺来说，必须要廉洁，肺是相傅，又叫宰相，宰相廉洁，天下大治。美国做了份调查报告，发现贪官绝大部分心肺不好，肺失去廉洁，就会粘满脏痰污垢，所以外面有一分贪，里面就有一分滞。现在城市里老慢支那么多，大家都在怪雾霾，可有没有想想，如果内部器官都藏污纳垢，就算万里无云又有何用呢？

要身体好必须要心无累，思无邪，心无名利所累，思无邪恶欲望，便是身康体健。身体是心思的显示器而已，要改身体，必须要改心思。生完孩子后的母亲叫什么？叫慈母。为什么叫慈母？慈悲之心如佛菩萨，爱念孩子，没有一丝的抱怨，这样身体没有一处不充满祥和之光，又怎么会体质差，体质弱呢？人身差体弱，主要是慈悲心不够，特别是妇人，妇人多病，慈爱关怀不够；男子多病，是自强不息精神亏缺。

所以在别的地方，人们可能会用练字来修心看念头，或者听曲抚琴练钢琴，来练定力。但是在山里女的通过种菜，男的通过劈柴，而一个会种菜的妇人，她必定很会养孩子。

菜苗要从幼小把它管到茁壮成长，必须要念念呵护，天天看管，不可须臾离也，所以当学生们学会种菜的时候，这慈爱之心，感恩之心，通通都种出来了。

而男子要通过劈柴扛柴挑重担，把自强不息练出来，把筋骨搞粗壮，粗壮的筋骨不会有难缠的疾病。

所以，不是病难医，而是身难练；不是妄想多，而是信心少；不是身体差，而是志不坚，这是曾公《挺经》的精华。

以后有时间，我们大家一起来共修《曾氏家训》，大家不要只想到治好病得健康，这样太不贪了，要贪大一点，不仅要健康，幸福美满、子孙繁昌、家庭和谐、万事兴盛，通通都要。志要大，立大志，才能受大苦，才不会安于病状，才能真正深入圣贤豪雄的智慧之中。

83 躁郁症的调治

问：指月，我想问一下，对于躁郁症，中医有没有什么好的治疗方法？谢谢！

答：一生躁郁之劳总因懒傲，四海和平之福不外无求。既焦躁又抑郁，是能量打结了，坐也不是，睡也不是，现在不少中年人是这样，连孩子也渐渐躁动抑郁起来，他们心思散乱，难以集中做好一件事，整天忙忙跳跳，气场很乱，周围父母老师看了都着急。

你如果训喝他，让他别动，他动得更厉害，所以教育孩子不是用训喝的，要用教导。导有引导之意，要把孩子的能量引导起来，每个孩子天生能量都很强大，你让他耗在电脑手机上，身体就耗坏；你让他动到锻炼身体上，就能转不利为有利，所以躁郁症要引导跟转境。

躁郁症主要是内心的能量跟气血极为不安，你如果通过转移注意干喜欢干的，又对身体有益的事，那些能量就被引导释放出来了。

以前智然老师做心理辅导时，经常会碰到这样躁动不安的孩子，智然老师的办法很简单，从房顶上吊一个球，用一个网装着，孩子不是喜欢动吗？那就让他动个够，跟孩子做游戏，看他能跳起来打那球打多久，看他10分钟能打多少下。

凡是多动浮躁的孩子，他都爱玩游戏，结果10分钟打下来，你再叫他动，他不动了，这叫物极必反，动极生静，这些能量被释放完后，再叫孩子去做什么，他就静得下来，老实去做，所以不把孩子能量理顺，释放掉的话，靠硬压是压不住的，只会把孩子压急了。

在山里有些躁动多动的孩子，刚进来时，吃饭也没规矩，上课也搞小动作。如何应对？那太简单了，既然大家爱玩，我们就玩个痛快，再来学个踏实，带孩子去穿越跑山，练圆运动功法，把一大半能量都驯化炼化，再拿起书来就安静能看得进去了。所以想要状态好，清晨要小跑，把气血一跑顺，一整天都会很定。

有个初中的孩子，他背《弟子规》背不过他小学的弟弟，就是定不下来，我们带他每天下午跑个半小时，几天躁动就减半，再没几天，书就背进去了。看来背书功夫在书外，不是说你捧着书，就能背得进去，没有足够的体能训练，想要长智慧，还是不行的。

就像六祖大师，入山打柴，草房舂米，每一样都劳其筋骨到极处，智慧就渐渐开了。现在我们看这些躁郁的人都有个特点，就是不爱运动，你常运动，哪会有什么躁郁？不信你可以做一个试验，每天风雨无阻，你就跑1个小时，7天就见效，21天身体就舒调，抑郁失眠也会跟着减少。

所以说，应对躁郁症的方法很简单，关键是去学习、去实践。

84 去私让人，敬胜百邪

问：谢谢老师百忙之中答疑，我工作忙，又是两地分居，顾不上管孩子，孩子从小跟老人多，孩子的爷爷有洁癖。我自己的乳腺癌确实也是既有工作过度劳累的关系，也有自己脾气的关系。

答：《黄帝内经》中说：生病起于过用。饮食、手机、熬夜、情志，诸多过用透支，人必崩塌。一般人单纯劳累，不会得恶病，单纯生点气，有点不快，也没什么大问题，就怕你既劳累，又发脾气，不能惜精神，戒嗔怒，身体就很难康复。

唐朝的长孙皇后曾大病一场，太医说，这病最要紧的不是灵丹妙药，而是要不操劳，不动气，身体就会好。要不操劳，不动气，谁能做得到呢？

如果还有我执私欲在那里，永远都做不到，只有不断地修行去私，才能够慢慢地不劳心，不动气。去私的修行过程，最快速的就是让人凡事不跟人争，凡事多谦让。

争窄让开：凡是争的人，血脉很容易变狭窄；凡是让的人，脉道很容易痛快，所以要常修礼让之道。

那么礼让之道，关键在哪里？《礼记》开篇就道，毋不敬，对家公、家婆、丈夫、领导、同事、邻居，都要恭敬，一切皆恭敬，即使他们真有过失，照样要礼敬他们，恭敬首先不是别人的需要，而是我们自身的需要。普贤十大愿，第一就是礼敬诸佛，佛是导师，一切众生本来是佛，佛是清静善良之意，所以我们礼敬的是一切人善良的本性，而不是只对不良习性发脾气。

聪明的人选择对本性礼敬赞叹，痛苦的人选择对别人习性赶尽杀绝。曾公一生没什么大病，就是劳心特别多，所以一直有皮肤慢疾，以诸痛痒疮皆属于心也，他虽然尝遍了不少药，最后却笑着说，不能仰仗药物治病。他体会到每每闹心，朝廷事特别多时，皮肤病就加重；家庭安宁，士兵听令的时候，皮肤病就减轻。

看来心平气和则寡病，心浮气躁则多疾。疾者急也，疾病就是一团着急、急躁、急忙之气，若能降得伏此气定，也就无啥大病。

所以你看那些癌症患者最后能活得绘声绘色、大病延年的，没有一个不是心平气定下来，笑对生死的，所以这些不怕死的人，反而不会死，怕死的反而活不好。

曾公读书读到四书五经上面“敬、胜、百、邪”这四个字时，拍案叫绝，马上写下“主敬则身强”这五个字教弟子。曾公讲，如果恭敬练兵，兵就会很有纪律，很有干劲；如果恭敬待人待身体，身体也会很强，庄敬则日强，随便嬉戏则日弱。所以说癌症肿瘤是病，而恭敬礼敬却是药，而且是真药，能医真病的，怎么练恭敬礼敬？只要有一个人你还容不下，说明恭敬功夫还有不足。

一切皆恭敬，敬胜百邪啊！

85 教学相长，助人为乐

问：为什么我的问题曾师没有回答啊！是不是太忙了，还是我打的字太多了？

答：挥断教鞭焉有罢手，磨光粉笔岂会停休。所有问题，只要不是收集的时候漏掉了，我们一有闲暇时间，必定都会做些解答。

毛泽东当年在师范大学读书时，就立志要做一个能答所有学生所有问题的老师。人立志要高远，取法上才得乎中，为何这些伟大人物能够诲人不倦，因为他们有一颗慈悲的心，回答问题看似辛苦，其实在答疑解惑的过程中，提升最快的还是老师，这叫教学相长。

记得高中做数学题时，我们发现班上那些最喜欢帮别人解数学题的学生，水平最高，将来命运也最好，他们从没有为自己要学多少而用多少心力，别人拿来问，然后他就帮忙解答。看似他花了很多时间去帮别人有些吃亏，但是他的人缘特别好，而且在帮人解答的过程中提升特别快，且非常快乐，这叫助人为乐，又叫广结善缘第一富，心平气和第一贵。

从小就乐于帮人，解答问题，这孩子就已经有富贵的气象。所以怎么教孩子，很简单，直接教孩子去帮人，别想自己，最后自己的人生不用提前谋划规划，就已经规划得很好了。

不少大学有门课叫“人生规划课”，你费尽千辛万苦去学去规划，其实往往只是纸上谈兵，还不如直接去利他来得更有效。人生最伟大的规划就是利他。

86 调脾胃用药，改观念用心

问：老师，你好！我是一名学中医的学生，我从今年3月份开始就一直拉肚子，大便不成形，而且气味特别臭，里面还有不消化的食物，去我们的附属医院看了一下，医生给开了乳酸菌素胶囊，还有中药。中药的组成是苍术、厚朴、陈皮、甘草、木香，吃了10天就好了，然后到今年的11月虽然还没有达到溏的程度，但感觉大便明显又变软了，一到晚上就觉得小腹胀，会排很多气，而且咽喉每天早上起床都有白色的痰。我现在一直在吃中成药参苓白术散，吃了差不多一个星期了，觉得症状没有太多的缓解。希望老师能帮我开个方子，或是中成药。我是北方人，现在在广西上学，我自己摸自己的右手脉象，脾脉重按变弱了，肺脉很有力，能提供给老师的信息就这么多了，谢谢老师！

答：脾好医，气好医，脾气不好医。平胃散就由苍术、厚朴、陈皮、甘草组成，这个散剂用得好，加减变化可以治疗很多肠胃疾患，消化不良，食积滞塞。你这身体关键不在于药物，如果一直上吐下泻，急性的疾患，用些常规的藿香正气，很快就调过来，可如果是慢性的，必是饮食不节，使脾胃不好造成的。

所以要详细看保脾十条跟养胃五点，对照下自己是哪里出问题了，如果疾病不是伤了脾胃，身体应该不会那么难恢复。

现在很多大学生想法很多，气场很乱，脾胃升降失司，清浊相干，那该怎么办？《清静经》讲："人能常清静，天地悉皆归"。脾胃它本来是好的，但如果我们的观念老是错的，就会让它的消化功能大为减弱。

所以大家是要改脾胃，还是要改观念呢？改脾胃你会用平胃散、参苓白术丸，反复地调整错乱的身体气机；改观念你就直接安详进餐，看饮食之道，知道王道无近功，教化长远计。身体要看得长远，用得好，必须要懂得如何使用身体，不然将来成家立业，孝养父母，教育孩子，会有更多的苦恼事，等着你去化解。如果自身不长本事，样样都想到药物，那么问题永远都不会减少。

87 小孩面部抽搐的调理

问：6岁孩子一紧张就面部抽搐，请问这是什么原因？

答：习勤能使一身振，懦道须叫杂念清。小儿身体要好有三：一早起，二习劳，三读圣贤书。面部属于肌肉，紧张属于肝风动摇的现象，所以这是属于木克土的现象。为什么会木克土？两个原因，一个木气太急了，孩子容易急躁烦；二是土气太弱了，土弱则容易为木所侵，厚土就可以缓急。就像在土不够的田地里，树木会长得很急，而在土壤丰厚的田地，树木就会长得很舒缓，所以培土很重要。

儿科圣手钱乙很擅长用培土之道治小儿疾患，不仅是面部肌肉紧张，还有肠胃拘挛，这些紧急之象，钱乙会考虑用到甘能缓急之法，像用黄土汤、理中汤、四君子汤，强健脾土，那种着急之象就平息了，这叫土虚则木摇，土实则木牢。

同时孩子要学习《小儿语》了，《小儿语》讲，一切言动，都要安详，这句话就是直接保养脾土了。

脾喜欢安详舒缓的节奏，不喜欢快速的生活节奏，所以孩子长途舟车劳顿，脾胃就会伤，很多人坐车后容易晕车，也是脾喜舒缓，不喜躁急也。

88 教材版本不重要，定力恒心是关键

问：老师您好，您在12月21日《各位同学问》中说要把《针灸学》跟《针灸穴名解》两本书联合起来研读，请问老师，《针灸学》和《针灸穴名解》都是谁写的？特别是《针灸学》要买哪个版本？谢谢老师！

答：百招不练皆虚招，一招勤练即绝招。普通的教材，用心研读，就是不普通，所以并没有刻意说要哪个版本。读书要像饮食那样不挑食，不存太多分别，那么普通的书，你都可以读出好多东西来。

现在很多人都想要找最好的方案，他们不知道一流的方案、课程设计，如果交给三流心态的人去做，其效果远不如三流的方案设计交给一流心态的人去做。那什么是一流的心态？不怀疑，不简单，不夹杂。

曾公讲过，凡人做一事，便须全副精神注在此一事，首尾不懈，不可见异思迁，做这样想那样，坐这山望那山，人而无恒，终生一无所成。

为何曾公能够坚持做定课？他感慨地说，因为我生平犯了

无恒的弊病，受害不小。当翰林的时候，喜欢诗词练字，看的书很杂，志向就散了；读各种性理书时，又想学诗文，结果分散精力，两边都不成，希望后来子弟不要蹈我覆辙。

看来人有的时候定力恒心不够，书籍再好，秘籍再多，那都不是福。如果定力恒心够，便可借医书以入道，不愁无知识矣！

89 国学经典与中医教材结合办班

问：尊敬的曾老师，我是中山天贤国学馆的明朗，多次在中山明理学习，我太太也曾在明理共修课上听过你讲课，深受启迪，心甚景仰，我们夫妻不顾一切地办国学馆，教传统文化，心中很希望能更好地与中医结合起来。

我有个14岁的女儿，从8岁开始读私塾，现在选择中医作为将来的方向，正学习一些中医经典，我们希望为她选择些老师来指导学习。

由于我太太老家在潮州，她下周将回潮州拜山，想借此机会去拜访请教您，探讨一下是否可以将中医传承结合经典诵读班一起来开办，让学习经典的孩子将来有着更明确的方向。一切看您方便。明朗鞠躬。

答：除却读书无所好，每逢佳士喜同游。开办中医教学，从小儿做起是最好的。任之堂余师一直都有心愿办任之中医学堂，“建国君民，教学为先”，要解决根本问题，必须要教学，而且要从小教。

小孩子正适合诵读经典，丹心学堂编了一套教材，就是大字读诵版的，这套教材编得很好，感恩无名氏老师送来10套给任之堂，余老师又送一套给我们，希望我们将来能从事中医少儿教育。

现在丹心学堂少儿中医普及做得很好，他们都有网络课程，大家可以去关注，特别是把这套中医教材拿来做课诵，加进晨读里面，用读诵经典、熟读成诵的方法，让孩子在最佳的记忆年岁里头，装进大量经典，好像牛吃草一样，等到一长大，那些经典的作用就越来越强大了，吃进去的营养就开始变为力量了。

所以学国学的孩子有必要兼学一些中医经典，最起码要看《黄帝内经》的上古天真论，医圣张仲景的《伤寒论序》，药王孙思邈的《大医精诚》。

记得一位大师讲过，传统文化的复兴，如果没有中医的复兴是不完整的。我们来看看古代的智慧之士，他们都集中在哪三个领域呢？

一个就是学而优则仕，在庙堂之上，忧国忧民，成为官员将相，治理天下，像范仲淹、曾国藩、王阳明。

第二个是不为良相，当为良医。如果没当官他们又会干什么？他们大都隐匿于民间，习得医术，救济苍生。像山中宰相陶弘景，《德育故事》里也讲到，皇帝有事，都到山中请教他；还有药王孙思邈，皇帝多次请他入朝为官，他却在深山里头著书立说。也就是说许多学医之人，大都有将帅帝王之才，像叶天士、徐灵胎、傅青主、李东垣、王孟英、张锡纯、张景岳等都不是普通人物。

这些能人志士虽然没有在庙堂上大展抱负，却在江湖山林之中隐居传承医学这门千古绝学。

叶天士曾讲过，行医治病是功德言三不朽之事，在危难中救人是立功；古代医家救人从不规定要收多少钱，救人不求回报，这是立德；然后秉烛夜书，把医案记录下来，留给后世之人参考阅读，这叫立言，这是功德言三不朽最圆满的事业啊！

当然还有第三种，就是教书先生。历朝历代为官为相，甚至称王称霸的人很多，但很多都灰飞烟灭；相反，这些伏生于草庐，隐匿于江湖，不求闻达之士，默默著书，却得到更多人的尊敬与感佩。

比如《弟子规》的作者李毓秀，《菜根谭》的作者洪应明，《朱子家训》的作者朱柏庐，《小儿语》的作者吕得胜，他们大都甘得住清贫跟淡泊，以教学为己任，一辈子就凝练出那一两部著作，这才是我们中华文化最优秀的基因。

现在国学班办的很多，但是把国学跟中医结合起来办的班却不多。馆长能够让孩子早学国学早学中医，这是有长远之计，非常好，等元旦开班时，山林中也会来其他传统书院的老师们，大家可以一同探讨中医跟国学如何巧妙结合，让学国学者有一技傍身，有济天下之志。

90 肛瘘的调理

问：老师，请问肛瘘有没有可治疗的中药吃？大便拉不尽，擦不干净，有时又有，自己还没感觉。

答：百问百答百不厌，百货店精神，学医者要超此。肛门是排泄糟粕的地方，《难经》上面讲，人有七冲门，从嘴巴到肛门这条管子有七个最重要的关口，比如幽门、阑门、魄门、贲门，这些地方都很容易停留积滞，气机郁结，长成痈肿热毒，像现在慢性胃炎、贲门癌、食道癌、阑尾炎、痔疮等疾病越来越多，最直接的原因是什么？就是病从口入，无所顾忌地吃东西，身体就会肆无忌惮地长病。所以从食道炎到胃炎肠炎、肛周囊肿，这一整条消化道的问题，就一个问题，你有没有常清肠通腑。

现在很多人认为，食物好不好吃，要看舌头，其实错了，要看肛门，肛门不通畅，你浑身就难受。上厕所的时候如果没有肠通腑畅，说明你几天的饮食，这段时间吃的东西有问题了。赶紧吃粗糙一点，清淡一点，只要肛门不黏腻，断无难治之病。如果肛门肠道排泄不畅，人就不会真正舒服，因为你每天都处于大小便中毒状态。现在为什么很多人脾气很臭，因为吃肉多，这些肉脂黏在肠道上，艰涩难排，水都冲不下，像焦糊那样，这种大便非常不健康，会让血液都臭浊，血液一臭浊，浑身就出大问题了。

你看到的是肛瘘或肛周囊肿，我们看到的是身体不能脏邪还腑，肛周囊肿是小问题，脏毒不能外排才是大问题。

所以，想要健康恢复生机，第一不能久坐，久坐后湿热都瘀在屁股肛周，所以要迈开腿。

第二不能胡吃海塞。大凡万物通达则健康，塞满则病痛，所以一个人能吃是福，他有东西吃是富，可是知道节制地吃，能知足，才是真正的贵。若能够让食于幼，不争夺贪吃，还能布施帮助他人，这就是智慧。从福到富到贵高智慧，一层一层，需要步步修上去，现在很多人还停留在洪福跟富有状态，根本还上升不到清贵健康幸福智慧层面，所以才有那么多病苦。

用药物来化病苦，如果欲望没有减少，就会有负作用，就像壮阳之药治阳痿，阳强过后，纵欲伤得更凶，最后就瘫痪一蹶不振，这叫盈久必衰。用下火药来消炎，却不降低欲望，照样胡吃海塞，最后就会下到身体没火力，下出心慌心悸、手脚发凉、胃下垂、脱肛来。所以，救人病的一时可能是药物，但救人命的必定要靠智慧，要靠这些经教伏心之术。

不然的话，越富贵就越容易长疮痈肿毒，容易走到“富不过三代，皇帝不长命”这种魔咒里头去。

91 小孩佝偻病后遗症的调理

问：刚两岁的小孩，偏瘦，吃饭还行，可能是吸收不好，被查出佝偻病后遗症，说是缺钙和维生素D，不知道中医有什么好办法？谢谢您！

答：问道难寻广成子，迷途岂独武陵人。万物生长靠太阳，但也靠锻炼，最后才是靠营养，所以阳光加锻炼加营养，才等于健康。一个地方贫穷落后，缺衣少食的背后是什么？道路不通，郁在那里，所以人郁闷啊，就会缺钙、缺锌、缺铁，会贫血，这叫百病皆生于气郁。

很多老年人，开心欢乐的，营养能一下供应到皮肉筋骨脉上去，吃得很少，身体却很健康，没讲究营养，身体却从不缺营养。相反，另外一些老年人，经常抑郁寡欢，不去付出利他，天天讲究最好的营养，却老是缺钙、缺血，缺这缺那，因为人一郁闷，营养都憋住了，也就分布不到需要的地方去。

一个家庭气氛千万别郁住，只要有郁闷不和，这孩子肯定就会有不良影响。《黄帝内经》上面讲“忧愁者，气闭塞而不能行”，也就是说一个人忧愁后，即使有营养，它也送不到筋骨去，我们治疗一些老年人抽筋，骨质疏松，就很有体会，让老年人疏肝解郁，畅情志，比老年人补钙、补锌、补铁效果更好。

现在我们很少去治老人抽筋缺钙，几剂逍遥散下去，抽筋减轻，腿脚有力，因为什么？因为你开心逍遥了，浑身上下有劲，哪还会得什么病呢？人病就因为没劲，没能量了，健康的“健”字就是有力之意，有力曰健。哪种人有力？一种是人喝酒后胆气壮，力量雄，但酒后有副作用，酒让人昏沉；另外一种就是开心后，人开心后浑身有劲，吃得少干得多也不累。

古代有力量的人，他们都“四少一多”。哪四少？心中事少，口中话少，腹中食少，夜间睡少。哪一多呢？能量多，气血多，干劲多。他们为什么能够修到这种境界？因为他们从来没有只为自己而活，为自己力量就小，为他人为大众力量就大。所以，大家进山来学医学养生，我们第一个问题就是问你为了什么而学，你如果为了一家温饱计，那太简单了，我们送一套普及学堂的书籍，你只要花几年把它精通熟读了，一家温饱绝对没问题；如果你是为天下苍生计，那又是另外一种教法，不是直接学习书上的东西，而是先要吃大苦，耐大劳，将身体练好，然后再利他助人，将德行积厚，厚德才能载物，你德薄了，稍微富贵一点，就受不了。就像现在的孩子，由于没有习劳苦或利他，德积不厚，稍有不慎就容易生病，父母也很揪心，但怎么也找不出原因。原因在哪里？在德上面啊，大德者必得其寿，德全不危。

故经典上讲，重积德则无不克。一个人一个家如果重视积德造福，就没有克服不了的困难。所以，现在孩子贫血啊、缺钙啊，这都是缺德行修养的表现而已，如果忙于治这外面的枝枝叶叶，而不直接培根固本，就像看到树叶黄了，就在叶子上面，施肥用功，是不会有功劳的，必须直取其根本。根本在哪里？一个在家庭的德育教育，一个在家庭的老人身上，敬老爱幼才好，要往根上关心，才能枝繁叶茂。

你看缺钙是骨头里面的缺，骨头是先天，代表祖宗父母，我们要知道缺什么，如果缺什么都不知道，你补什么都错。

92 关节痛如何调理？

问：老师好！谢谢你们的无私分享！我每天都在看，受益良多。有一事请教，四五个月前，我左膝关节在运动时扭伤，看了两次跌打医生后没再用药，至今膝关节还痛。还有，因为膝关节痛用不了劲，拉摩托车时右肩关节用力过猛，肩关节最顶部疼痛已经持续好多天了，我该怎么办才能好呢？谢谢！

答：扫来竹叶烹茶叶，劈碎松根煮菜根。水能性淡为吾友，竹解心虚乃我师。身体伤到了，既是意外也是必然，不是关节不行了，是你的体力已经下降了。刚进山里来，有些学员走弯曲不平的山路老是滑倒，为什么？下盘无力，腰马不牢。

后来通过挑水跟扛柴，那腿脚自然就有一股扎劲稳劲，结果上山下坡，随心所欲，都不会再滑倒，因为体力体能上去了。

人的体力不足，走平路都会踢到脚趾头，稍微小跑一下，都容易崴到脚。你看很多运动员容易受伤，为什么？一般受伤前都有颗不愉快的心，还有透支身体的行为，比如纵欲熬夜。

所以，真正国家级的比赛，明眼的教练，都会让运动员在一个月前就远离夫妻生活，并且早睡早起，饮食定量规律，既不吃伤累伤，也不气伤房事伤，这样在真正大赛的时候，常常能发挥超常水平。

这就是体力充满、精神足的表现，精力不足都会心不在焉，手拿着杯都会掉在地上。

所以，那些老爱扭伤的人，一种是老容易动气着急的人，《弟子规》叫事勿忙，忙多错，《小儿语》叫性躁心粗，一生不济；另外一种就是疲累的人，走路都拖泥带水，体力不支，就是常说的疲劳驾驶意外多，劳累过后，最重要的就是休息，没有好的休息，就没有好的业绩。农夫都知道冬天封藏好，来年大丰收，冬天封藏不好，来年倒春寒，庄稼就遭殃，所以素有好冬烂年，烂年好冬之说。在这冬至前后，适当地动一动，大地封藏好，地第二年更有生机；同理，人第二年会更精神。

很多人疲劳是晚上没睡好，长此以往，身体四肢都不听指挥，就容易出意外。很多工伤的小伙子，你一去调查，发现他们绝大多数是纵欲伤精，或熬夜刷手机，用疲劳的身体去干活，就容易失神出灾祸。所以，不是身体伤，是你精神不够了，好好养足精气神，精气神满壮，骨髓坚固，血脉充盛，损伤之处，才会得以好好修复。

古人讲的伤筋动骨一百天，这也是在保护身体不受累，要一百天休息好，药物才有神效。

93 植物神经功能紊乱怎么调理？

问：老师，我想咨询一下，植物神经功能紊乱应怎么调理呢？

答：饮食有节身方安，起居有常身乃泰。

“植物神经紊乱是一种内脏功能失调的综合征，多由心理社会因素诱发人体部分生理功能暂时性失调，神经内分泌功能出现相关改变，而组织结构上并无相应病理改变的综合征。因不受人意志支配，故称自主神经，也称植物神经。

植物神经系统功能失调会导致不同的临床表现，如出现胸闷、憋气、心慌、濒死感等心脏神经症；胃痛、胃胀、呕吐、腹泻等胃肠神经症；其他如多汗、头痛头晕、视力恶化、失眠、健忘、皮肤发麻、皮肤发痒、痛经等临床症状。

其临床特点首先是身体没有明显器质性改变；其次病情加重或反复，常伴随焦虑、紧张、抑郁等情绪变化，一般按冠心病、胃炎等器质性疾病治疗常无效。”

这几段是从百度百科上面截下来的，在网上浏览的人有100多万，可见关注这方面的人群真不少，因为21世纪，心理疾病将成为危害人类健康的重要疾患。

要调理这方面的疾病，需要明白五个道，也就是我们山林生活体验班的五堂课。

第一，饮食之道。怀着感恩心进餐，比吃什么都重要，然后才是七分饱，再就是养胃五点，保脾十条。

第二，运动之道。运动后，气通血活功能会得以锻炼，力量会增大，大家看植物神经功能紊乱的人，绝大部分是不爱运动不爱晒太阳的人。现代研究认为，日照量少是得这类疾病的重要因素，大家都愿意呆在房屋里，不愿意出去晒太阳，所以情志自然低沉，身体阳气自然不够。

第三，心性之道。安心之外无他方。苏东坡先生历尽千磨万难，反复被流放，在恶劣的岭南瘴气丛林之中照样能够活得逍遥自在，为什么呢？虽逆境亦畅天怀，即使是深处恶劣环境，但因为心不染浊，所以不为所累。

修炼这心性之道，就需要深入传统文化蒙学。只要常做定课熏修，定力逐渐增加，身体就不会那么容易紊乱。就像一个国家安定有序，百姓就丰衣足食，这在古籍上叫心君泰然，则百体从令，如此哪还会有什么植物神经功能紊乱？

第四，家庭之道。家和万事兴，家庭和谐，身体都有兴旺之气；家庭不和谐，身体就呈现一股衰败之气。所以，在日本、韩国一些大企业，他们要选择重要的员工时，先去看这个员工的家人，看看妻子、老人、孩子幸福感强不强，如果家人心情愉悦，那么说明这家有兴盛之气，其实这是和曾公观人法相一致的。

曾公讲，观人有四法，一是脸色，二是言语，三是书信，四是家属仆从。所以大家来山居，为什么一定要写日记，因为这是在写心，从字里行间里头，可以看到心灵的成长变化，可以就事论事，可以从日记里头进行因材施教。

第五，修学之道。修学之道在于勤字，勤则寿，惰则夭，人勤则健，家勤则兴，自古以来不好学的人，气场都会很乱，学什么呢？学诗书学礼仪，学传统文化。

修学修学，修正自己的不良习气，学问就长，修掉一分不良习气，身体就健康一分，修掉不良习气十分，身体就健康十分。一个医生如果只是针对病症给你下些药，却没有跟你讲明注意事项，该如何修正自己，防病于未然，这并不是高明的医生。同样一个病人，只顾着双手伸出来说，给我把脉开药，拿了药就走，也不问自己为何得病，注意什么，那么这样的病人一辈子都会疾病不断，烦恼也会增多。

这就是为何天底下的酒生意那么好，烟卖得那么多，因为迷惑、郁闷、烦恼的人还在增多，他们都想通过烟酒来麻痹自己，如果烟酒真有用，那么就不会有那么多烦恼的人了。

修学是让我们明白，人生有烦恼痛苦，是因为迷惑了，因惑而造业，因业而受报，这惑业苦，就是一个烦恼轮回图，没有破迷开悟的人生，是不完整的人生，见不到人生真相，就没法根除疾苦。

94 月经淋漓不尽的调治

问：为什么没有《药性赋》后面的解读了？赶紧出书啊，网上我只买得到寒性药，其他买不到，赶紧出新书啊！天涯论坛里的药性赋您们不更新了吗？好可惜。

请问月经老淋漓不尽是什么原因？平时很注意饮食睡眠，这个月月经期有10天，而且有褐色分泌物。

答：饮酒赋诗不外悲欢离合，埋头著作管他春夏秋冬。《药性赋》寒性药是1、2，热性药是3、4，都已经出来了，就是温性跟平性药要明年才出，现在把发帖的阵地从天涯转移到微信公众号上来了，公号关注的人更多，这是弃小而取大也。

月经淋漓不尽，也是肝失疏泄的一种表现，我们常用宣郁通经汤，气血水三调，效果还不错。女人月事问题，不单要治血水，还要治气，气行则水行，气滞则水停。所以，妇人月经期间生闷气伤害会很大，它会把浊阴闷在身体里，如果疏泄不出去，久了就会得各种难治之疾。

月经期间的病，要在没来月经的时候就开始治，没来月经时，就要加强锻炼，没有体力就没有生命力。我们看秋冬天那泉水干涩难出，时有时无，为什么？就那水量不够了。春夏天水哗啦啦就冲下来。人也是，运动就处于春夏天，气血澎湃状态，必须要有足够的运动，人才会有足够的气血。只要你周身血脉微微宽畅那么一点点，你浑身的血容量就增大很多。

只要每天保持一次持续的能深呼吸喘气的运动，这样血脉就会变大，血容量一增多，月经一来，气血下注，就像水库蓄满水，再一放水，垃圾淤滞通通被冲到下游去了。就怕你拈轻怕重，你的手没有力量，子宫它就没有力量把气血推出，你不能动了，它就没有力了。所以，劳宫对应的是子宫，嘴巴对应的也是子宫，而劈柴担水，扛重物，提菜篮，这都是在练力，男的要练力，女的更要练力。一旦练力后，人自动都会咬牙固齿，固齿对应的就是固肾，所以叩齿补肾功，不如习劳干粗重，只有你粗重得起来，你的气血才能彪悍起来。

彪悍不是脾气大，而是能干没脾气，这叫真正的勇悍，所以说处难处之人要有知而无言，做难做之事要有力而无气。

现在大多数妇人，在家里为什么身体不好？干活带气，比不干活还伤身体，若是真爱惜自己的身体，干活千万别带气。

有一部书是班昭写的《女诫》，这是妇德最好的著作。班昭用这《女诫》帮助自己的女儿，还帮天下很多妇人解除了烦恼跟郁闷之苦，在《德育故事》里头就有《班昭女诫》这一集，大家可以去看看。这女德修好了，也就不会得什么抑郁之症。

95 小孩干咳的调治

问：两位老师，怎么《小郎中学医记》不传了啊？

曾老师，您好！我女儿5岁了，最近一段时间老是咳嗽，但是又咳嗽不出来，无痰无鼻涕，不会打喷嚏，喝了3天青萝卜煮水快好了，后来天气变冷又加重了，看了医生喝药也不管用，请问老师怎么调理？谢谢！

答：真句不多用注疏，诚意能写大文章。诚意写的东西总有共鸣，让人欲罢不能。“小郎中”系列也出成书稿了，在微信公众号里每天发三四条，大家都有些看不完，发更多就担心大家消受不了了。营养虽好，却不能一下子吃多；知识虽然富饶，也不能够贪多。所以已经出版的书籍，就少发些，大家可以直接买书看，这些及时更新的答疑解惑，或早晚课，以及山居日记，还没有出版成书籍，大家买不到，就在这上面发点。

孩子痰咳不出来，就像我们去清理老屋一样，老屋底下有很多灰垢，你扫都扫不干净，叔公说很简单，用水一冲再扫，就干干净净了，我们听后豁然开朗。说者无心，听者有意，事事留心皆学问，我们要做生活的有心人，多多观察和学习。

现在秋冬天干咳少痰，痰黏难咳的病人越来越多，我们看到那种舌干红、苔少的病人，用增液汤去治咳嗽，发现效果很好。学生们不解，这增液汤不是增水行舟、润肠通便的吗？

我们说，增液汤加大黄，它就排肠垢，你加桔梗、甘草，它就排肺垢，肺与大肠相表里，桔梗为舟楫之剂，能够使药力集中在胸肺。《神农本草经》讲桔梗有三大功用，其中一个就是能够开宣胸肺之气，令药力在胸肺间流转。

所以就像给胸肺大扫除一样，加些瓜蒌更妙，瓜蒌能排胸肺黏痰积垢，凡咳痰不爽难出的，用上瓜蒌好像给肺点油，就很容易将黏痰燥痰咳出。大家看增液汤，以为它是增腑肠津液，其实如果你善用增液汤，不仅能增五脏精液，使脏邪还腑，还能有排浊洗出的功效，好像给房子泼水，然后再清扫，灰垢就能够被冲刷出去。

大家看洗车用什么？必须要用水；再配什么？再配一定的冲力。所以增液汤治水，像桔梗这些宣肺利气之药，就是冲力，水加冲力肺里的黏垢就能排出，肺能得到冲洗。

同理，你也就能读懂百合固金汤治干咳肺伤的道理，明白玄麦甘桔汤治疗咽炎咽燥不利的深意。

96 西医大夫想学中医，怎样入门？

问：老师：您好！我是一名心血管内科医师，想参加《药性赋》研修班。本人女，今年44岁，主任医师，心血管专业硕士，现在山西省太原市医院工作，身体健康，大学期间曾经是校田径队队员，参加省大学生运动会，身体应该是“杠杠的”。

因为工作的缘故，经常开一些中成药，发现有些药效果很好，尤其心内科疾病中心动过缓的，服用肾宝丸后，心率基本上都能有所提高，起搏器并非唯一选择，这是中医在我行医生涯中最初的触动。之后出门诊期间，发现很多病人服用合适的中药后，效果远好过预期，自己也开始相对系统地学习中医理论。

很多同事在说“年过四十不学艺”，在我的信念中，只要想学习，什么时候都不嫌晚，尤其可以帮助到更多的人。真诚期望能有这样一个机会，让我们远隔千里而能因中医结缘，能把中医的火种、普及学堂的火种从南方带到遥远的北方。

答：功高每以潮为鉴，量小常将海作师。这叫海师潮鉴！我们欢迎西医大夫来学中医，但来学习之前，大家要先把《药性赋》的温性药读熟，起码能够熟读成诵。在山里小明千用熟读成诵的古代背书法，叫熟读百遍，其义自见，一天听读二十遍，第六天就已经有一百二十遍了，一百二十遍下来，然后再稍微用点心，很快就背好，这是非常好的背书之道。

学好一部经典，或一篇文章有“五到”。第一读到，起码读百遍以上，熟读书后好多义理自动贯通，按照夫子读书的说法，叫玩索而有得，带着欢喜心去玩味里面的经句，自然有所受益。第二叫写到，在山里大家学习都是自己提笔抄书的，抄书的功夫要练好，书抄后会更珍惜印象也会更深刻。第三叫背到，有前面读到、写到，背就简单了，背到以后，大家就可以互相学习互相交流了。然后进入第四到，叫解到，进行《药性赋》或《小儿语》的讲解阶段，解到以后，才来行到，这是第五到，修学都是解行并重的，学进来叫解到，用出去叫行到，学以致用，就是要把所学用好，到行到这次修学才算圆满。

比如《温性药》里面讲，萝卜去膨胀，下气制面尤堪，这句话背熟了，怎么行到呢？都知道这萝卜籽跟萝卜能够消食化积，可以去掉米面积滞，但这只是别人的见识而已，要自己亲身体会，才能转化为自己的。

举个例子，在山里我们就做三种面饼：第一种是纯面的，大家吃两块就觉得不想再吃第三块，已经饱了；第二种是面加普通青菜的，可以吃三块；第三种是面加萝卜丝的，吃到四五块都不腻，也不饱胀，很容易消化，而且干活很有劲，这是靠体证出来的道理。

所以，一到临床上，碰到食积、气滞、胸脘膨胀的，随手你把萝卜籽（又叫莱菔子）加到小柴胡汤里头，效用非凡。这都是靠自身亲证到的道理，用起来特别得心应手，然后再拓展去治疗现代富贵病，如高血脂、高血糖，也是这个思路，只要病人有饱胀不消化肝郁脾滞的，这萝卜籽配合小柴胡，能够排肝毒于大肠，腹肠心安，身心舒畅。

还有心脑血管方面的疾病，萝卜籽配合什么药可以把心血管壁上的那些渣垢消融下来，配合什么药能够把肠子壁上的那些黏滞排出来？这些都是将来我们要讲《药对学》《药阵学》研修时会深入讲解的，先学好用好每一个兵，然后再开始带班带组带团带师，只有把每一个兵都当成自己的至亲才能用好兵，只有把每一味药当成自己的至友，才能用好每一味药。

曾公讲过，带兵如父兄带子弟，这是带兵之秘，医生其实就是带一大群草药兵，去打这场疾病战，医生只有真正爱惜每一味药，珍惜每一味药，境界才会提高。

蔡锷读了曾公的书籍后，长叹道：带兵如父兄之带子弟一语，最为仁慈贴切，能以此存心，则古今带兵格言，千言万语，皆可付之一炬。

也就是说，用药如果有慈悲心，已经得用药真谛，然后再有志于学医，没有学不好的。一个医者，最大的瓶颈，就在于慈悲心的突破。学医只要有障碍，都是慈心不够，悲心不切。

所以，大家如果慈心不够，悲心不切，还不要急着学医，或者不要急着报名，到时我们会把讲稿内容公布出去，这样大家可以不用进山里来就能听到课。

虽说年过四十不学艺，这是怕人上年纪后，技艺学不精进，误人子弟，但人活到老，学到老，发心所学用于苍生，什么时候学都不晚，尤其是越上年纪，越有必要学习心性修养之道，好像车子越破，越考验开车人的水平跟心性，好多人年纪上去了，但心性功夫没上去，身子就垮了。所以，学一药可以防身，学一技可以傍身，而学一道德却可以保生。

97 脉诊书籍推荐

问：老师好，有没有取象讲脉诊的书？谢谢老师！

答：书藏应满三千卷，人品当居第一流。脉学的书有好多，《濒湖脉诀》《三指禅》《中医诊断学》，还有各家的脉学体会，其实高深的功夫在平常，菜市场里为什么有各种各样的菜？因为众口不同，有人喜欢芥蓝，有人喜欢大白菜，有人喜欢萝卜，有人喜欢芋头，这叫萝卜白菜，各有所爱。

古籍经典里看似山高海深，但其实你只要循着任何一部经典踏实去学习，都能够见到圣贤的本地风光，好像只要买来菜，你做了去吃，就会饱，就不会饿到，但是如果对菜挑剔，起烦恼之心，这样吃了不仅不能饱，还会生病。所以三祖《信心铭》上讲，大道无难，唯嫌拣择，但莫爱憎，洞然分明。

我们以前会挑书，会喜欢猎奇，就像孩子会挑食一样，后来发现挑书也不是一个好习惯，对智慧书籍有挑剔，跟对饮食有挑剔，不是一样的吗？

想到这里，马上分别心没了，不管是普通作者写的现代书，还是古人传颂很久的经典，只要捧在手中都认真地看。所以我们对古人今人，都不要存分别心。

那些通俗易懂的好书只是方便我们入门，像我们写这么多书，只是方便大众入门而已。但是真正要提升，大家还要按照一两部经典，熟读成诵后，自然慧门打开，有自己的见地，这叫书读百遍，其义自见。你都不用老是刻意讲解，自动你就能读懂古人心境了。

所以《三指禅》的作者，经过异人一点化，脉要精微就通达，这都不是读很多书籍能够做得到的，必须是朴实无心窍之人，才能够领会。

《易经》上面讲，岿然不动，感而遂通天下之变。

只有诚敬格天的人，才能真正岿然不动。

这脉要精微并不在取象上面，在至诚拙厚的心性，如果想求得精巧之术，那是聪明反被聪明误。《曾氏家训》上面讲，唯至诚可以破天下之至伪，唯至拙可以胜天下之至巧。曾公有一个尚诚尚拙的人生态度，人坦诚可以得天下之至道。

曾公讲，诚者物之终始，不诚无物，至诚感通。现在我们很多人想学习脉道精微，脉学之巧，却没有想到大巧若拙，大智若愚，取象比类啊，皆是虚妄，唯至诚感通，乃为真实。

最近《德育故事》我们看多以后发现，有时病人来，观病人言行举止，还没摸脉，就渐渐能感知其祸福跟心理变化，以前都没有这种体会，这才觉得传统文化德教，功莫大焉！

现在医生之所以遇到医术的瓶颈，是因为医德上没有进一步突破，在术上精益求精，很快就到了瓶颈，唯在德上扎根，提升克己功夫，在医道上提升的空间才没有极限。

98 八珍汤基础方病理分析

问：你好，我想知道八珍汤的病理。谢谢！

答：求知无厌知无尽，治学有恒学乃成。这张方子是以八珍汤为基础，调和气血的方子，八珍汤由四君子汤健脾调气，四物汤补血养肝组成，是治疗产后体虚或劳累身倦、用心过度、透支气血的一张良方。

方子比较平和，是在启动脾胃气血生化之源，但要根据病人具体情况灵活运用这八珍汤：如果偏于气虚，脉大而无力，舌淡胖，要重用四君子汤；如果偏于血虚，脉细，面色淡白，贫血，要重用四物汤；如果属于体力劳动者，劳力者大都伤气，重用四君子汤；如果属于脑力工作者，劳心者，大都伤血，重用四物汤。

王清任在《医林改错》中讲，不论外感内伤，所伤人者，不是脏腑经络，是气血，所以治病调理，首当重气血，王清任他把气血辨证的思想用得非常好。所以四君子汤、四物汤相结合，是调和气血的代表方。药方虽然平常，却不可小瞧。

99 胆结石的调理

问：陈师兄、曾师兄，你们好！我爸有多发性胆结石，我想带我爸去你们那看看病，不知你们的地址在哪？还有联系方式能给一下吗?

答: 寡欲心常泰，敬诚身乃安。山中极为不便，路途多险，所以一直没有对外看病，只提供给当地的一些村民，有病要找当地的医生，胆结石要注意胆结石方面的保健之道。

现在治疗胆结石的思路都比较成熟了，绝大部分中医师都知道疏肝利胆、清热除湿、补气和血，但医生知道还不够，还要让病人知道。

病人要知道胆结石是怎么形成的，是脏邪还腑的功能减退了。为何常规的肝胆结石用大柴胡汤，疏肝利胆、通肠，就是加强肝胆向肠腑排浊的动力。

现在为什么有那么多人肝胆排浊动力降低了呢？大家看，江河为什么沉淀那么多沙石？因为两个原因，一个水力不够大了，所谓急水漂石，那水力够大，石头都会被冲到下面去，所以任何肿瘤包块产生前，病人都有一段疲劳、身体缺津液的过程。长期疲劳很危险，那些脏垢都冲不出体外，所以看到河流污浊，你就知道源头已经没有水力了。我们发现，每当大雨过后，河水磅礴有力，河水就被冲洗得干干净净，所以要让身体发大水，人体的大水就是气血津液，气血津液充足，才有力量将石推出，不然的话，就叫因虚留积。你看河流水少了，你一个塑料袋都冲不跑，怎么有力量把那些泥沙淤积冲走呢？所以老师治结石，碰到脉虚的，都会重用黄芪、白芍之品，把管道冲大，让血水满壮，自动舟行无阻，不会搁浅。

第二个原因就是水浊厚了。大家看，是长江水容易结石，还是黄河水容易结石？大家当然知道是黄河水了。为什么？一碗水半碗沙，那些黄沙一沉淀在河道内，就容易堵塞板结。我们这时代的人，结石包块这些疑难病越来越多，原因何在？饮食源头污浊，血液变浓厚黏稠，这样沉淀下来，就会凝结成硬块，比如脂肪瘤、痈脓、结石。这些都是饮食过度丰富的产物，饮食太丰富了，这是在帮助疾病，而不是在帮助身体，所以在治疗结石的过程中，常会用到茯苓、薏仁、金钱草、海金沙这些利湿排浊之品，使血液清澈下来，就像给河底治沙一样。

同时念头很重要。顽固僵硬的念头，就长顽固僵硬的病。《大藏经》上讲，念念成形，形皆有识，人对外界有气恨，抱怨之处，在身体里就有相应的气聚血凝，当你对外界都看破放下，身体里面的气聚血凝现象也就解除了。

所以，放不下对他人的怨恨，就是在折腾自己，这叫怨恨他人即地狱。

100 看问题要全面，勿论一时一生

问：老师你好，前几天看了篇文章，讲的是泼妇和贵妇吵架，泼妇胡搅蛮缠，总是能占上风，贵妇往往是落荒而逃。还有几十万犹太人被屠杀，结果都是文明输给了野蛮。所以，似乎在这里我们提倡的付出利他是不适用的，尤其是第二个故事，生命都没了。如果我们是文中的贵妇和犹太人，该怎么做才是正确的呢？

答：立志不随流俗转，留心学到古人难。谁吃谁饱，谁造谁了，谁舍谁好。大家看事情，尽量看全面一点，要明白前因后果，没有无缘无故的灾难，你看一个巴掌它怎么拍得响。所以必定是有怨恨才有杀戮，才有矛盾对立，如果没有了怨恨，

哪里会来矛盾对立，更何来杀戮呢？

《弟子规》讲，财物轻，怨何生，言语忍，忿自泯。

为何有人到哪里都受尊敬，有人不管功劳有多高，都要遭人非议？有人在黑社会里头，居然片叶不沾身，有人在国家部门，居然荆棘丛生，寸步难行？

夫子讲，言忠信，行笃敬，即使在野蛮的地方你也行得通；言不忠信，行不笃敬，即使在家里也刀兵四起，世界大战天天在家中上演。

我们看，贵妇未必真“贵”，犹太人也未必所有的人都有足够的智慧跟慈悲。我们看古圣先贤留给我们的东西是世界上绝无仅有的，传承了数千年硕果仅存的文化宝藏，我们要不论一时论久远，不论一生论天下，从更长远的角度来看，慢慢就会明白一个国家的文化，如果慈悲心不够，就很容易断掉；一个家族，一个人也是这样。所以经典上讲，长寿自慈悲中来，这长寿不仅指个人生命，还指朝代国家命运，以及宗族兴亡。

你看在古代为何仁者无敌？仁者能化敌为友。像王阳明打仗，必是打仗跟教学同时进行，到一个地方，就在那地方办书院讲学，培养人才。

毛泽东遍览史书典籍，发现历代的豪雄很多，但是能同时具备办事兼传教两方面使命的人，整个历史屈指可数，也就范仲淹、王阳明、曾国藩几人而已。

中华文化因为有这些人物，才不断将慈悲的慧命续起来，我们接下来就准备做《圣贤传》或者《名贤传》，这是看了《德育故事》后深受启发，以前写了《名医传》，发现单写《名医传》还不够，得力全仗古经典，超伦每效名贤行。

我们社会中的一切矛盾，你到源头去看，都是失教所致，在农村，老百姓都知道，如果这孩子在外面惹是生非，违法乱纪，大家会怎么说，不会骂这孩子，会说这个家庭教子无方，会说这祖上没积德。祖上积的最大的德是什么？就是立家规，传家谱。

现在我们吃的最大的亏是什么？连祖宗叫什么都想不起来，祖上有什么丰功伟绩也讲不出来，自己姓氏往上推，出现了哪些英雄豪杰人物，更是了无所知。

这样人都不会想到要成圣成贤，只想到欲乐享受，这就是丧失了经教的结果。常有些善友们寄来书籍，还问中医普及学堂龙山书院还需要哪些方面的书籍，我们说，现在最急迫的就两方面的书籍，第一是经典蒙学的讲解；第二是这些名人的传记，比如《范仲淹传》《诸葛亮传》《王阳明传》《曾国藩传》，以及孔子、孟子、庄子传。

要想孩子从小扎牢根基，一生免除各种灾疾，最需要的教育就是蒙学经典跟名贤传记，所以说得力全仗古经典，超伦每效名贤行。我们看古代哪个名贤，不是从读圣贤书跟效法名流而成就的呢？就像王凤仪也是为全羊角哀之志而救杨柏，更为了立孔子、孟子之志而办女学，所以没有这些《名贤传》，就像天无光，路无灯一样，必致前途晦暗，乱象环生。

中华民族是非常有福的民族，有这么多名留青史的人物，现在我们只需要做整理工作，到时我们龙山书院编辑部，大家一起来整理编辑《圣贤传》，来做蒙学经典的讲解，同时大家也在旧书摊或二手书市场多留意些，如果有这些历史有名人物的传记，或经典蒙学解读，都可以收集起来。这方面的书籍是我们这几年最缺乏的，也是接下来最紧要做的工作。

如果多深入经典，碰到一些问题矛盾，在这些名人传记里头，你自动都有智慧化解，而不会在上面滞住。

101 运动要利他和有度

问：老师，我是第4期的孙晶。我儿子10岁，最近一年他虚脱了3次，一次是夏天上午打网球（早上没吃多少饭）；还有两次是冬天，穿得多活动又多的时候，出很多汗。

答：药圃无凡草，竹窗有秘方。汗为心之液，小孩子运动要把握这个度。在《史记》上面讲，夫神大用则竭，形大劳则弊，虽然说养生在动，生命在于运动，但我们前面多次讲到，真正有利于人的运动有两样，一样是利他能帮到人的运动，另一样是缓慢耐久的运动。

比如一个人在跑步机上跑，跟到大操场去扫地，同样是运动，但是一个人在跑步机上跑是在消耗能量，而在利他助大众过程中，却是在提升能量。还有快速地跑五百米，人就累垮，像踢球、打球，跟着球跑，很容易就超出自己身体的极限，所以竞技运动引起非常多的内伤和外伤。

这种运动就不如和缓的爬山登高，不赶急，不看谁走得快，看谁走得久。所以，运动不当往往会适得其反。就像几年前有位阿姨天天坚持爬山，爬到两脚都爬不了了，我们教她改为拔草习劳做公益，两条腿又恢复了。

你能维护村里道路的通畅，你身体的血脉绝对堵不了。“感动中国”人物里头有位白芳礼老先生，90岁还去利他，照顾很多孩子，所以利他的运动，到老都能自理，相反，不照顾别人的人，很容易就会被人伺候到灾病。

庄子《达生》里面讲了一个意味深长的故事，有个叫东野的人，他驾驶马车技术非常了得，他在卫庄公前面表演驾车，前进后退，左右回旋，令人叹为观止，庄公就赞扬地说，即使古代驾车高手，造诣再深，也超不过他啊！东野听后更是得意，然后拼命展现，结果很快马因为过度劳累，精疲力竭，摔倒在地，垮下了。

可见运动是好的，但要适度，不当的运动会造成对身体的伤害。所以我们山林生活里都是循序渐进的运动，一天增加一点，从小运动量开始，好像灶炉烧火，先点燃后，你再大量加柴，又像医家用药，先投石问路，再加强剂量。

总之，运动究竟有没有达到效果，就看运动后有没有食欲增加，睡眠变好，疲劳消除，如果没有这效果，赶紧换一种方式，要知道方法不对，努力白费啊!

102 柴葛解肌汤，汤方组成不一样

问：老师，不同版本方剂学的汤方组成不一样。比如柴葛解肌汤有的由柴胡、葛根、羌活、石膏、白芷、黄芩、桔梗、白芍、甘草组成，也有写由柴胡、葛根、甘草、黄芩、羌活、白芷、白芍、桔梗、生姜、大枣组成。两者略有区别。老师怎么看这种情况？谢谢！

答：方无俗药，胸有慈心。柴葛解肌汤听这方名就知道以柴胡、葛根为主药，解除肌表为风寒所束，但它里面有黄芩跟芍药，为何呢？原来风寒郁久，气不通会化热，就是说感受风寒后，身体渐渐发热，心烦，脉带点数，这样用解表的柴葛配合清气的黄芩、清血的芍药，使得气血两清，郁热得消。但

《伤寒六书》的柴葛解肌汤，偏重于用羌活、桔梗、白芷来通宣理肺，风寒偏重可用。而《医学心悟》的柴葛解肌汤，加进知母、丹皮、贝母、生地之类，说明感风寒后，舌苔由白转为偏薄黄，脉象转为数而有力，化热开始更明显，所以心烦不眠现象加重，可见古人立汤都是跟着疾病变化的。同样感风寒，化热厉害的用后面的，化热不厉害就用前面的，从汤方结构就可以知道它的证候，这叫以方测证。

103 手发黄、脸发黑，突然增重是什么原因？

问：老师您好，最近发现手掌很黄，特别是在握固走步时更黄，平时脸色发黑，不知什么原因，麻烦老师给解答一下。另外最近在吃抗抑郁类的药，我的体重在两个月之内长了近20斤，不知是否跟吃这药有关？

答：懒生百病，百种弊病，皆生于懒。面黑者必便难，手黄者脾气滞，脾常滞塞，心情郁闷，身体就会有一股黑气，所以就不要想那么多了。一个人在倒霉厄运连绵不断，或者疾病层出不穷的时候，有三件事你去做，对身体绝对是最有益的。

第一件就是多休息少操心；第二件是多动手脚，少动心脑；第三件是可以读经典，在任何灾难疾病中，个人难以作为，唯独读书可以转变气质。

凡是一个人突然消瘦或突然胖起来，主要是脾胃伤到了，因为脾主肌肉功能减退，这时注意看保脾十条，养胃五点，落实到位可以收到一定的效果。

104 高血压如何治疗？

问：高血压怎么治疗？

答：骄傲气冲头，狂妄压贯脑。任何事物用因缘果来解释都是很好的。有人说，吃太咸了会得高血压，但很多老农吃得很咸，八九十岁血压也很平稳；有人说抽烟喝酒会高血压，但不少抽烟喝酒的人，血压也不高，那是怎么回事？

原来这些都是血压高的助缘而已，说白了就是导火线，真正血压高的内因是心性刚强，压力大，心主血脉，心是血脉的领导，如果心这个老板都压力重重，那么他的下属员工们，每个都会阴云密布，感到喘不过气来。

所以，心君泰然，百体从令，高血压的病主要是放松不开工作的事，家庭的事，人情事理这些，你如果没能够炼透洞达，肯定会将身心拖累。

跟人相处只要有一丝的不快跟排斥，只要你还有一个心中记恨或埋怨的人，你的身体都不会健康。

前几天山下的一个病人说，我吃了那么多跌打药酒，胸闷都没好，血压也没降，按照你讲的，我原谅了那个跟我打架的人后，血压就降了，胸也不闷了。

看来现在不是急于要去开多少重镇降压的药，而是要去寻找宽容忍让之道啊！心宽脉宽，心窄脉窄。

你看路宽了，车就没压力；路窄了，大家就挤，障碍事故就多。现在为什么大家一得高血压就吃药，因为大家都图省事，不想去原谅周围一切人的过失。

一个领导他会原谅属下的过失，包容属下，他就不会得高血压。李老师问，我那些同事，很多还很年轻就得高血压，怎么回事?

我们说，你看一进山来，整个人都松了，这是治标，但真正治本，要观察天地之道。你看但凡血压高的人，他人际关系都很难好，因为很傲，这叫高傲，人一傲慢，血压就高，气焰就高。大家如果常爬山就能体会到，河流狭隘，鱼鳖就容不了，水也很急；土壤很薄，大树就长不好，山很陡峭，草木覆盖就不够，观这山川大地，我们就知道要怎么做人，如何做个健康的人。

在古代家训上面讲，富贵者要学宽，聪明者要学厚，血脉宽一分，压力减十分，心地厚道一点，郁闷就消除一片。所以，不是因为血压高难治，也不是因为药物不灵，而是药物只能治你的果，心性上的修炼要靠自己，不修心想要愈病，天底下，很难有这样的事。

105 子孝父心宽，五脏六腑安

问：老师好，我父亲最近总是肚子疼，一抽一抽的疼，一下一下的，疼的部位不固定，但多在右面，有时候在肋骨，有时候在肚脐旁一掌，不疼的时候按压也找不到疼痛部位。请问老师这是什么原因，应该怎么保养？谢谢！

答：愁肠百结，忧愁之人消化差。消化系统方面的问题，在中医看来，很多是肝的问题，木能克土，土性是缓的，木性是急的，所以各种急痛抽痛，是木弦急之象，中医叫木克土。

这种类型的人，多是容易着急、激动、较劲，一念着急激动，一念肌肉纤维就扭曲，就像人在发怒怨恨的时候，会咬牙切齿，面部肉都是横的，非常难看，这就叫木克土。

木克土会怎么办？木克土胃发堵，饮食不化就胀肚，再好的营养也会变毒物。现在很多家庭，儿女很有心，买最好的东西给父母吃，但是不经意间，却经常让父母忧心跟生气，殊不知吃再好的东西若是生气了，还不如吃白米稀粥不气身体更好。

对于这种气食病，中医常用四逆散，升肝降胃，柔肝缓急。常有一些生气后不想吃东西，闷胀难受，肋间抽痛的病人，一般用柴胡、枳实、枳壳，一升一降，柴胡升肝脾清气，枳壳降胆胃浊阴，这组药对非常好，配合芍药、甘草，柔肝缓急，这枳壳、枳实，一缓一快，又称破胸槌，能打开七冲门，芍药甘缓柔和，能让扭曲的经脉松开来。

所以，这个四逆散不止治肝郁手凉，乃治一切木克土之象导致的木郁土壅，但是药逍遥，人不逍遥，何逍遥之有所以除了要养父母之身，更要懂得养父母之心，跟养父母之志。

一切物质的东西都只能养到身体，唯有精神跟德行才能养到父母的心灵，才能从源头上缓解父母的焦虑、生气跟动性，这叫子孝父心宽。

父心一宽，五脏六腑皆安，父心一紧，四肢百骸皆不安，所以说《德育故事》孝顺之道，是一剂良药，大家要多从精神层面上去为父母缓解压力。

德育故事像《弟子规》那样，不仅是教孩子的学问，更是和谐家庭寿康久安的良方。

106 小孩扁桃体问题怎么办？

问：小孩扁桃体肥大、腺样体肥大已经严重影响生活，有什么好办法吗？该学堂能让我小孩呆一段时间吗？

答：中华儿女顶天立地，华夏子孙自强不息。这山里是磨人娇气跟懒惰的好地方，可以说是隔绝一切外缘，修身养性的大熔炉，在山里你除了读书，就是干活，没有其他娱乐方式，只有从读书中得到乐趣，从干活中获得法喜，所以不是一般人能够呆的下去的。

这里信号微弱，没电视看，没有任何小卖部，方圆十几里都是青山、黄土、蓝天、绿水，连天然气、电热器都没有，纯靠拾柴烧火，劈柴取暖，要想上菜市场买菜都没有。

自己种菜自己吃，若菜一时接不上就吃野菜或红薯叶，生活异常艰辛清苦，一般是人见人怕，除了几个学生真的肯学上进，想回归范仲淹时代划粥断齑的生活，想像《三字经》那样挂角读书的日子，把书本挂在牛角上边习劳干活边读书，这样的人才能在山里呆得下去。山里不是冲着新鲜新奇来的，而是日复一日做同样的事，练同样的功夫，在重复枯燥中体会智力、体力、德行的增长。

所以，俗世中习气越重的人，在这山里越难呆下去，如果越能呆下去，改变就越大。

就像小儿扁桃体肥大、咽炎、口腔溃疡，这些内因都是心急爱较劲，外缘是煎炸上火之物吃多了，衣服被子太保暖了，搞得六腑不畅；饮食过于丰富，搞得五脏壅堵，结果不是咽喉发炎，就是肛门灼热。如果是机头排气筒都烧红了，怎么办？赶紧关机，就像长途车一样，你得让车子停下来缓口气。孩子也一样，肠胃长期负担，过度丰富的饮食，大脑一直盯着电脑手机屏幕在烧，这都是静不下来的表现，只要人有躁动静不下来，他就会生病，就会上火，就会发炎。

那该怎么办？一定要全家一起学习经典蒙学。父母安心，孩子安心；父母清静，孩子不躁；父母安详，孩子不上火。

至于严重的扁桃体炎症，老师常用扁桃三药：威灵仙、白英、青皮。这三味药能收到迅速降火破结之功，但是药物只能在火位上治病，没办法帮你在因地上修改，就像打印机如果是打错了，你是修改原件还是修改复印件，修改复印件它只是一时好过来，原件不修改，下次再打印还是坏的。

所以，医生很多时候只能帮你修改复印件，修改原件得父母和孩子一起努力。

107 立志加定课方可长定力

问：老师，自己定力不够，容易受外界影响，请老师指教！

老师，在大学，我每次一到期末考试的时候，就不想学习，不想背书，看到同伴们那么努力，自己很着急，可就是学不进去，效率很低，怎么办？

答：立修齐志有定力，存忠孝心不动摇。定力不够，不仅是是因为没有做定课，容易受外界影响，还因为没有立志，人之有志，犹如树之有根，曾公讲，人若无志，如树拔根，所以到哪里都站不住脚跟，即使在清静的山里，你也静不下来学习。

所以，立志加做定课，是长定力成才的唯一途径。有人说我好忙啊，哪有时间做定课？可大家再忙还能忙过星云大师、净空法师这些大德？

我们就看星云大师，大师也是凭借一支笔，把佛光山大事业做出来的，大师从2000年开始，每日写一篇《迷悟之间》的小短文，写了四年，一共写了一千多篇，在2004年，结集成十二本书，现在中华书局也出版了。

星云大师事务繁忙，那些作家们都很疑惑，每天都忙在工作上，而且还要写一篇专栏，并且要持续写，多年坚持下来不简单，这是怎么做到呢？

星云大师说，我回忆写迷悟之间的清静，当时我一年到头四处弘法，根本没有完整特定的时间来创作。我的书桌是移动的，有时在飞机上，有时在车厢里，有时在会议室，有时在床头边，只要有少许空档，我马上提笔完成一两篇，甚至有时在行禅跑香，出坡习劳之间，思绪也随着脚步不停地流动。

刚开始写，觉得不容易，写惯了，也觉得不太困难，有时集会闲谈时，我就请弟子们、学生们各抒已见，提出题目，只要有话头，我稍作思索，往往三五分钟，或十来二十分钟，就能完成一篇讲理论事，安心励志的文章。

后来有不少读者读了后，戒烟戒赌戒酒，看了后走出抑郁，心变慈悲，家变和谐，这都是最让我感到欣慰的回应，能够转迷为悟，转苦为乐，付出多少都值得。

我们现在很多人之所以没定力，这是借口，不是没定力，是因为没立志，志不立天下无可成之事，虽百工技巧，如果不是立志，长期去做，专注去做，也没法成事。

现在好多孩子，不敢立大志，为何？因为经典读得少，加上名人传记看得少，还有师长们往这方面引导得少。毛泽东先生说，人生在世，要读奇书，做奇事，写奇文，创奇业，做个奇男子。

以前我们定力也不够，老是心外求法，想要找到一个听不到牛叫声的人间净土，然后快乐写作，清静修身，后来果然让我们找到了这个地方，在高山之巅，不食人间烟火，整日在云雾缭绕中，四处听不到半点杂音，虽然创作了几本佳作，但觉得太顺了，进步不大，反而在接众之中，带学生，看病人，跟大家一起出坡习劳，听经闻法，成长更快。

我们发现，在安静的时候，你十分的功夫，而在动乱之中你只有一分；在动乱之中，十分的功夫，在生病的时候，一分功夫都没有。

我们最佩服的就是这些大德们，像师长一天讲经四个小时，讲了五六十年从不间断。星云大师每日一文，把写作当成一种定课，也是数十年坚持不间断，他们并非都是聪明绝顶的人物，但他们的发心跟精神，却是世间所有聪明绝顶的人物都缺乏和自愧不如的。

可见聪明，条件好，不值得高兴；外界纷乱动荡，考试压力大，也不值得悲忧；唯独人自己不立志，不读圣贤书，不习圣贤精神，不知道如何做定课，这才真正是人生最大的损失跟忧患。

学生们问曾公，这一生该如何成就？

曾公说，我自33岁开始，就戒掉各种浮躁习气，我一辈子就做两件事，一是早起，二是写日记。

什么是真正的勤劳？有两点，第一是早起写日记，第二是一辈子早起写日记。风吹不动天边月，雪压难摧岭上松。

这个勤学做定课，得有保质期，要保一辈子，如果保三天五天，保三年五年，那只得小利，你真保一辈子，必得大利。

108 如何降服体内气火？

问：想请教一下，身上一直有内火，但现在右大腿的后面外侧长出个火疖子，冒出白尖了，是挤破还是不用管？

答：如何提高气度，使火消？度如江湖细流兼纳，气如春夏群物发生。瓜熟蒂落，气血足后，身体自动会将这些火毒托出。那为什么会长这些疮疖毒火呢？饮食燥热加上动了性。饮食燥热是外缘，动了性是内因，导火线加上炸药就会引爆。可有人发到脸上，有人发到腰下，为什么？一般对上辈动气，气容易冲头顶，对手下下属动气，或生闷气，气就容易攻到腰膝以下，所以老人对后辈动气，腿脚就不利，学生对老师顶嘴赌气，脸面就容易长疮长痘，这该怎么办？

气是无名火，忍可敌灾星。上次胡师姐讲到，古之有为之士，没有不是立志成就的。立什么志？首先要立不生气之志。为什么不生气就能有成就呢？胡师姐说，我以前反应很快，脑子也很好，识记东西也很牢固，每次发现生了气动了性后，反应就迟了，脑子就呆了些，做事就慢了，灵敏性大减，记性也减退，心中就很害怕，不敢轻易再生气了，因为有形之气烧万贯家财，无形之火烧灵敏天性，人的气火动多了，反应就慢，行动就粗重，做事就容易搞坏，身体也会早衰，太可怕了。所以我立志不生气，不动性。

我们听后，不禁感叹，原来智者修行，都是自己体会到好处的，胡师姐一段时间不动气后，果然各方面反应提高，思维清晰。所以大家只要坚持二十一天不动气，你会发现有意想不到的效果。以前的病痛少了，做事效率高了，睡眠质量好了，吃饭胃口大了，干活力量强了。所以人体最大的敌人永远不是别人，而是自己那个气火，病是吃气的，疮是吃火的，若能降得住气火，便能获得健康生活。

谁有这个本事，谁有这个觉悟，谁就受益。真如《小儿语》说，威震四海，勇冠三军，只没本事，降伏自心。

真有本事降伏内火后，戒骄戒躁，戒气戒急，就等于断了疾病的粮草，病邪也就不攻自破了。

109 少腹逐瘀汤用法与功效

问：两位老师，你们好！新年快乐！在老师身上学了很多东西，临床帮助了病患，很是开心！请老师谈谈王清任的少腹逐瘀汤之用法与效果！少腹逐瘀汤是否一定是妇人经期第一天开始喝才有效呢？是否会影响妇人行经呢？男人腹部有瘀可用否？待老师分解，期待学习为盼！多谢！

答：宽怀风月朗，雅量天空阔。少腹逐瘀汤出自武术家医家王清任先生的《医林改错》，自古医武同源，王清任先生由武入医，古代的伤科医生很多都练武，武术家大都通活血化瘀的医术。

老师讲过，把王清任先生的少腹逐瘀汤学会，周身上下内外断无难治的瘀血。

身体有瘀血的表现是局部有刺痛，或唇舌暗淡有瘀斑，或双目暗黑，脉紧涩，碰到这种情况，可以行活血化瘀之道。

王清任先生讲过，周身之气通而不滞，血活而不留瘀，气通血活，何患疾病不除?

我们来看少腹逐瘀汤的组方结构，主要分为两派。

第一派用小茴香、肉桂、干姜，将肚腹周围的阳气鼓动起来，《黄帝内经》讲，凡血气遇寒则凝，得温则行。现在好多妇人贪凉饮冷，你别小看手脚受冻，露脐露背，表面上冻的是皮肤，实际上冻的却是子宫，因为人体是个整体，一缩一切缩，特别是月经来临时，又洗头吹空调，很容易受冻收缩，气血流通不畅，这样不通则痛。同时月经来临时，又吃了生冷瓜果、冰冻可乐、雪糕，从嘴上一吃，吞下去，直接吞到少腹那里，腹部马上寒冷紧缩，当往外排行的月水排不了，就留在体内，每个月都这样，瘀血由少到多，由轻到重，日积月累，就会形成包块、结节。所以，小茴香、肉桂、干姜是把腹部周围的经脉放松开来。

凡是物品受到凉冻就会冷硬，像是馒头从冰箱冷冻室里拿出来，就是一个硬疙瘩，然后放在锅里逐渐加热蒸腾，吸饱阳气就变软变松，所有的包块、结节也是这个道理。《黄帝内经》上把积聚的机制讲得很透，寒气与汁沫相搏，血气凝聚不得散，积块成矣。

积块形成机制就是气血水，有寒气，然后这些汁沫津液流通不了，就会成为积液，所以治疗方法很简单，化散掉寒气，流通起气血津液，积块也就没了。

正如冬天时，河里有冰，水不流，有积块，一旦春阳融雪，疏通河道，积块就没了。而小茴香、肉桂、干姜就是春阳融雪，能够把心阳照到腹部去，像当归、川芎、芍药、蒲黄、五灵脂、元胡、没药等能活血化瘀，把气血理顺，积乃消去。

所以，这少腹逐瘀汤不独为妇人痛经不孕所用，凡男子前列腺炎、增生，腹中寒积硬块，皆可用之，但见脉涩滞，有瘀血之象者，如久瘀气虚当加入参芪，有力气才能推动血行。

110 如何预防晕车?

问： 晕车如何防治?

答： 立志犹如金石固，澄心恰似冰壶清。少坐车，能不坐尽量不坐，平时七分饱。晕车主要是脾胃功能不够强大，清浊混乱。提高脾胃功能有两招，一招是泰山压顶，另一招是降浊的金鸡独立。

人精神时做什么事情都不容易晕，一旦长期疲劳，不精神，就很容易晕沉。总的来说，坐车前要休息好，本身古人讲坐车就叫舟车劳顿，是很伤元气的，特别是坐长途车，有些孩子坐伤后，脾胃好几天都恢复不过来。所以，我们并不建议大家去旅游，如果真要去，选择到一个地方能多住几天的，走马观花的奔跑是在折腾自己。

还有，平时容易动气的人，浊阴不容易降，一杯浊水，你静静放在那里，它自动会澄清不浑；你放在车上一摇，那些浊垢就往上漂，加上气一动，叫争贪搅扰，浊阴更是嚣张，所以一切浊阴不降的都是心不够定静，人能常清静，天地悉皆归，定静得下，肾受纳封藏功能会加强，浊气也就不会那么容易往头面上攻。

所以，我们平时做定课，读诵经典，其实就是在修定。修定有什么好处？肾封藏、胃受纳功能会加强，人定得下来，邪浊绝对嚣张不起来。人急躁起来，马上大小便中毒，邪气四处播散，所以大家去看，哪种类型的人癌症包块容易转移扩散？性躁心粗的人，很容易动气的人。哪种类型的人皮肤容易患病，瘙痒会大面积地扩散？也是急躁不耐烦的人。也就是说你只有真能定下来，邪气才不会乱跑，浊阴自然出下窍。至于用生姜或藿香正气，用来降逆辟恶，这都是暂时解解标而已，靠练功、做定课提升体质才是治本。

111 脑瘫儿，鸡眼

问：朋友生了两个脑瘫儿，看着心酸，不知有什么办法让其逐渐能自己照顾好自己；还有老妈反复生鸡眼，我想脾主肌肉，但是找不到好办法，所以想问问两位老师。谢谢！

答：隋珠弹雀，得少失多。修德乃珠玉，求名利为弹雀。持身须戒珠弹雀。《德育故事》里有个董奉治病的历史名案，小董奉勤学治病之术，却累倒在诊台上。一个人的力量有限，疾病却是无穷的，那该怎么办？

师父玄空子跟小董奉讲，治未病很重要，但愿世间人无病，何妨架上药生尘，少人来吃药，这才是真正的上医。

董奉问如何做到治未病？

师父玄空子便表演了导引吐纳、运动健身之法，然后董奉带众人习练，疾病就减少了。所以在源头上堵住疾病，比已经得病了再去治，效果要好，而且代价小，收益大。现在好多人不生病的时候根本不想投资健康，花多些时间去运动锻炼，整天黏在电脑、手机上出不来，身体不垮下去，都不能重视健康。

人如果不去吃苦，不去历练，精子、卵子质量会降低。像很多鱼，必须经历风雨，逆流而上，才能产出强大的后代。

人也一样，如果你都拖着腿走路，没走两公里就气喘吁吁，消受不了，那么不用看了，这精子数目、质量跟活动能力都大为降低。所以这个时代，城市里不孕不育的夫妻越来越多，生的孩子体质越来越脆弱，脑瘫的孩子排着队，这是什么原因呢？丢失了胎教，胎教的根本就是强身健体。

现在好多父母还没学会强身健体，就早早结婚，结果生出无能儿、软弱儿、病患儿，人都是在为自己无知的行为买单，只要没觉悟过来，这个代价还要继续花下去。

还有很多中老年人容易长鸡眼、死皮、硬肉，这是脾主肌肉功能减退。调脾胃的同时，还要加强运动，循序渐进，身体这些硬肉，好像刀子生锈一样，刀闲生锈，人闲生病，刀在水边容易长锈，人体湿重容易长病，像腰椎间盘突出、湿疹、皮肤赘肉，这样的病人大都有痰湿为患，不爱运动。

运动人身血脉流，血流气顺病疾休。

不怕赘疣频频长，只恐懒动痰湿留。

所以，要管住嘴，迈开腿，凡是饮食太过丰富，过度饮食，都不是身体在吃，而是疾病在吃，不是在助长身体，而是在助长病气。凡是腿脚迈不开来，腿脚久了就容易出问题，你看不常用的剪刀，久了生锈了就打不开，大胆地迈开腿，这叫“天天千步走，药铺不用找”。记住不是只运动一两天，而是要天天走。天天才有效果，水滴石穿，在于天天滴也；绳锯木断，在于天天锯也。

所以读懂《劝学》，那是真正会养生治病，锲而舍之，朽木不折；锲而不舍，金石可镂。如果锻炼无法持续，那么连朽木你都锯不断，常年累月去运动，像金玉之石你都可以把它磨平，何况是普通的赘肉硬皮呢？

112 流汗不留病，过敏自然休

问：老师好，想问下，老年人皮肤过敏怎么弄？谢谢！

答：少年经历磨砺，老年不畏风霜。皮肤过敏是西医的说法，中医叫邪之所凑，其气必虚。用现代的话就叫作国家疲弱积弱，外邪四面骚扰兴起，所以攘外必先安内。怎么安内？

第一，有因饮食不节而加重过敏，喜欢吃鱼等海鲜肉类，就要管住嘴，断敌粮草。

第二，人年老血衰气弱，应当戒操劳，特别是劳心，人年老戒之在得，得失之心不断，烦恼疾病不会断。

第三，人年老会疏于运动，运动习劳苦，就像一个国家练兵一样，身体的每个细胞都是我们的兵，要想兵强马壮，有战斗力，斜风细雨不惧，就要安排它们每天有一定时间的训练，会练身体无恶疾。

有一个老人，他天天晚上皮肤干燥瘙痒，这种症状已经持续了三年多，没有一个晚上能睡好，他都开始恐惧黑夜了。人老了就像树老了一样，皮会变薄，容易变干，这种干燥之痒，要燥者润之，所以我们叫他熬浓浓的山药粥来喝，大补津液。古籍上讲，山药主风气百疾，然后配合下午赤脚走路，半个月不到，痒就消除。可见不是痒难治，而是运动锻炼没坚持；不是病顽固，而是志不坚。现在的病治疗就两条路子，一条要找对方法，第二条贵在坚持。试想一下，找对方法，知道山药质黏多汁，能补肺脾肾，滋润津液，可如果没有持续地运动出汗，身体的津液，怎么可能源源不断地输布到皮肤上去呢?

大家都知道运动员脸上气色特阳光，皮肤特好，现在人大都相信护肤霜，怎么不相信运动出汗是最好的护肤品呢?

古医书上讲，无汗道不通，没有汗久了，你大小便全身经脉都不够通畅，所以说：

生病汗不流，汗流百病休。

流汗不留病，妙道此中求。

113 肠易激综合征

问：老师，新年好！我想请教一下：紧张、受寒、挨饿后就会出现腹痛腹泻的肠易激综合征，其产生原因是源自心理方面还是生理？应该如何去对待它？谢谢！

答：清言每不及世事，静坐可以修长生。这是身体不健壮，心理不稳定导致的，很明显你会感到紧张不安、饥饿的时候，肠胃消化功能减退，说明情绪会影响消化，心里头有消化不了的事情，肠胃里头就有消化不了的食物。古代有个成语叫愁肠百结，一个人忧愁后，肠子会打结，这符合《黄帝内经》上面讲的“忧愁者，气闭塞而不行”，所以会导致肠胃功能紊乱。

医理啊很平易近人，我们常会看到有些人不想吃饭，一问之下，不是食积，而是心情不好，心情不好就消化不好，这在中医里，叫作心与小肠相表里。

还有一些朋友仕途失利，考场失准，或商场失利，从此老是大便不成形，为什么？没信心了，就像一个军队，信心被打破，马上溃不成军，一个人也是这样，没有信心了，肠子一团气全乱了，大便也就难以成形了。

从排便可以看出一个人的气运，特别是恐惧没自信的人，不能独立面对困难，这在中医上叫恐则气下。肠胃清气升不起来，纷纷掉下去，这在《黄帝内经》又叫清气在下，则生飧泻，可见各种不良情绪都会引起脾胃病变。思则气结，大便不通；恐则气下，大便稀烂；怒则气上，大便硬结；悲则气消，大便无力；惊则气乱，大便有大量食物消化不完全，没法吸收。人只要七情有起伏，就有病象。

我们看，病患这两个字是怎么造的？病在丙，丙丁是南方心火，心火被阴云盖住，发挥不出它的光辉，而疾病就是人的能量发挥不出来，为什么发挥不出来呢？患字是心往上串，淡定不下来，当一个人得失之心很重，患得患失时，就准备做患者吧。相反如果我们能做到淡定无求，那么也往往病去身安。同样身体强健，也会让心中自信加强。现代研究表明，每天半小时的体育运动，可以让一半以上忧郁脾气差的病患变好，让频繁发作的疾病变轻，因为身体强壮了，病气就控制住了，好像国家强盛，盗贼就不会四起，这叫富国强兵，而后国泰民安。

身体就是国，国破碎了，就会民怨沸腾；国强盛，民心会渐渐安定，可见心身就像物质跟精神，相互影响。

114 顽固性咳嗽怎么办？

问：二位老师，又来打扰，我因睡觉时没有注意保暖，日夜咳嗽了十余日，十天后右边胸下方三角区域疼痛，咳嗽、大笑、发怒、转身、提重物都疼，喝过医生开的药后咳嗽有好转，但仍疼痛，手不能举高，且按压有个痛点会连接右后背肩胛骨下，请问我该怎么办？

答：气清更觉山川近，心远犹如宇宙宽。一般这种咳嗽不是普通的感邪气，而是内有积郁，人过度紧张、疲劳、着急后，又生了气，这气被风寒压在身体里，会打结，这时要想把这团气释放理顺，疏通开来，就要利用一些风药，风药能解郁、行气、祛风。

像小柴胡汤止咳胜金方，荆防败毒散乃咳门第一方，这些方都是针对窍闭气郁的咳嗽等病。张仲景讲，五脏元真通畅，人即安和。怎么令五脏元真通畅？不用理会具体的病邪，就顺其性，调其气，不令气有丝毫抑郁，病不得生。

前段日子，从广州来了位十分顽固的咳嗽患者，咳了半年，说是肺部有积液，很难好，想试试用中药，我们说，不管它是积液还是积痰瘀血，反正舌象带些水滑，就像家里有摊水，把门打开来，令风一吹，风能令水干，水一干，不就没有所谓的积液了吗？

所以，我们给他用荆防败毒散配合小柴胡汤，一个方子看起来很多味药，其实药理只有一个——宣风通气，他吃了七剂，半年的咳嗽痊愈了。

我们还叫他要练圆运动功法——春风拂柳，因为这病人很容易郁闷，郁闷的人要多做伸展运动，而且一定要做到微微出汗，身体酸麻胀痛，如果没有做到出汗，这境界就没能够达到消除疲劳的效果，疲劳不消除，病就没法去。

所以，我们说药方只能治好你一半的病，而另一半的病要靠运动。

115 关于《药性赋》的精髓

问：我想参加《药性赋》研修班，请问《药性赋》讲的重点是什么？

答：为官不过六百石，著书何止五千言。《药性赋》讲论是入中医之门最快的，叫讲论得之最速。

《药性赋》温性药：

温药总括，医家素谙。

木香理乎气滞；半夏主于湿痰。

苍术治目盲，燥脾去湿宜用；萝卜去膨胀，下气制面尤堪。

况夫钟乳粉补肺气，兼疗肺虚；青盐治腹痛，且益肾水。

山药而腰湿能医；阿胶而痢嗽皆止。

赤石脂治精浊而止泄，兼补崩中；阳起石暖子宫以壮阳，更疗阴痿。

诚以紫菀治嗽，防风祛风，苍耳子透脑止涕，威灵仙宣风通气。

细辛去头风，止嗽而疗齿痛；艾叶治崩漏、安胎而医痢红。

羌活明目驱风，除湿毒肿痛；白芷止崩治肿，疗痔瘘疮痈。

若乃红蓝花通经，治产后恶血之余；刘寄奴散血，疗烫火金疮之苦。

减风湿之痛则茵芋叶；疗折伤之症则骨碎补。

藿香叶辟恶气而定霍乱；草果仁温脾胃而止呕吐。

巴戟天治阴疝白浊，补肾尤滋；元胡索理气痛血凝，调经有助。

尝闻款冬花润肺，去痰嗽以定喘；肉豆蔻温中，止霍乱而助脾。

抚芎走经络之痛；何首乌治疮疥之资。

姜黄能下气、破恶血之积；防已宜消肿、去风湿之施。

藁本除风，主妇人阴痛之用；仙茅益肾，扶元气虚弱之衰。

乃曰破故纸温肾，补精髓与劳伤；宣木瓜入肝，疗脚气并水肿。

杏仁润肺燥调便秘止嗽之剂；茴香治疝气肾病之用。

诃子生精止渴，兼疗滑泄之疴；秦艽攻风逐水，又除肢节之痛。

槟榔豁痰而逐水，杀寸白虫；杜仲益肾而添精，去腰膝重。

当知紫石英疗惊悸崩中之疾，橘核仁治腰痛疝气之瘨。

金樱子兮涩遗精；紫苏子兮下气涎。

淡豆豉发伤寒之表；大小蓟除诸血之鲜。

益智安神，治小便之频数；火麻仁润肺，利六腑之燥坚。

抑又闻补虚弱、排疮脓，莫若黄芪；强腰脚、壮筋骨，无如狗脊。

菟丝子补肾以明目；马兰花治疝而有益。

此五十四种药性之温者也。

116 天人合一的养心法

问：老师您好！我们中国大部分地方一年都有春夏秋冬四季，而那些只有夏天的热带国家，像泰国、新加坡、越南，它们的国民身体里面是怎么样的一个场？有没有春生夏长秋收冬藏？还有俄罗斯北部和南极、北极冬天特别长的，又是如何呢？望老师解答疑惑！

答：天地的变化，昼夜的交替，四时的更替，对人身心健康影响很大，但是心性的起伏变化，对人身心健康影响更大。所以，高寒带里头有高寿的人，新加坡热带地区也有108岁的许哲女士，照顾二三十个七八十岁的老人。一年四季如春的广西巴马，照样产生那么多寿星。

长寿的关键在哪里？在于这个地方民风淳朴。如何看民风淳不淳朴？《黄帝内经》讲，美其食，任其服，乐其俗，高下不相慕，其民故曰朴。故嗜欲不能劳其目，淫邪不能惑其心。

大家看，对普通食物都生敬爱之心，对衣着很随意，不会太拘泥，对这种朴素的民风很喜欢，更重要的是，大家高贵低下，不会相互羡慕妒忌，这样的民风真叫淳朴。

在这样的环境里，大家打开电视也不会沉迷到不能出来；打开手机网页看微信，也不会不能自拔；看书绝不会看到两眼近视，神疲乏力，更不会被那些邪言恶语扰动心灵，也不会讲脏话恶话，都是口出真善美，心存感恩念。

这样的地方，人们活到一百岁的就很多，因为人开心了，过十日就像你不开心过一天一样。我们有体会，在山中开心写作，快乐办班一样，过五天好像过一天，无形中寿命延绵，而你在名闻利养中如坐针毡，过一天好像过一年，人老得好快。

上次孙老师问，怎么让人不老得那么快？

我们笑笑说，听听那些俗话怎么说的，忧一忧白了头，笑一笑十年少，所以我们要办开心农场，其实“开心农场”这四个字就是健康妙方。农场就是习劳苦，开心就是欢喜，欢喜地习劳苦，人啊很少有病灾化不了的，就像老师讲，你只要能哼着小调在干活，你的病交给我。

所以，人能怀喜乐之心去利他，你已经不是病人了，你都变成医生变成觉悟者了，这就是为何现在猝死、怪病、早衰的病人那么多的原因所在，大家都渐渐开心不起来了，心不开了，都闭了，人还会有生机吗？

一年四季什么是真正的春夏秋冬？

春主仁对应肝木，一念仁爱一念春，所以待人如有春风，你即使在天寒地冻，犹有一片春光，暖了自己心，也暖别人心。我们都希望得到春天太阳的温暖，为什么不试着去成为太阳呢？一念仁爱，布施光和热，你就是太阳，按照太阳的方式去生活，那就是真正养阳，就是春阳融雪，就是拨阴取阳，以阳化阴。

而夏天呢？开心就是夏天，古人叫心花怒放，一念开心，一念脸上气色透亮。高寒带的老人为何能保持高寿，他们恶念少，心地清净笑哈哈。有项高寿老人调查表，发现这些高寿老人都有一个共同点，就是笑容满面，还有不贪吃。

开口常笑，那就是无量寿的秘要，就是在制造夏天，多讲善言语，浑身温暖，这叫良言一句三冬暖，在高寒三冬，因为常说良言善语，身体也无不柔和暖和。

而秋天呢？律己如秋风，严肃对待自己的恶习，不断改过，就像秋风扫落叶一样，这就是制造秋天，只要一天你看不到自己过失，没改自己过失，你就容易上火发热烦躁；一旦知过改过，就像炎炎夏日，干旱火起，突然降下甘霖露雨，从头到脚都是清凉。

真改过的人，常身心轻安，头顶清凉，六时吉祥，你之所以还有烦躁失眠不安，从另一方面来看也是改过不够精进。改过就是在换凡夫身为圣贤身，换血脉换气质，那些在大病恶病中能挺过来的，并且活得津津有味、绘声绘色的人，没有哪个不是善于改过的。

永远治己不治人，就是在行秋令。现在好多人皮肤病夏天发作厉害，一到秋天就减轻，这很简单，这人一般有过怨他人，一旦转变过来，自己揽过失，对治自己不对治人，马上气往下收，肺往下降，皮肤病都发不出来。

那么冬天呢？冬天主封藏。老师讲过，种洋葱时要蹲苗，叔公讲，这种菜的时候，要把土压牢，压牢它就是一个封藏的象，封藏力量大，它就长得壮，如果封藏力量不大，松松垮垮，好像冬天封藏力量不够，第二年春天种子蔬菜都长得不够充实饱满。

有两种可以加速封藏的，第一种是沉睡，第二种是担水挑柴负重，你晚上能沉睡，那么第二天精神焕发；一辈子能沉睡，不管生在南方还是北方，热带还是寒带，你精神都用不完。现在很多人熬夜了，你即使活在世界长寿之乡巴马、住在天堂都没用，因为你破坏了封藏，破坏封藏的结果就是人越来越容易疲劳烦躁。那怎么办？早睡又睡不着，那就习劳去，通过负重穿越会启动肾主纳气功能。我们亲自实践，上山去扛柴，跟空手下来完全不同，扛一捆柴下来，呼吸深沉有力，付出多少，天地就回报给身体多少，明显腹式呼吸加强。

你看挑担扛柴，每走一步气力都是在往下、往内收，所以干活的人，肾精会越来越固密，不干活的人会越来越疏松。同时还有一点，肾开窍于耳，耳能纳逆耳之话，肾封藏功能很强，对万事万物不耐烦，肾封藏也会不好，所以耐得烦劳补肾高，补肾很高明的办法就是你要能听进逆耳刺耳诛心之话，真听得进去，你就有一派祥和沉稳、内敛收纳之气。正如张锡纯所说，人持百年之寿命，功夫全在于一个“敛”字。封藏收敛，连恶言语都不排斥，你说这样的人肾会不好吗?

俗话说，达摩西来无一字，全凭心意下功夫。所以大家学《四气调神大论》，学春夏秋冬生长收藏，不要学在相上，不要学到形式，要学到实质啊!

人是万物之灵，心性对身体的影响远超过外界环境，不能说我现在要封藏，我就到高寒地方去住，我要生发，我就到南方去度假。《大藏经》上讲，心外求法，无有是处，如果这样都能够高寿的话，那么那些到处旅游的人，都不会生病了。

只有心念上能仁爱利他，开心快乐，律己严格，虚心受纳的人，才能真正体现天地四时之道，而与道合为一体，这才是天人合一的养心法，是《黄帝内经》所说的最高心法。

117 教学中医如何从娃娃抓起?

问：看到你们微信整理中医资料，之前丹心学堂也发起了“大医藏”行动，可谓浩大。希望不会重复。

请问山里教孩子学中医吗?

答：丹心学堂做中医小儿教育编的一套教材非常好，上次天贤国学书院的许老师进山来，大家交流中医如何跟传统文化的读诵结合起来，我们就推荐这套中医教材。

余老师也一直想编一部少儿中医教材，教孩子们学中医，从娃娃做起，先培养秀才，再培养医生，像范仲淹那样，先有良相气象，再练良医手段。

刚开始有家长带孩子进山来，说要来学中医，他们很奇怪地问，怎么山里做早晚课以《德育故事》为主，以及用传统蒙学，医学好像占比很少啊？

我们想起在明理书院里张老师的教导，张老师也是一位中医，后来投入到弘扬普及传统文化的事业中去了。他说，现在很多孩子连周围父母、朋友、兄弟、姐妹的需要都感受不到，你说他能感受到病人的需要吗？就算大脑里装满万卷书，但是病人的痛苦却没法感同身受，这样是没法学好中医的，我们听后恍然大悟。

医部全录里那么多典籍，该什么时候学习呢？慈悲心建立起来后，再来深入大医藏，这叫物有本末，本立而后道生。

在《大医精诚》上面讲到，凡大医治病，必当安神定志，无欲无求，先发大慈恻隐之心，誓愿普救含灵之苦。这句话是医学的真知灼见，能够用这句话来学医，那么古今医学格言警句，千言万语，皆可付之一炬，一念慈悲心起，马上感通天地；一念私欲遮盖，马上灵窍塞闭。

《大藏经》上讲，慈悲为本，方便是门。慈悲为根，方便乃枝叶。所以孩子从小练洒扫进退应对，都是在长一颗慈悲之心。如果数十年修学后慈悲心还在萎缩，那这个教育是失败的。就像蔡老师讲，大家想想，是小孩子道德高尚，还是长大成人后道德高尚呢？

这个问题在现在都不用问了，看到老奶奶跌倒，小孩子还会冲上去，大人就犹豫了，慈悲心的萎缩，是灾难病痛的开始。《大藏经》讲，长寿自慈悲心来，任何事业你要做到长寿，团队要能够长久，一个企业要能够经营上百年，他的核心除了用慈悲，其他的都办不到，一个家族要延续千年不衰，除了用慈悲，其他的也办不到。

孩子一念有失慈悲，立马要引起家的高度重视，就像踩踏虫蚁，嗜杀动物，一个家庭出现这种现象，就已经露败相了，父母如果不及时教育，这个家庭将来就像虫蚁昆灵那样被孩子践踏毁掉。经典上讲，举步常看虫蚁，连一物命他都爱惜，他身体能不好吗？反过来，如果连虫蚁的感受都体会不到，病人的心灵变化、疾病情况，他能真正感受到吗？

现在教育孩子面临最大的问题，就是孩子心灵很容易被物欲蒙蔽，一被蒙蔽，他对外界感知能力就降低，灵性一降低，脾性做主，不是制造烦恼，就是制造病苦。

再聪明的资质，好像厨房里的油灯泡被乌烟糊住了，也放不出光芒。所以，教学中医，普及国学，先要做洗灯泡的功夫。灯泡越早洗越好，锅底越早刮越好，刀越早磨越好。为何后来我们想到教学中医要从娃娃抓起，因为孩子涉世未深，他就像一条小铁丝，你只要轻松地按照正知正见来矫正，很快就能看到成果。但是大人不同，大人如果没发大心，大都脾气刚强难调，好像大铁棒要矫正过来，就是用力多，而得效少，如果是小铁丝，就是用力小而收效大，这叫桑条从小矫，长大矫不好。

从那个原始点、小处矫，小念头扶正了，以后言行举止没有不正的。有个小女孩叫明千，她进山来学医，这小女孩在私塾学过，背了不少经典，现在开始背《药性赋》《药性歌括四百味》，以及《病因赋》，孩子记忆力很好，很容易就背下来，她问要从哪里开始学习？

我们笑笑说，就从你爸妈赐给你的名字开始学起吧，古代圣贤造字，一字都可以悟道，憨山大师讲过，目容天地，纤毫可以失其明，心包太虚，一念可以塞其广，故知一念之间，祸福之机，死生之本也，故知几知微，圣人存戒。

什么是圣人？在纤毫念头里用功夫的人，上等学医，学的是念头功夫，中等学医学的是行迹功夫，上等望诊直接望念头，中等望诊看形象，你能够明白纤毫微细处的东西吗？如果一念间烦一个人，一念间智慧就被乌云遮住；一念间慈爱一个人，一念间乌云就拨开，光明得见，所以明千你在这里就是要把你的名字做到名副其实，能够明白纤毫间，念头生灭，祸福转化，那么山中修学不用多长时间，便有一番真正成就。如果没有在这里用功，所付出的时间精力也不过是随眼即过，化为尘埃，终无奈矣。

那如何在纤毫里头用功？种菜时没有伤到菜的一条根，泼菜时不会泼断菜的一片叶子，挖土时不会踩着菜苗，施肥时肥不会泼漏掉。

一个人能做到念念都不恼害周围，那周围没有能伤害到他的，人能够得到世人无比尊敬的果报，源于他没有一念恼害世人的。

担柴时有十分力，绝不用九分；挑水时能挑满，绝不挑半；读书时能多读一页，绝不待明日再读。就像昨晚天气转冷，正当宽衣上床睡觉时，突然想到今天还有师爷曾国藩家书没读，马上重新把灯打开，把衣服穿上，把十页读完，才安心入睡。

一念之间可以决定你所有行为，整部大藏经典，《心经》《金刚经》讲透了就三个字“善护念”而已。所以我们每天跟大家互相学习，都是在善护念而已，维护好这个念头，像《德育故事》里的人物那样，不为私欲蒙蔽，能以真理作主，真心行事，有这种看念头功夫，孩子要学什么也不再是难事了。你看似在干活，其实已经在修行，看似在读蒙学，已经在学中医了。医是内证的学问，医的功夫在医外，果实的功夫在树根底下，我们能不能看到这点并重视这点呢？现在中医国学的普及传播已经很好了，现在开始进入扎根期了，要从哪里扎呢？儒释道医武，中华五大文化，扎这性德之根，才有才艺的辉煌。

118 拜师不如造师

问：你好，我是从一本书上了解到中药的疗效，我想问的是，我不学医，只想求解，你们那真的有个江老师吗？

答：人见名人找名人，我见名人学名人。《小郎中学医记》里面讲实习的故事，里面提到江老师，江老师是位很好的中医，在医院里不仅能将中医特色保留并且充分发挥，而且能够给病患信心，给学生信心的榜样，这样的老师堪称国宝了，中医界如果多出几个这样的老师出来带教表法，不怕中医不兴盛。

所以，中医普及不是政策问题，也不是科技问题，而是人的素质跟境界的问题。古籍上讲，待文王而后兴者凡民也，若夫豪杰之士，虽无文王尤兴，这是孟夫子讲的。

以前我们都想找个榜样来跟随学习，没有哪个好学的学生不希望碰到良师的，后来遇见老师后，老师说，找老师不如造老师。

也就是说，到处参学访师，不如把自己训练成为师资，老师都是教弟子成就的，能以身任天下后世者，天不能绝；能造就人才者，天不能孤。天底下的豪杰之士，他不是做很多事业，他只做一件事，不断地制造豪杰，这就是一个粄印的功，能够制造出千万的粄来。

所以不想成为造就豪杰之人，不是真正的豪杰，当你真正发心要造就豪杰时，你就能够打开圣贤之门，结交拜到各类圣贤人物。

如果你还没意识到这点，就难以跟这些造就豪杰之士感应道交。拜师不如造师，建庙不如建道，造场不如造人才，这三句话就足以让一个人把经典的核心吃透，化为自己血脉。

119 气滞湿阻，白带异常

问： 医生您好，我很喜欢看你们的文章。我想向你们提出一个建议，是否可以将一个系列的文章归类到一起，比如把公众号下面的聊天框改成分类的形式，读者去阅读查找相关资料会很方便。

老师，我近几天白带多，微黄，是怎么回事啊？与考试紧张有关系吗？也没怎么多吃寒凉的水果，今天晚上少腹部疼痛，喜温，是虚寒证吗？并且近几天打嗝有声音（原先打嗝没声音），食物往上泛得厉害，有点类似反呕的症状，是怎么回事啊？

答： 铁骨久磨堪任重，浮名无益莫求高。微信上有好多功能我们都没有开发到，就像我在三年前，妹妹送我一台手机，我用了三年，居然不知道这手机还有一个3D照相功能，可以旋转180度拍照，直到这次表舅用他的苹果手机拍出龙山胜景的时候，我们才惊叹道，现在科技这么发达了。

我妹妹说，你自己手机也有这功能啊！结果拿起来一操作，果真如此。人其实有好多功能潜能都没有发挥出来，自己也不知道，遇到明师，他就能够把你的很多潜能功能开发出来。没遇到明师，就像你不会用自己手机一样，再好的功能，居然也不知怎么显现出来，结果三年了都没有用过。

人啊，活到老学到老，大家提这么多宝贵的意见，我们都要慢慢去改善改变，明年医普学堂龙山书院会面临一些变化，到时需要更多义工老师们来帮忙，使中医普及之光照得更远。

白带异常，在《傅青主女科》上讲到主要是湿邪，湿分为湿热跟寒湿。寒湿用完带汤，湿热用易黄散，但我们发现现在的白带异常更多不是单纯的寒湿湿热，而是气滞湿阻。

所谓湿邪也只是结果，气机瘀滞才是原因，《中医基础理论》上面讲到，气行则水行，气滞则水停。所以，这些盆腔积液、宫颈糜烂、白带异常，其实就是气、血、水的分布出了问题。

正如东边日出西边雨，北方干燥南方水，这天地之间本来不缺乏雨水，也没有所谓洪涝干旱，就是整个一气周流偏了，破坏了，这些水津才没能够平均分布，所以临床上我们常用小柴胡汤调气，四物汤调血，五苓散调水。脉郁气滞现象明显的，偏重于小柴胡汤；舌头紫暗有瘀的，偏重于四物汤；舌苔水滑的，偏重于用五苓散，把这三个方联合起来，灵活使用，治疗常规妇科病，常常得心应手，无大过矣！

这也是好友张少聪，治疗妇科疾病的一个非常好的临证实效经验。

120 缺运动生闷气，关节活动不利

问：老师，您好，我也喜欢中医中药，非常庆幸认识你们！打扰一下，我舅妈有点胯骨疼，不能弯腰，是怎么回事？

答：性情暴戾难随俗，涵养深厚自可人。在山里老房子好久没人用，连最灵活的门枢居然都被蛀虫蛀，转动不灵活了，最好用的钳子也张不开嘴巴了。可见最灵活的东西，因为废弃不用，最后变得屈伸不利。人啊不在运动中灵活，就在懒惰中消亡。特别是现在生活越好，营养越高，堕落起来就越快。凡是关节都要常转摇，一切关节痹痛、屈伸不利前面都是因为缺乏运动，还有生闷气。为什么生闷气会关节不利？

现代研究表明，80%以上的关节疾患都跟情绪忧郁、好生闷气分不开关系。奇怪，不是悲忧伤肺吗？没错，肺主治节，肺气不利，百节不利，老年人最有体会，患得患失忧虑的东西多了，关节就不灵活了。

在山里你随时都可以做这个实验，学生们只要稍微生气了，打字速度马上减慢，平时的基本水平都发挥不出来；只要一忧郁了，跑山腿脚好像灌铅一样，平时的水平都跑不出来。所以，要想跑得快稳，就要快意，心态平稳，不然你担水挑柴都会弄伤身体。

老师治百节之病，常取穴内关，学生不解，如若取肾经穴位，或骨会、悬中、筋会、阳陵泉还可以理解，老师说，心胸内关摩，心胸不开，百脉闭塞，心胸一开，气血自然就奔流

起来。

所以，百病皆生于气，而膻中这地方，就是气海，这地方气机闭郁，筋骨百脉皆不流利！郝万山老师也通过多年临证，体会到不生气就不生病这句话，领悟到人之动情绪、生闷气造成疾病的道理。

所以，未论治病，先行解气，解利气机，常常能收到意想不到的效果。在大学期间，有位师兄治一病人，这病人膝关节不利多年，腿脚不敢迈开来走路，师兄说，但解郁尔，用逍遥散。师弟们看了说，何以无祛风湿之药？师兄说，郁解风湿去。果然病人喝完药后感恩涕零，逍遥散居然治好膝关节痹痛，而且是顽固的腿脚无力，这让人不禁对古方刮目相看。

今天想来，其实这也没什么可神奇的，按老师所讲，人生本逍遥，不为病烦恼。本来气机都是逍遥的，没病才是正常的，人如果开心地付出，哪有那么容易生病，生了病就是私欲太重，不肯付出，只要付出利他，开心了病就好了。

现在很多人想要逍遥，却不愿意去利他习劳，不种好因，如何得好果呢？

121 期待《任之堂常用方》

问： 曾培杰、陈创涛两位老师再出本任之堂常用方就完美啦!《小郎中学医记》有张仲景、郑钦安就好啦!

答： 得力全仗古经典，超伦每效名医行。出类拔萃凭的是经典与名师。任之堂余老师常用方，散落在《跟诊日记》与《跟师一日一得》之中，如果能够重新梳理一遍方剂，确实更有利于大家深入学习，互相交流，明年我们要重归基础，重归经典。这四大基础是中基、中诊、中药、方剂，要知道：只因根基不厚，方才枝叶不茂。

老师说，学中药学要配合《药性赋》或《药性歌括四百味》来学，学习《方剂学》可以配合陈潮祖老先生的《中医治法与方剂》一书，还有《汤头歌诀》《医方集解》，学习诊断学，将来如果有意要入上工境界，见一叶而知秋凉，饮半碗而知江湖滋味，需要配合陈希夷的《心相篇》，还有袁了凡先生的《了凡四训》、曾国藩曾公的《冰鉴》。

为什么这样说呢？古人讲，未学医，先学相，相由心生。我们中医诊断学最大的短板就在这里，有关心相的东西比较少，而最直接有效的诊断疾病，就是看人言语神情，便知道他的命运和身体脏腑情况。就像曾公曾经在三个人面前走过，只看了一眼，便把这三人命运断准，让幕僚莫不叹服。

第一个头是低的，曾公说老实忠厚，可以让他做普通的事务；第二个看到曾公走过，就打起精神，一旦没人后，就随意放肆，这是两面三刀的表现，难以委托重任；第三个目视前方，淡定从容，精神振奋，俨然有轩昂之志，此必可胜重任。原来这第三个便是台湾巡抚刘铭传。

曾公有没有替他们把脉啊？没有，为何一看就看出他们的将来，这叫往而知之谓之神。在《了凡四训》上面讲，春秋时期的大夫都精通观人之术，其实这都是小道，只要多读一下圣贤书，你都是一看一个准的。他们见人言动，而预其祸福，靡不有验，这是说看到人举手投足间的动作，就断他吉凶祸福，居然很少有断不准的。这个听起来很神奇，如果这个做到言忠信，行笃敬，你照样可以把对方看得很清。

然后是《中医基础理论》，这本书很薄但很关键。一个学科最基础的理论，往往是最高深的，像拳术家站桩扎马，冲拳踢腿；像书法家横竖撇捺，这些简单的练习，往往决定你将来的造诣。

至于《郑钦安传》，还有《张锡纯传》《黄元御传》《张仲景传》《孙思邈传》，我们都准备去做，但现在这些方面的资料还不够，构思还不够严谨，大家还可以提出其他名家来，让我们一起来把名医传真正做好，甚至《董奉传》《华佗传》《李时珍传》，但凡在历史上有辉煌一笔，立德立功，留言留术的，我们都可以把他们的精神弘扬开来，但前提是资料要充足真实，这样写出来的人物才会生动，我们才能真正学到名医精神。大家如果有心寄书过来，可多选择这些圣贤人物传，或名医典籍经历，大家在逛书摊，在各地二手书店看的时候，多留意一下，可能不小心淘到几本名医的故事，或相关学术经验，都会成为名医传系列的重要资粮。

在这里无限感恩，大家寄来这么多善书善本。

122 愁肠百结需从心上医

问：你好，直肠炎如何饮食？

答：莫愁肠百结为保养肠胃第一要紧。可看山林生活体验班的《饮食之道》。中医讲，心与小肠相表里，肺与大肠相表里，所有肠道炎症，直接原因是饮食过于丰富，过于燥热，而间接原因是心肺有悲忧思虑，脏有邪，投射在肠腑上。在《世说新语》里有这么一个故事，桓温带着他的手下坐船经三峡要去四川。那时的三峡当真是“两岸猿声啼不住”，有次泊船靠岸，桓温的随从看到一个老猴抱着一只小猴，就故意把小猴抓到船上来，然后把船开走了。这老猴非常焦急，在岸边一边追一边叫，大家看不下去，把船停到岸边，老猴一跳到船上，大叫一声，倒在地下就死了，大家奇怪，老猴刚才不是还好好的吗？怎么一跳到船上就死了呢？于是解剖开老猴来看，发现老猴肠皆寸寸断。

大家不禁叹息，观者莫不流泪，为什么会这样？原来悲忧则大肠纠结，思虑则小肠抽动，老猴最心爱的孩子被抢走，忧愁牵挂，整个肠肚都像翻江倒海，这叫什么？有个成语形容得很到位，叫愁肠百结，如果不是切身体会到这种感受，创不出这种成语来。所以古代漂泊浪迹天涯的落魄读书人叫什么？叫断肠人。读书人为什么忧国忧民的老吃不胖，因为他们经常愁肠百结，搜肠刮肚，牵肠挂肚，所以脾胃就常伤到。

孔夫子制订“六艺”，通过运动锻炼来缓解人的抑郁忧愁，通过行气活血来让情思缠绵消除。现在西方医学研究证明人有两个脑，一个叫大脑，一个叫肠脑，这两个脑就是一条藤上的两个瓜，相互影响，并且证明生气忧郁等负面情绪会使人的消化系统重创，现在因为饮食而吃伤的疾病十居其六，可是因为负面情绪而导致食道、胃等消化系统伤害的疾病，十居其九。

《黄帝内经》里两句话就把这种规律讲得很透了。心肺与腹肠相表里，心肺不好的，腹肠就差，这叫蛇蝎心肠；心肺开阔的，腹肠就好，这叫古道热肠，荡气回肠。所以我们饮食之道，到最高境界，讲的已经不是吃什么的学问了，而是用什么心去吃东西。

在郝万山老师《不生气就不生病》一书中，讲过一个赶车的壮汉突发性肠穿孔的病案。有一个农民，清晨赶车，毛驴受到惊吓，他也着急地从车上跳下来，突然间腹痛难忍，再也爬不起来，然后送往医院，发现是消化道穿孔，小肠出现五处破洞，医生修复了穿孔，病人才慢慢好起来。可见人不能赶急，现在城市里胃肠病为何那么多？大多数人开着车，拼命按喇叭，焦急地在等红绿灯，恨不得冲过去，早上边啃着馒头边坐地铁或公交，一边怕迟到被老板骂，一边又怕业绩不好，被扣钱或拿不到奖金，这样带着情绪吃东西赶路，肠子就受大罪了。消化不良，身疲体倦，腹痛泻痢，便秘肚胀，吃任何胃肠药都根治不了，一旦情绪平稳，会自动慢慢变好。

所以，解决二十一世纪最疑难的肠胃炎，甚至癌症，必须从情绪心地入手，到最后讲饮食之道，讲的都是降伏其心的学问。

123 崩漏如何调理？

问： *崩漏要如何调理？*

答： 万般崩漏，皆土虚水泛，实脾保胃为关键。恐则气下，气虚恐惧不安，血气就会随着往下掉。崩漏也是自信退失的一种表现，人平静不下来，长期恐惧紧张焦虑，是这种病症比较常见的原因。

急性的崩漏暂时治其血热，慢性漏下一般是培其土虚，使土能制水，但要因人因证而异，对于一些漏下日久的，用补中益气汤配合归脾汤，效果非常好。

就好像堤坝老是渗水怎么办？必须要加强堤防啊！归脾汤培土，补中益气汤将堤防提高，信心提高。可以说补中益气汤是一个提高信心，自强不息的方子。

124 牙痛无真药，意志需坚强

问：老师，牙疼要怎么治疗？

答：立品要如山有岳，持身须比玉无瑕。牙疼要找到诱因，经常下馆子暴饮暴食的人，是因为肠胃里有积热，上攻于齿，只要清淡饮食，配合大黄甘草汤，通腑泄热，热去痛消。

对于一些经常熬夜打麻将的病人，他们身体真阴耗损过多，又加上操心过度，虚火上浮，这时应该壮水之主以制阳光，重用熟地，配合小剂量肉桂，使阴水有补充之妙，而无凝滞之弊。

但自古有句话叫牙痛无真药。为何最坚固的东西都会疼痛呢？一个人不够自强，凡是什么事情都想借助别人力量，要求别人帮助的，别人不帮就心生烦恼，你没法自强，那么最坚固的牙齿也会出现腐化。所以护齿不是靠牙膏，古代道家教人练固齿功，小便时叩齿固肾，干活时轻轻咬紧牙关，力量增强，像我们劈柴时，稍微叩一下齿，力量可以多使好几分。

总之，人体最坚固的意志力不可以丢失，自己能干得来的，绝不轻易假手人干，也不要给自己儿子或学生太大压力。当一个人开始抱怨别人，不断动气时，他自强不息的精神就开始退失了，自强不息精神一退失，各种骨性关节炎、牙痛、颈肩腰腿病，最坚固的骨，最柔韧的筋，纷纷都会出问题。

近来我们领悟到这点后，感觉医道世界里头又光明了一片，这都得益于钱平老师发来的《最高层次治病方法调心》这份资料。

我们发现医道其实是修炼之道，是医生自己修炼，得大利益后，带着病人一起修炼，走出病苦。所以，医生的心态要非常光明磊落，非常阳光快乐，心态好，病魔跑。

如果从事中医研究和诊疗的医生很少去修心炼性，那么医界的繁荣都只是表面繁荣，技法的高超也只是外表的高超，毕竟上医治念，中医治气，下医治病。

用念头来引领气机，是上医；用气机来调畅形体，是中医；从形体上来驱赶疾病，已落下乘。故《孙子兵法》讲上兵伐谋。徐灵胎先生说，孙武子十三篇，治病之法尽矣！

上兵伐谋，用兵的上策，是以谋略取胜。治病也是如此，在念头上、谋略上、心性上，多下些功夫，可以省好疾病啊！

125 孩子发育中，运动胜食补

问：《爷孙俩的中医故事》看到91，后面是没有了吗？

请问老师，在《小郎中学医记3》里讲桑寄生煲汤可以帮助孩子长高，可是没写明配方，可以用单方煮水喝吗？每次用量是多少？多久喝一次？如果煲汤用什么食材配伍呢？感恩指导！

答：小孩发育叫拔节、长筋，平时拉筋为妙！客家民间逢到孩子发育长高最关键的时候，煲些桑寄生汤来吃，很有效果。农村还用杉树寄生，一般一次一二两都可以，这是平补肝肾的，很平和，配合普通的山药、芡实，巩固脾土就可以。

孩子在发育期间，要多跑跑跳跳，纵跃徒步负重，这样发育过程中都会通通转化为体质精血。现在很多家庭给孩子营养有余，但锻炼不足，就像原材料很多，但生产线带动不起来，结果产品照样很少。

《爷孙俩的中医故事》已经出版成书了，以中药篇为主，将来有时间我们再续写方剂篇，由于微信公众号每天发的文章量比较大，如果再放进去，担心大家可能看不完了。所以，后面出成书的我们就少放上去了，多放一些答疑解惑跟山林体验，以及早晚功课，还有将来的《药性赋》研修班讲课内容，争取同步更新，让大家能看到最新的内容。

126 孕吐反应重如何破？

问：请问老师，怀孕一个多月，整天恶心想吐，感觉中焦堵住了，有什么方法解决吗？谢谢！

答：无欺世心寿乃大，有容人量福方全。一般妊娠期间呕恶，用一点芦根煎汤，芦根中空善通表里气，又能够帮助中焦宽松。同时恶心呕吐，既是生理反应，也是平时心性的体现。中医认为脾胃属土，肝木能克土，木克土胃发堵，营养不化会变毒物，像上攻冲就呕吐。

肝是主情绪的，有厌烦心理的人，特别是洁癖患者，看不得周围的脏，比如见到苍蝇、蚊子，果皮、纸屑，你就认为它们很脏，想要敬而远之，很讨厌它们，结果这种讨厌的情绪，在心理上就会产生恶心的反应。

这几期办班，我们有体会，城市来的孩子，刚开始到山里，以为这脏那脏，有点不习惯，又怕苍蝇蚊子叮咬，见到食物就噘嘴，恶心，后果搬柴、松土、挑粪后，那种怕脏的心理一下子消去，结果胃口大开，哪里会厌食。所以厌食是你厌烦周围的东西，恶心呕吐是怕脏心理的外现。

到山里来要练什么？练不怕脏、不怕累、不怕苦，如果你怕脏累苦，你身体天天都脏累苦，这成为你工作、生活、学习的障碍；如果你不怕脏累苦，就不会有脏累苦。所以，不是周围脏累苦，是我们厌恶害怕的心理在起作用。

我们看山里这些村姑，她们养鸡养猪，铲粪，都当平常事，她们没有用护肤化妆品，可连明星的皮肤，哪怕是用最好的化妆品，都跟她们没得比，这是什么道理？是不怕脏。所以大家去拾荒后回来，面色如洗，为地球母亲洗脸，你的身体就会很干净，勇于打扫周围环境，你身体的脏浊就不会上逆犯病。

127 反复发作青春痘如何治本？

问：我想咨询一下，我现在28岁了，脸上依然有痘，有表在外面的，也有表在里面的，主要在下巴上。曾经喝药好过，后来又反复，近期用放血虽然效果迅速，但也只管用几天，几天不管下巴就发胀青紫，且脸颊额头也相继冒痘，太阳穴下方也开始有斑，朋友都推荐我去专业祛痘的店里治疗，可我怕治标不治本。请问您那有什么好的治疗方法可推荐的吗？谢谢！

答：习勤能使一身振，悟道须叫杂念清。通过放血后，释放了一些压力，痘就像泄气的皮球，疏泄下去了，但是这边放气，那边生气，不久它又鼓起来。脸上长痘就三个常见原因。

第一个是贪吃。人七分饱是吃给身体的，十分饱另外三分是吃给疾病的，所以营养过度，身体差，特别是脸上容易冒油的，都是肉食偏多了，肉生痰火，这些痘疮都是痰火涌上来的。

第二，压力大。如果你只是饮食过度，没有喝酒、吃辣椒、熬夜，它的痰浊不会泛到脸上去，但压力大，又化解不了，不懂得用运动之道、饮食之道来调节平衡，那痘就会不断鼓起来。

大家看，每每考试前期，学生紧张不安，脸上冒痘的多，一考完试放松了，几天痘就消下去。所以归根结底，还是人不够淡定，压力来时化解不了。所以会长痘，也是在提醒你，你需要放松心情，缓解压力了。

第三，运动不够。如果只有痰湿，没有气火，这些过度饮食之物就会肥肚子，如果痰湿加上气火，气火把痰湿载到头面去，才会长疮痘，这时用赤脚爬行法，赤脚负重穿越法，很快就能引火下行，不比刺络放血功效差。

你不可能天天刺络放血，把闷气放出来，但你却可以天天赤脚跑路，不用几天就可以换一个脸面。那些沙石刺在脚下，刺激穴位，经脉变大，火气就下来。

同时在心生疾病学上面提到，这心其华在面，心里头有不容的人和事，面上就有阴影疙瘩或痘瘢；心中开朗积极，面上阳光，万里无云。所以，脸上的痘瘢是心里的阴云，是缺乏青春的阳光，有些记恨心在里面，一念记恨，一念阴影啊！

128 少荤多素加运动，三高降服需功夫

问：老师，您好！向您请教一下，母亲今年46岁，昨日查出有高脂血症、头晕，想用中药调理，可以推荐个方子吗？谢谢您！

答：勤是千良药，惰为万恶源。高血脂血液变黏稠了，杂质多了，要清淡饮食，少荤多素七分饱，每天运动不可少，话虽简单做来难，真能做到病能好。

在山里也常会碰到高血脂的病人，两只手伸出来，手掌丰满，肉色暗红，加上肥头厚脸将军肚，你再问他症状，他说很容易口苦咽干眼花，这都是小柴胡汤的指征，所以常用小柴胡汤加决明子、莱菔子、山楂、枸杞子、荷叶，这降脂五药，甚至可以代茶饮，作为泡茶方，平和而有效。老师曾说，血脂高、脂肪肝，治哪里？常人说，要治脂肪，老师说，要治肝，治气机，气机舒调，脂质会自动消化掉，如同一个团队，大家干活，气机舒调，就很少浪费囤积，很少生产出次品、废品，这气机舒调太重要了，一有抑郁，病象马上就露出来。

要降三高，必须要有打持久战的准备，慢病要持久锻炼，病非一日而得之，运动锻炼也不是一天两天就能够把疾病根除。人的习气病气，很多时候是从娘胎就带来的，你要彻底地洗尽根除，需要后天长时熏修。像磨豆浆那样，必须要有耐性，没耐性治不好病，因为很多病，就是着急没耐性而加重的。

你叫他徒步走半个小时，一小时，他宁愿坐在那里闷，

郁成一团都不干。坚持吃素，稍微肚子饿，马上就举手投降，臣服于欲望。其实降血脂，最快速的还是食疗方，萝卜籽和叶，熬出来的清汤，这些渣渣叶叶，吃了润肠通便，却是很好的。

但是有些人吃了没力怎么办？没力你就不能胡吃海塞了，这时吃些姜枣茶，把正气提起，通过简单的萝卜叶，排浊降脂。姜枣茶，补能量健脾胃，这样人都会慢慢地神清气爽起来。

只是这期间最难的不是医生，而是病人要有跟欲望做斗争的准备，人最强悍的不是战胜别人，跟别人较劲，应该是自强，不是强人，强人叫强人所难，自强叫自强不息。胜过自己的欲望，你的正气就胜过疾病，因为欲是病，理是药，理胜于欲，则正胜于邪。

129 常咽喉痛

问：加强版逍遥散治慢性咽炎立竿见影。

老师您好，我是职业老师，常咽喉痛，请问要注意什么？

答：人世间劳动最贵，青春期勤学为先，要亲近图书馆，有好大脑；亲近运动场，有好身体。加强版逍遥散能治疗的咽炎，大都属于心生性疾病。什么叫心生性疾病？就是人心有所系，而气就有所郁结。我们打个比方，一条水管，中间折了，打个结，水就过不去，这个地方堵住，就叫障碍，把这地方解开，问题就没了。

现在很多当老师的容易得咽炎，而且跟学生动气越厉害，咽喉梗阻感越明显，为什么呢？这叫气得脸红脖子粗。我们碰到过好几个得严重咽炎的老师，一天要跟学生反复动气，最后有些咽喉还长瘤结、息肉，不得已只能去做手术。

这叫什么？叫念念成形，形皆有识啊。如果每天都有无数个动气的念，这些气就会聚结在咽喉上面，久了就会成包块，会梗阻，所以现在食道癌的病人，甲状腺疾患的病人不断增多，问题出在哪？心急气败，急火上攻啊！

我们的成语可不简单，不少都是符合天地之道，是古人亲身体证过来的。学中医不仅要用眼睛学，还要用心去体证，古人体会到心一急，马上累，气耗得很厉害，所以创出一个成语，叫心急气败，目的是警示后人要稍安勿躁，戒急戒闹，这样身体才好。所以中医的很多医理，不是在实验室做出来的，而是从人身上实证出来的。你看每个人都生过气，生气的感受是什么？脸红红的，手会抖，咽喉觉得胀胀的，满满的，有人还觉得酸酸的，可见一生气，咽喉就首当其冲，像这种动气的咽喉病，我们称之为情绪咽；动气的胃肠病，我们称之为情绪胃。这时不治咽、胃，而治气，气行则咽、胃之病自愈。所以，用加强版逍遥散，行气则结自散，疏肝则积不留，这样结散积消，何炎之有，何痛不除？

在山里小萱、小千他们想学医，问要从哪里开始，我们说要一边读书一边体悟。读书是读古人的体悟，就像把枝条嫁接到身上来，自己体悟是直接扎根，一边扎根一边又有两种枝条，很快就能结出硕果。不要放过你任何一次生病生气的机会，有危机病机，就有悟机。你因为吃撑了胃胀，你就知道保和丸随手消去；你因为考试紧张了，头痛，就知道用逍遥散放松神经，头痛遂愈；你如果生气了，胁胀，就知道用柴胡疏肝散；如果疲劳后手脚没力，就知道用补中益气；如果熬夜后，阴虚火旺，知道用六味地黄丸；如果久视伤血眼花干涩，就知道用四物汤加枸杞、菊花，这些都是自己亲自体验来的经验，才是最宝贵的，这叫“纸上得来终觉浅，绝知此事要躬行”。

现在很多病为什么不好治？因为病果易摘，病因难拔，体积易消，而心病难除。我们当地有个温泉，有几个病人向我们反映说，泡过温泉后，真的牛皮癣好了，肩周炎好了，腰痛也好了，所以他们坚持去泡。

可为什么也有很多人去泡就没有效果呢？因为他在泡温泉，心里还有一大堆工作、生活、学习的压力，而那些泡了后能够好过来，前提是他去泡了，心情放松了，压力消解了，病也就好了。所以咽炎要怎么治怎么防，很简单，你观察一下自己，什么时候咽炎加重，如果是吃煎炸烧烤，便秘后咽炎加重，以素食治之；熬夜后咽炎加重，以早睡治之；跟领导顶嘴、同事较劲、配偶赌气后咽炎加重，就当以逍遥散治之，同时常思别人苦，常看别人好；如果因为久不运动，呆坐伤脾，脾病则九窍不利，咽炎加重的，就跑步去，跑出疾病的阴影。

刚进来时，小萱很容易着急生气，鼻常塞，问该怎么办，我们笑笑说，跑山去，要跑出病邪的阴影。他说，怎么跑了还这样？我们说，那因为你跑得不够快，不过要循序渐进，刚开始跑稳，后来就要跑快。客家俗话叫一壮百病消，人如果强壮，不郁闷，哪有那么容易得病。

老祖宗常说，傻人有傻福，为什么呢？因为这些傻人他愿意吃亏，不计较，很少有心思跟别人去斗。所谓的一些聪明人就不同，聪明反被聪明误，怎么误？即使干一件事情，他都要反复掂量我有没有吃亏，殊不知，你在这上面掂量的气血、消耗掉的心神，干十件事都有余啊！

医生不怕癌症肿瘤，最怕的就是碰到这些爱较劲、吝啬自己气血的。不是病难医，而是人的性情难转，世界上没有转不了的病，只有你不愿意去转你的性。有一本书叫《性理疗病》，我们曾经把这本书当作晚上熏修的课本，刘力红老师曾经为这书做了序言，讲的是转了性就转了病，大家可以去看看，一两个晚上就可以看完，反复看十遍，就知道病是怎么生的，又该如何去疗了。

130 干眼病怎么办?

问：老师，干眼病怎么办？眼睛干痒、疼，好难受啊！

答：求学欲坚不欲锐，勤奋在久岂在昭。干眼病，常有两种情况，初病多属阴伤，就是过度用眼造成的，可以用些养阴生津的，比如清补凉，用沙参、玉竹、山药、枸杞、莲子、花生来煲汤，如给肝木浇灌，必得湿润。有些案牍劳形，劳累日久，大都损及脾胃，脾胃在《黄帝内经》叫至阴，大家看至阴对应的是什么，对应的是天地间的低处啊！

比如井洼井沟，井里有水，但井边却干燥，为何？不是缺水，而是缺一股打水的动气，所以常用升阳益胃汤，或补中益气汤配合生脉饮，令水液上升，则干燥消除，阳气蒸腾，自然锅盖湿润。

这也是《黄帝内经》上讲的脾虚九窍不利的道理，九窍不利其治在脾，要注意保脾十条，知道在哪里伤到，再从哪里修复，这些病象也就逐渐消失。

131 对于传统文化老师健康方面的建议

问： 请教老师您，泰国的动中禅老师今年50多岁，在20多岁时因为游泳跳水导致全身瘫痪，多年来一直卧床，身心皆苦。修习动中禅十来年后心灭苦，从而开始弘法。肉身目前是肝癌后期，肝肾衰竭。学生们都想老师能长寿以让更多人受益。请教老师您能否给些治疗建议？这几年看着认识的一些禅修老师、传统文化老师不断老死，病死，心里特别难过。虽说生死人人都要经历，但还是忍不住难过。

答： 士要成功须定力，学无止境在虚心。不愁生老病死，只愁有无精进不止。现在从事传统文化教育的师长们，他们身先士卒，走在最前面，他们已经没有自己了，不为己身谋安乐。我们在明理书院学习时，也碰到过这样的老师，全国各地奔跑，办讲堂，帮助了好多人，但由于舟车劳顿，身体透支过度，很难恢复，这该怎么办呢？

我们就想到，山林生活正是老师充电的大好地方，希望将来把龙山这里作为一个基地，让那些在外面疲于奔波讲学传道的师长们，能够有一个修养恢复的机会和地方，让他们可以静下来好好凝练经验，以为下次更好地出击亮剑。所以将来龙山书院医普学堂要做两件事，一件事是师资培养，另一件事是师资保养。

为什么古代的帝王要三师加持，有太师、太傅跟太保，太师是传授圣贤经典长养德行智慧的；太傅是传授各种方便法门、处世技能以及管理才能的；太保是传授健康之道，保健身心的，这就像鼎之三足，缺一个足就站立不起来。

古人讲，得到了鼎就得到了天下，但是帝王得了九鼎也会把天下失掉，因为得了九鼎后，并没有得到三师，只得个形式，没得到实质，鼎就形同虚设，所以得鼎其实就是得到德智体，德智体缺一不可。

所以，我们一再给自己减速，宁可做得久，也不急着做大；力求走稳，而不求快。慢慢地走，不停下来，就是最快的，稳稳地走，不摔倒就是最大的。

在印度有位瑜伽导师叫艾扬格，这位著名长者经历过严重车祸，大家都以为他没办法恢复了，艾扬格导师坚持只要手指能动，就要练习，结果凭借他的智慧跟坚持，习练瑜伽后，身心奇迹般康复，成为世界瑜伽导师，直到九十多岁还能自理，导师的那些动作反应，连一般年轻人都自叹不如。

可见挫折磨难，正是考验道法道心的时候，只要一门深入，熏修功法，减少外缘，你就可以看到身心体质在强健。我们只用了普通的运水担柴，习劳出坡，学员们中有体质瘦弱的一个月增重两三斤，还没有运用到动中禅、内观以及太极易筋经、五禽戏等精神奥妙的功法，居然就有这种效果了。

所以对于传统文化老师们来说，只要给他们静一静，就是对他们身心最大的充电。

现在很多心灵导师，偏重于用心灵来影响身体，但中医认为身体也可以影响心灵。古代为什么要设六艺？为什么孩子要洒扫进退应对，要运水担柴？因为只有强壮的筋骨，才有强大的心灵，当然也有极少一部分人身体差，意志却很坚定。

佛门说“福慧双修”，有好的身体，知道强身健体叫有福，知道改变心性，亲近师长叫有慧，这两方面都不可以缺少。

132 一岁七个月宝宝睡觉每两小时醒一次

问：老师您好：我家孩子一岁七个月，还在吃母乳，白天也和我们一起吃饭，晚上还不能睡整觉，基本每两小时醒一次，醒了就要吃奶睡，不给就哭闹，有时睡着睡着还会哭醒，最近睡醒还要妈妈再抱一会儿，没抱够也哭闹，有些胆小、害羞、怕生，想问下有什么方法可以改善孩子的睡眠？谢谢！

答：养儿方知父母艰。动极思静。《清静经》讲，动者静之机，只要充分让孩子动够，他再静卧就有很好的休息效果。这不单对小孩管用，对大人更管用。

我们碰到很多失眠的病人，他们说，晚上睡不好觉，其实睡不好觉，就像吃不好饭是一个道理。吃不好饭是因为不饿，所以在山里没有厌食，因为你没有太多的选择，只要选择一多，毛病就多。

所以《弟子规》教人"对饮食，勿拣择，食适可，勿过则"。孩子饿是孩子的事，可把孩子喂饱，超过了七分饱，那就是大人的过失了。

我记得我们军训的时候，没有一个觉不是香的，没有一个觉不是沉的，训练的劳苦，让我们对睡眠充满了欢喜。

人会睡不好，都是因为没真正吃过劳苦，真的疲劳了，你站着都会睡觉，但这种疲劳又不能是劳心，而是要劳其筋骨，劳形体再睡醒，身体更强劲。要管好孩子的身体，就两点：吃饭和锻炼。

像米糊啊，米粥啊，粗粗糙糙，不要过于精细，也不要喂太饱。饿了叫了，有时是欲望在叫，你要听得出来，三餐慢慢准时定量后，身体自然就好。如果你都臣服于孩子的欲望，孩子想什么时候吃就什么时候吃，欲望主导的结果一定是疾病；而理智慈悲主导的结果，则是幸福健康。

现在很多父母锻炼意识都不够，所以容易生出病弱儿、懒惰儿、无能儿，教育应该是全家一起教，而且教育应当自身就是实践者、行动者。

带孩子多运动、多晒太阳吧，即使搞得遍体鳞伤，浑身污垢都不怕，幼年时磨练过了，长大后才不会有那么多问题。

133 老人腰椎间盘突出如何调理？

问：指月老师好，几年前父亲腰椎间盘突出，一直没有手术，疼的厉害了就去按摩缓解，虽然不干重活，但腰部总是感觉酸胀不舒服，请问有没有什么好的调理方法？

父亲今年62岁，体重92千克，身高180厘米，老人闲不住，常自己找点活干，平时也做些站桩的锻炼。他睡眠、大便还可以，目前心跳60次/分左右，左寸关脉较无力。年轻时因劳累过度，心跳曾较慢，40次/分左右。感恩老师。

答：山顶雪莲凌寒开放，泥中荷花出尘不染。人生来有万千磨砺，总要向上向善开放就对了。山下有位退休老人，严重腰椎间盘突出、腰酸，转摇不能，湿气重，他一进山来，我们跟他讲，药物可以缓解两三分病痛。

他说，那另外七八分呢？

我们说，要多去走路啊！

老人家说，我是农村出生的，叫我吃饱了没事干去走路，我才不这样做，你看我重新去做做建筑工行不行？

我们说，当然行，既运动到，还能帮到别人，还有收获，何乐而不为，但毕竟上了岁数，还是要量力而行。

刚开始我们给他开了五剂独活寄生汤，老人喝过后感觉效果一般，只是早上起来腰酸晨僵现象减轻而已，直到他找到泥水工干起活来。一天干到晚，也不敢用太大力，一回到家吃完晚饭七点多就酣然入睡了。

这样干活腰还是会有些酸痛，他继续吃药，边吃边干活，就像边点油边除锈垢，边让关节转活，一个多月后，腰越来越好，俯下去的幅度越来越大，疼痛越来越轻，到最后居然没有影响到干活跟睡觉。周围邻居都惊讶地问，这腰椎间盘突出如此顽固，怎么好的？如果说是吃药治好的不对，说运动治好的也不全对，严格来说是吃药加运动，适度的运动把独活寄生汤的效果发挥到极致，正如方歌上讲，风湿顽痹屈能伸啊！

这些顽固风湿痹痛，靠药力加体力，二力合一，速得拔去。现在病人只寄希望于药力，不寄希望于体力锻炼，如何能根治痊愈呢？就像你的钳子长锈都打不开了，你拼命点油，而不去摇动它，会有效吗？必须边摇边点油，锁也一样，年久生锈，要边点油边拧扭，这样越拧越灵活。

现在很多人说腰椎间盘突出没法根治，那是因为没找到方法，或者知道方法，也不能像这位老农一样勤于去劳作干活，人不干活气血就不会很通畅。同时腰椎间盘突出也有三种心性上的问题。

第一种是恐惧、担心、害怕。这种人患得患失，恐则气下，恐伤肾，这种腰椎间盘突出患者脉是虚弱无力，应该补中益气，把气下升举，重新将信心建立起来。没有信心的人生，是阴暗的人生，就像瘪了气的球，腰塌下去，两条腿都迈不开了，像轮胎缺气，你就会很费劲，人担心害怕就是在漏气缺气，腰就首当其冲。

第二种是脾气大，犟。身体累了还硬干，刚强难伏，不轻易信服别人，总要比人干得多、干得快，结果硬顶就得硬顶的病，腰就给你顶一个突出来。所以脾气要放小一点，脾气大，身体差，心态好，病魔跑。

第三种最为常见，人心高气傲，待人不恭敬、无礼。一个人心态上不能够礼贤下士，谦卑下人，他身体气场就弯不下。所以不愿向圣贤领导、优秀的人礼敬弯腰的，最后傲慢日日长，变成弯不了腰了，肾就不好。所以《普贤行愿品》第一条就是治腰的，叫礼敬诸佛，佛是三界导师，智慧长者，对师长礼敬有加的，腰不会有问题，因为他的气场就是祥和内收的。所以不谦虚的人肾不好，心高气傲的人，腰骨傲得像枯木一样，弯不下来。所以大家学《礼记》，学传统文化，不仅是学得处人待物之道，同时是在学的过程中，不知不觉就把恶习化了，恶习气一化，病在身体也就呆不下了。

134 小孩唉声叹气要先改父母的习气

问：你好，小孩子9岁，老唉声叹气，给吃点什么药好呢？感谢老师的每一次回复，看普及学堂的书太相应了，不仅入脑更入心，准备收全你家的书。

答：藏书万卷可教子，买地十亩尽种松。书藏应满三千卷，人品当居第一流。哀叹，在一个身体来说是病气，在一个家庭来说，是不祥之气，在一个国家来说是亡国之声。诗云："商女不知亡国恨，隔江犹唱后庭花"。

孩子不能养成消极的个性，一消极叫肝肠寸断，愁肠百结，牵肠挂肚，肠胃功能会一塌糊涂。孩子为什么会养成多愁善感，唉声叹气的性子？是这个家庭家风不够正面积极乐观，要治孩子消极低沉，父母必须有十分的积极乐观。

与其忧心孩子的疾病，不如提升自己正面自强不息的形象，患得患失、优柔寡断的父母，带不出勇猛的孩子。我们看《德育故事》，里面有很多圣哲英雄人物出现，这些人物背后基本上都有一个自强不息的母亲。

可见母教乃天下太平之源，姑娘是世界的源头，教好一个男子好一个人，教好一个女子好一个家庭，甚至一个家族，乃至举国都受益。所以孩子身上的问题，找到自己身上来就容易解决，如果怪怨到孩子身上，问题会层出不穷。

我们看德育故事《柳卢睦族》，大文豪柳宗元，大家都知道他勤奋好学，非常有才华，可不知道柳宗元的母亲柳卢氏，是一个积极祥和，从不说丧气话怨言的妇女，所以柳宗元日后遇到困难，也很少丧气。因为从小母亲就教他积极做事，不管家事国事天下事一律担当，连家族贫穷的亲戚，也接到家中来照顾。柳卢氏表了一个法，身为一个女子可以托起一个家，这个家不是小家，而是大家族，柳宗元看到母亲都这样，就有了我要托起天下这个大家的想法。

所以，父母有志后，孩子断然不会低落消沉，如果父母都丧气，那孩子自然叹息。所以父母每克服自身习气上的一个难关，孩子的恶习就消失一分。

教孩子不要只在孩子身上教，而要在自己身上教，这种学问不是普通人能觉悟的，这在《道德经》上讲，反者道之动。就像在山林里头，如果我们不是十二分尽力地去做，学生很难有十分的精力，我们背好书了，学生自动就背，不需要交代任何作业，不需要交代任何活儿，学生们自动会找活找作业做。

切记，教育者其实是教自己。

135 如何提高对脉诊的认识？

问：老师，请问当当上有套《小郎中学医笔记》，跟你们的是一回事吗？可读性强吗？现在《小郎中学中医》里面有好多脉诊的描述，感觉理解不了，我该看什么书来提高这方面的认识？

答：好书不厌百回读，熟读深思子自知。每本书都有它的可取之处，就像每朵花都有花粉、花蜜，蜜蜂不会去挑剔，说我非要采荔枝蜜，不采龙眼蜜；就像食物都有它的味道，只是现在很多人吃惯大鱼大肉，对很多普通的食物都挑剔，不爱吃了，这是很危险的。

古人看书，为什么进步那么大？因为书很少，书很珍贵，所以在贫穷年代，白米粥、萝卜饭，可以把人养得虎背熊腰，因为他爱惜粮食，一个饭粒掉在地上，马上捡起来吃掉。

现在整块肉掉下去，都没人理，这是健康危机。人不惜食，食物在身体一定不能为我所用，不是变血糖就变血脂，就像一个公司，如果不惜才，人才就会流失掉。楚霸王项羽，有谋士如范增不能人尽其才，连韩信在他手下都发现不了，跑到对手刘邦那里，丢了一个人才，就丢了一个天下啊！

人也是这样，丢了一粒米饭，就丢了一辈子，大家可能会认为这话讲重了，这是事实真相，不重不足以醒人。所以书籍也一样，你若真爱护书籍，不管张家李家，只要出版社审阅正规出版，都有它的价值，都有其可取之处，都是百花丛中一朵花。

一个人只要还有挑书的习气，非要分出个高下才肯读，说明他还没能进入读书的最佳状态，他的读书法喜就生不出来。为什么呢？有分别心。烦恼起于爱憎，爱憎起于分别，所以拿起一本书，要先去掉分别心，就像蜜蜂采花，对花没有分别，不断汲取所需的营养。

关于脉诊也是这样。一部《濒湖脉诀》，可以建造基本构架，但地基不等于整座楼房，就像以前我们摸到涩脉，就想到涩为血少津伤。好多中风偏瘫的病人，到后来都会出现这种涩滞之脉，这时你只是想到涩如轻刀刮竹，涩为血瘀，去活血化瘀，那只能有一小半效果，但如果你能想到还有气血不足，津伤，这是用补气活血之法，令涩脉变流畅，病症减轻得更快。

脉法入门的书籍很多，我们把基础讲完后，到时候慢慢跟大家一起研修脉学。

136 能和你一起学习中医吗?

问：我是一名30岁的中医爱好者，看了好多你的帖子和书籍，能跟你一起学习吗?

答：随喜你的学习之心——专恒。丹桂有根唯植诗书门第，黄金无种偏生积善人家。中医普及学堂，就是专门针对初学者以及中医爱好者而建立的，同时也是为普及中医，使中医大众化传播而创立的，所以只要有志于学习中医，普及中医，都可以从中得到大利益，跟着微信公众号来学习，每天看一篇文章，当作做定课，不要小看每篇文章，微调即是大调，你一个微习惯养成后，不用多久就有大变化。

哈佛大学有个理论说，人每天抽出一个小时来学习，或者听讲座看书，坚持一百天，命运就会慢慢改变。证明阅读习惯改变命运。但是很多人今天看，明天没看，今天看了，不用心，看几分钟就停停，走马观花一般，走走停停，就到达不了目的地。

我们读书看文档，一直有个习惯，就是手中的笔都没有放下。打开书，你就要提起笔，这是跟毛泽东学习的，毛主席有个习惯，看书拿笔批阅点划，这样记忆深刻，也有利于思维发散。

我们从这个习惯中受益很大，所以才跟大家讲，大家不要以为话语平常而忽略之。每当我们看到有些善友阅读微信时都在做笔记，我们就很欣慰，因为他们真实受益了。人即使有周公的才华，苏轼的记忆，在当今之世，却懒于动笔的话，在如此繁多的信息知识之中，也很难学到真东西。所以我们一直养成这样的定课，每天做一页笔记，按照曾国藩曾公的说法，就叫作摘抄笔录，如养鱼种树，刚开始不觉得有什么变化，一天一天过去，很快就壮大。

所以读书法必须有五勤：手勤、眼勤、口勤、心勤、身勤，心、身、手、眼、口同时作用到一处，五力往一处使，就像五匹马同时往一个方向拉这辆车，你想到哪它就到哪。现在很多人身体坐在课室听老师讲课，眼睛却望着窗外，嘴巴嚼着零食，手中还拿着手机，心里想着下课要去哪玩，五种力量都没有往一处使，那叫什么？叫五马分尸。

所以分心后人才会生病，专心后人就会健康，分心后会堕落，专心后会进步。

专注于一处，再加上持之以恒，是所有成功学的精髓。当然你专注的东西必须是正能量积极的，如果不是的话，那就走火入魔了。

137 补中益气丸对肛门痒无用

问： 老师，我肛门发痒2个月了，特别难受，吃了补中益气丸，也不管用，希望老师能帮忙解答一下。

答： 文章草草皆千古，仕宦匆匆只十年。我们立志答好每一条疑惑，就是存千古心，做事惟思广利人。补中益气丸对气虚脱肛有效，但对肛周湿痒要先除掉湿浊，再来提气。除湿浊，一个是开汤药内服，去下焦湿毒，比如四妙散配合艾叶、苦参、蛇床子。

由于诸痛痒疮皆属于心，加进丹参、菖蒲，活血开窍祛风，治病要心身两手抓，两手都要硬，药物可以理身体的湿浊，心性的调整可以拔病疾的源头。一般湿痒在脸上、手部，大都是心急气躁；湿痒在肛周、脚下，大都是做事懒惰，拖泥带水，不善始善终，特别是肛周处于消化道的尾端，所以人要勤奋起来，以勤治懒，就能健脾渗湿。

这个肛周跟前列腺周围，或者子宫阴道，就像一个三岔路口，如果三岔路口狭窄，结果病就很多，为何呢？我们先看为何三岔路口要建得很宽敞，还要建一个枢纽圆圈，这样往来的人群，才不容易壅塞。人也是这样，你看一个人走路，那腿迈得越来越小，夹得越来越紧，他的泌尿生殖消化系统就出问题了。

腿迈不开，手甩不来，好像铰钳的嘴锈了一样，这在医学上叫做筋肉粘连，这个地方如果用药把它打通，只能尽三分之功，另外七分之力，要靠拉筋，或徒步。人为什么越上年纪，两腿越迈不开来，一个是阳气不够，另外一个是筋缩了，长时间筋缩得不到拉伸，就像道路长草，没有去维修通车，就会变成没有路了。

可见路是人造的，也是人毁的，你不去经营管理，就会杂草丛生。常有些下焦湿疹、肛周湿痒、尿频急的患者前来问，我这么多病该怎么办？

我们说，在你看来是有这么多病，在我们看来就一个问题，那条腿拉不开了，试着迈腿挥手，把幅度提到最大，每天走一公里，比你小碎步走五公里还有效。

谁都知道管住嘴迈开腿，但不同的人去做却有不同的效果，为什么？因为你没掌握到方法。真正掌握到迈开腿的徒步穿越艺术，几个月下来身轻如燕，腿脚轻便，湿疹湿痒就像锈迹脱落一样，纷纷没了。

因此，这种病一半要靠药物，一半要靠锻炼，真正世间用药物治好的病，远远没有靠锻炼治好的病多。

138 幼儿眼睛红、流水，黄眼屎糊眼

问： 老师们好！请问4岁幼儿眼睛红、流水，干了就是黄

眼屎糊住眼睛了，涂抹什么药比较安全？谢谢！阿弥陀佛！

答：眼如银海初生月，心似冰壶不染尘。外用含有珍珠母的眼药水，可以凉肝明目，或者用桑叶、夏枯草、蒲公英三味药，直接清洗眼睛，用量各一两到二两，或者单用蒲公英一味药煎水来喝，都管用。

肝开窍于目，肝与大肠相别通，孩子大肠有积滞，肝热下不去，就会往眼上攻，这时就要清肝加通肠，而决明子这味药，既能清肝也能通肠，所以孩子有便秘的话，还要加些通肠之药，给邪火以出路。

为什么孩子容易肝热？平时吃的零食太多了，还有鸡蛋、牛奶等高营养之物，身体转化不了，就会变成浊火上攻七窍。

当然与家庭关系也有影响。幼小的孩子，受父母气场影响最大，父母容易生气吵闹，那这些闷气通通会在孩子身上受了，孩子成了受气包，很多五官科疾病，如眼目炎症、咽喉肿痛、扁桃体发炎，你去看，不是父母溺爱孩子过度，就是父母经常吵得天翻地覆，小吵天天有，大吵三六九，结果呢？气得七窍生烟，孩子眼目口鼻就容易发炎，就像打仗一样，生灵涂炭，一旦硝烟四起，无一能幸免。古人说大战后必有大疫，大战后容易有瘟疫流行，同样家里发生内战后，就容易有疾病流行。孙思邈看到这里，在《千金要方》上讲，家庭有不快，必须尽早疏理，长期得不到疏理，家庭成员里头，就有人要得不救之病。

你看很多得癌症大病的，这患者家里常有不良的家庭纠纷，长期积怨积怒，人的抵抗力会直线下滑，百病丛生。所以，为了孩子的将来，必须要建立一个和谐的家庭环境，天地和则万物生。

139 盆腔积液用中医怎么调理？

问：盆腔积液在中医中是什么？应该怎么调理？

答：行气要似龙腾云，活血须如马踏燕。积液是有积气，积气是有积怨。怨念是深层面的，气是流动层面的，液是有形层面的，积液就像一团积水，为什么这地方有积水？一是低洼潮湿，二是空气不流通。所以治疗积液最常用的方法是升阳除湿，行气活血。

张仲景讲，血不利则为水，血液循环不顺畅，局部就会积水积液，所以要找到一味药，既能助气化，又可以行气机，还可以到少腹部把积液化掉，使周围气血循环加快。

这味药是什么？小茴香。小茴香是种子，是调料，也是温暖少腹的要药，吃后有一团暖气从咽喉往少腹部下降盘旋，因为诸子皆降，这些子类药，质地相对较沉，按天地规律它们是要往下面降的。

人体的天是头，地就是腹部，所以小茴香这股温暖之气，能从头降驻入腹，所以你只要看到病人舌苔水滑，用单味小茴香一两，或用五苓散加小茴香治盆腔积液，效果一般都不错。

但我们前面讲到积液是因为有积气，少腹周围那团气为何转不开？为何妇女多积液？妇女本是阴性，走路又比较保守迈小步，平时运动普遍偏少，这时腹周围湿气不容易化开，就会停留积液，所以应该迈开腿。

人体腰腹周围是个枢纽，足三阴、足三阳都从那里经过，这地方的关要是没有打开，不仅会有积液囊肿，还会影响其他地方的功能。

通过盘腿、迈开腿、压腿等慢性持久的耐力运动，可以达到防病保健治病的效果。

《大藏经》上讲，念念成形，形皆有识，人体子宫跟肝是相应的，肝经下络阴器，所以肝如果动气后，往上面父母动就会偏头痛，往中间朋友兄弟姐妹夫妻动，就会胸胁胀满，往下面孩子员工手下动，脚就会发寒，子宫容易长肌瘤积液。

看这气火的方向，如果没有怨气，身体就不会打结，没有郁结就没有积液，所以最上治心，其次调气，最下攻形。

140 长期注射区域肌肉板结能消除吗？

问：老师，长期注射黄体酮造成的被注射区域肌肉板结，有什么办法消除吗？

答：品诗书韵气自柔，观墨画痕神能安。肌肉板结是脾伤了。现代研究发现，充分的运动锻炼，能够让肌肉松通有力，而思虑过度，却会让肌肉僵硬，缺乏活力，因为思则气结，就像土壤打结那样。

我们知道土壤经常去耕，会很疏松，便于植物生根发芽。你不去理它，久了它就渐渐板结，板结是因为土壤里头缺气，所以去松土其实就是松气，让气体能够转进去。

人也是，浑身拍拍打打，振振抖抖，就是给脾胃松土，肌肉就会渐渐满壮，运动可以减轻药物的副作用，但是关键还得多从念头上入手。

心柔百邪息，念刚诸症起。心性柔和了，浑身从头到脚经脉都很舒调，如春风拂柳。心念刚硬，喜欢跟人较劲硬顶、赌气，身体僵硬得就像秋天的枯木。

一个人只要还有气，还有怨恨，他的脾就不好，怨伤脾，木克土也，所以不是药物有副作用，情绪也有副作用。恶劣情绪，不良情绪，让人肌肉板结，反应迟钝。在明理书院时，有位胡师姐，她学习传统文化，有一次跟朋友较劲动气，这次发的火很大，发现动完气后，人疲倦怎么睡也恢复不过来，几天后仍然觉得反应迟钝，胃口不开，连平时引以为豪的自信、口才、反应，突然间都黯然失色了。原本看得进去的书，也变得看不进去了，看了后面的，也容易忘了前面的。

胡师姐感慨地说，有形之火烧万贯家财，无形之火烧灵敏天性。

一个原本天性灵敏聪慧的人，为何后来却变得迟钝僵硬了呢？大惠老师讲过，这人养成恶习太多，就像厨房的灯泡，被油烟糊住，本来它是光明的，但油烟太多，亮不起来啊！

可见不良习气会让人智慧障蔽，会让人脑子不灵光，会让人反应迟钝，会让人肌肉僵化，脾气刚强。所以不用去找谁体检，你自己每天用功过簿查一下自己的念头，究竟气恼了多少人，跟多少人还在对抗、硬顶？人老老在血管上，血管弹性减退后，人衰老得更快，血压就升高。

这就是很多人血压高的真正原因，不是说吃多点盐、吃肥腻一点就得高血压，你如果没有一颗较劲、对抗、气恼、怨恨的心，你想得高血压都难。

这就是为何山里人有很多常年吃咸菜，也吃得很肥腻，照样身体没问题，因为他们每天笑容远远多于愁容，血脉柔软。

要知道心主血脉，领导都满面春光，员工下属当然愉悦，血脉当然条达。

所以人啊，要常在念头上下功夫，不动气是真功夫，不发火是真修行，不怨人是真定力，不辩论是智者。

141 有没有治肾结石的药？

问：老师好，想问一下有没有好的治疗肾结石的药？家中50多岁的老妈患了这个病。

答：结石有大小软硬之分，泥沙样的小结石，用民间草药车前子、石韦就管用；如果尿不是黄赤的，偏清白，是因为体内能量气血不够，这时要加些黄芪、大枣、生姜、枸杞子，补足气血津液，使气血满壮，石头就会被冲刷出来。孙思邈《大医精诚》上讲，气血盈虚通滞很重要，气血盈满就会全身通畅，气血不足就会滞塞，故治病之道在于壮气血，通脉道。所以临床上我们常用这些普通的食疗之药，如黄芪、当归、生姜、大枣、甘草、桂枝、白芍、枸杞，让气血津液满壮，然后再以运动之道活血祛瘀，用通肠败浊之药，如鸡血藤、薏仁这些食疗之品，即使大剂量的用，也不容易有副作用，而且能够让体力增强，排浊功能变壮。

就像清理老屋，你这扫扫那扫扫，污垢扫不出去，怎么办？把水引进来，让水去冲洗，所有污垢都会被冲洗走，好像我们车子上有很多泥垢，比如下雨天在泥地上行驶搞得满车轮黏腻，车身污浊，怎么办？你开到洗车的地方，用水冲洗，但是普通的水很难冲洗掉车上面黏住的泥垢。这些车上黏的泥垢，就像人管道壁上黏的垢积，还有肝肾管道上的泥沙结石一样。以前我们治结石只想到金钱草、海金沙、鸡内金、郁金、琥珀、虎杖，结果好多疑难的结石还是拿不下来，后来发现老师居然加了附子、红参、黄芪，不是说实证忌补吗？

老师笑笑说，因虚留积，实是局部实，虚是整体虚，脏腑没有力气，没吃饱饭，怎么能推动石头？

工人没有吃饱饭，怎么有力气去扛石头并搬运走呢？所以想要马儿跑，不让马儿吃饱，那它就跑不快。又如洗车场，你用普通水压压力，用再多水，车都洗不干净，用加压，水是喷出去的，那么那些污垢很快就被洗涤干净，既节省水，也能迅速将污浊冲走。所以要去病得先有动力和压力，而人体气血满壮，它就是排邪的动力和压力，如果一个人大便是喷出来的，讲话是洪亮的，握拳是强壮的，走路是轻快的，就像火箭背后有动力一样，那么身体根本不可能留下杂质。相反拖泥带水，懒惰散乱，贪睡不干，不爱运动，身体气血压力就会变小，没有压力就没有动力，没有动力那些积滞就排不出去，比如大便几天都排不出去，或者一上厕所，排得很细，排便无力。这结石事小，元气不济，才是真正紧要啊！

林则徐《十无益歌》上讲，不惜元气，服药无益。

老师是在元气高度上立论，用参附归芪，令人有力，然后再配合三金、薏仁、红藤、茵陈，并胱肠通利，这样水液具足，津液是喷出去的，就像急流漂石一样，身体又怎么会有积滞呢？

其实这些都只是在药物医理层面上转，虽然能够帮助一部分病人，但还有一部分顽固的结石患者，一方面要用手术，另一方面还必须在心源隐微处用功，一切法从心相生，念念成形，形皆有识。特别是肾结石，老师常问，究竟是要治结石，还是要治肾？

两个都不全对，最后还要治心。我们看这些患结石的患者，一般他们都有顽石的个性，爱与人硬碰硬，同时爱较劲，心眼比较小，很容易想不开，人只要念头想不开，管道就会狭窄，所以为何在西方有些欧美人得病后，医院都没办法，然后到教堂去忏悔告白，然后牧师加以开导，不知不觉间病就好了。

因为忏悔告白，就是让自己顽石刚强的个性软下来，就像是在降其浊，因为病气与泪水同下，而牧师的开导，就像是在顺其性，结石与留水并消，如此积滞与郁闷，随着解开。

所以心胸开阔后，再从教堂走出来，像变了一个人，从头到脚都是有力的，都是积极的。可见天底下很少有治不好的病，只有找不到好方法的人。故云，肚量要宏，熟读“四书五经”；眼界要宽，遍访名山大川。

142 高血压脑溢血后噎食、咳嗽的建议

问：两位老师，家父两年前因高血压脑溢血大致10毫升，当时昏迷了，但因抢救及时，也没动手术，一个月住院治疗后出院了。但他有个后遗症，就是吃饭总是噎食，伴着咳嗽，噎食时经常都是脸涨成紫红色。家父70多岁了，现在平时就服用降压药。请问两位老师，家父噎食问题我们应怎么来调理呢？去过医院，医生说让吃冰激淋扩张食道，不过也没什么效果。但愿两位老师看到我的留言，给我们一些建议，不胜感激！

答：克去私心当如斩钉截铁，养成静性要似止水澄波。低血压是害怕、恐惧、担忧的情绪占主导，高血压是较劲、愤怒、仇恨的情绪占主导，食物不容易下咽喉，这在俗话叫不服气，爱与人较劲，人过度地提劲，就叫火克金，准操心。

所以，减压就是减病，息心就是延命，不较劲，气就下行，所有这些慢性病，都要问饮食跟心情，人生这两件事做好了，健康长寿都没问题。

一个医生能处理好这两件事，就真的是好医生。饮食要多吃些容易排的，阳明胃肠是人体最大降机，这食物一堵塞，血压就增高，一旦暴饮暴食，血管就暴胀，身体一气周流，所有管道是通畅的，哪个地方扭结了，周围压力就会变大。所以血压高，又容易发脾气的病人，要常吃萝卜，萝卜上市药铺关门，冬吃萝卜夏吃姜，不劳医生开处方，用萝卜干来下饭，消积滞，脉道会很通畅。

《药性赋》讲，萝卜下气消膨胀，制面尤堪。

高血压就是一种膨胀之象，胀得血脉偾张，血色暗红，说话亢奋，这是怒则气上啊，肯定是经常动气火，食物才下不了胸膈，膈以上病都是动气火，膈以下病都是欲望多。所以要肠通腑畅，身心寿康。

民间有位老中医，他每到萝卜上市的季节，都会收购大量的萝卜苗，炼制成降三高的药，当地找他的人还挺多。

我们问为什么这药能让血脂血压平稳降下来？

他笑笑说，就莱菔缨而已，莱菔缨里头加点大黄粉，小剂量的大黄能够健胃排毒，原来秘诀道破了，不值半文钱。中医就是这样，不值半文钱的药物跟方法，能解决的问题，常常是千金都解决不了的。就像徐灵胎他治疗一个富家公子，这富家公子吃喝玩乐，被父亲训了一顿，怒气又无处发泄，马上不吃不喝，这团气横亘在胸膈，卧病在床，奄奄一息，用了千金，服用一些所谓的灵丹妙药，不但不能起床，还浑身僵硬如僵尸，饭都吞不下，可见气火伤人不可小视。后来徐灵胎看了，笑笑说，我有招法，遂用莱菔子，就是萝卜种子研粉，给这富家公子吃了，吃后打屁，身体松懈，一段时间后，能坐起床来，气慢慢消了，身体就好了。

这富人问，何等神药，有此神效？

徐灵胎笑着说，不值钱的一袋莱菔子而已。

可见病是吃气的，三高是吃火的，降伏气火在道家叫降龙伏虎，生气是龙吟，上火是虎啸，这龙吟虎啸，你若能降伏，何患压之不降，病之不消？

但是也有人吃素，日常吃得很清淡，血压还不降，又是为何？

当你饮食之道做到位，疾病减轻了，但还减不彻底，那就是运动之道没有落实。俗谚讲，天天千步走，药铺不用找，竹从叶上枯，人从脚下老。

我们看这些凡是得三高的病人，他们都有一个共同特点，就是贪吃跟懒动，人吃越多，脏腑压力越大，人越不肯动，血脉越不能动，所以只要去掉好吃懒动的恶习，身体就会少很多病气。那如何去掉呢？不管刮风下雨，繁忙闲余，每天要坚持做定课，定课可以少，但不可以断，每天步行三千，两腿一迈开，血压降下来，中医叫上病下取，压力往头上攻，头为上，我就迈开腿；脚为下，脚底运动足够，必定能将压力湿气在脚下化解。

石磨磨久了，大豆粒都会变成浆；人腿脚勤于行走，哪会有多余的血脂、胆固醇、尿酸压力呢？其实不仅高血压这样治，百病都是这样治，这样做医生就能执简驭繁，做病人就能减少吃药，却有好的远期疗效。

143 后背痒，皮肤粗糙，和什么有关?

问：您好：我想请问您一下，我母亲70岁，夜里4点多突然后背皮痒，然后就突然上不来气，我给后背刮痧后，就好多了。但是后背出现皮肤粗糙，有小疙瘩，每天都痒，请问这个和心脏有关吗？还是跟肺有关？有抽烟史，喘气粗。

答：刮痧有效，按摩背部腧穴也有效，我们看背部经络图，发现足太阳膀胱经在背部主要循行，循行所过有心腧、肺腧、肝腧、脾腧，这些腧穴是脏腑精气所注之处，你看不同腧穴，就像不同楼层居住的人一样，而整个足太阳膀胱经，通过每一个楼层，好像高楼大厦的排水道一样。

我们看高楼大厦从最高层到最底层，没有不装进下水道的，只要这下水道堵塞，一整栋都没法住人了，然后楼层就会发出抗议，相应身体脏腑就通过痒痛来抗议。

哪个地方痛痒，哪个地方通应的脏腑有些浊气，就排不出来，脏邪不能还腑，病理产物出不来郁在局部，就会红肿胀痛难耐，通过刮痧可以把局部瘀塞点理通，刮膀胱经就是总理下水道。《黄帝内经》管这叫作，水津四布，五精并行，就很少有疾病了。

所以为何古代长寿的家庭，好多孩子都懂得为老人捶背泡脚，捶背后整个膀胱经排水系统被敲通，再泡完脚，浊气下行，清气上升，浑身放松。

医道源于孝道啊！很多人体自觉的反应，就是治病的招法，比如父母累了，孩子懂得为父母捶捶背，按按脚，这样的效果都不是一般医生能达到的。

故古人讲，为人子者，不可不知医，知医并不是说一定要做个医生，而是说懂得一些基本的保健养生小招法，有一个医者仁爱的胸怀，那再碰到一些常见问题，也就不会因拖延时间而变大了。

144 过敏性紫癜怎么治？

问：曾老师好，我关注您的公众号很久了，也一直向身边的朋友推荐，希望咱们这个公众号可以有一个共同面对面交流的机会，方便建群吗？还有微信有原创打赏功能，老师可以采用一下。

您好，比较紧急地问下，过敏性紫癜怎么治？谢谢！

答：著书岂在求名利，提笔总为益世人。从文字到录音再到视频，这是一步一步在提升，现在都已经逐渐开始用录音的形式来答疑解惑了，山里现在面临的问题主要还是人员比较不足，师资力量不够，需要有更多有志于做中医义工、传统文化义工的爱好者加入。然后培养出一批师资来，才能真正解决问题。

现在龙山书院编辑部已有五六十人加入，听打、修改、校稿，都是严格按照出版社的要求来，而且有专门中文系的义工老师们把关，这样已经减少了我们很大的工作量，接下来还缺乏一个网络视频教育团队的建立，这个团队直接决定着医普学堂龙山书院发展壮大的命运，决定着能不能够利益到更多的人。

现在我们能做的就是做好每一条答疑解惑，将来机缘成熟时，不仅有录音，还有视频，还有圆运动养生功法、八部金刚，以及八段锦、莲花生动功、五禽戏、太极拳、八卦掌等各种传统养生功夫，满足更广大中华文化爱好者的需要。

至于打赏功能，现在我们收到善友们寄来这么多善书，已经非常满足了，钱财在我们手中远远没有书籍在我们手中发挥的效果那么大，所以好书过来，我们一定是欢喜接受，至于生活，还有学堂书院建设方面，普普通通就行了，不需要整修得很豪华，所以不需要花费很多东西放在上面。

以前宣公上人在美国把一个废弃的弹簧厂买下来，稍作整理，挂上牌就是金山寺，门庭好看与否不重要，脚踏实地、安贫乐道才是最重要的。宣公上人说，我要造人才，我不要造庙，我们这时代地球母亲的压力已经够大了，要想最大程度地减轻地球压力，就要改造大家的思想，让大家都能够向往并践行真善美慧的传统文化。

过敏性紫癜是血液方面的问题，脾主统血，心主血脉，在西方医学看来是免疫力功能不足，但在中医看来是脾主肌肉，脾主统血功能减退。

急性的要凉血，慢性的要培土，培土以固水，而且要长期培土，四季脾旺不受邪，像一些小孩子虚弱无力，又得紫癜的，我们治过一些，发现没有用什么霸道的方，就用四君子加阿胶、大枣，就有些效果，而且孩子吃了身体还能长壮，主要是后期要注意运动锻炼，但又不可以剧烈运动，等到肌肉满壮，免疫力自然会强。

145 指甲上有竖条纹，是肝郁吗？

问：两位老师好，一直跟着你们学习，有个问题请您指点：近期我发现我的指甲上面有比较明显的竖条纹，这是肝郁的原因吗？谢谢你们。

答：树理想眼中常展鹏程万里，勤学习胸中自有虎啸千山。中医讲肝其华在爪，指甲月牙不肯长出来，偏白的，手又凉，乃阳气不足，这时用桂枝汤，加强运动，最好是做能帮助到别人的运动，也就是利他的运动，很快月牙就会长出来，手就会变暖。还有一种情况，指甲陷在肉里，不太肯伸出去，该怎么办？好像植物埋在土里长不起来，因为一派秋冬寒凉，没有逢到春天温暖。

所以要制造一个春生条达之象，加强木主生发、伸展的力量，这时用小柴胡汤加一味茵陈，效果非常好，指甲能够从肉里长出来。

这茵陈我们跟老师去采药时，发现它跟柴胡都是得春气很足、少阳生机很旺的植物。柴胡能疏肝，茵陈能利胆，两味药结合，肝中清气得透，胆中淤浊得托，好像春天竹笋冒出地面，把那旧壳脱掉一样。

如果指甲里头还有炎症怎么办？有些严重的，西医还要拔掉指甲，而中医在疏肝利胆的基础上，加些连翘、忍冬藤，效果通常就非常好。

现在很多孩子指甲都长不好，指甲长不好，往往代表发育不好。为什么长不好？喜欢喝冰凉饮料，把脾胃喝伤，把生机折伐，就像本来春天暖洋洋的，万物生发，突然间你来几场倒春寒，刚刚吐苗的嫩芽就被中伤了，想重新长好，就要花很长时间。所以从手指甲长的形状跟色泽，可以看得出这孩子最近的气运跟习性。

至于指甲容易有瓦楞，这是肝血不足，四物汤加柴胡、肉桂，补血暖肝，条达气郁，同时多练虎爪的功夫，使肝其华在爪功能加强，同时少用眼，少看电视、手机，不然你眼睛跟指甲在抢气血，指甲当然抢不过眼睛了。

还有指甲容易脆断的，有人说缺营养，缺钙，这只是表面原因，深层原因是缺乏担当的精神，老是被溺爱的孩子，或者被娇宠的人，指甲就很容易脆。所以不是缺钙，是坚强的心，缺乏磨难历练。

海鸥的翅膀因为暴风雨而强大，鱼的尾巴因为逆水而有力，人的指甲、毛发、皮肤，因为常手提肩挑干粗活，而变得亮泽饱满。

146 喝酒吃辣椒后腹泻、肚子疼的调理

问：经常得肠胃炎，尤其是喝酒后或者辣椒吃多后，就会出现腹泻、肚子疼的症状，要怎么调理？

答：业可养身须着力，事非关己莫劳心。肠胃炎要分是肠炎、胃炎，还是中间承上启下的十二指肠溃疡。总的来说，都是《黄帝内经》里说的：“饮食自倍，肠胃乃伤”，这肠胃超载了，动不了了，食物沤在局部才发炎。但是有些人吃得很少，饮食也很清淡，肠胃还是不舒服，这就是心理压力过大，

叫心肠病，就像前面我们讲的，愁肠百结，肝肠寸断，搜肠刮肚。人一旦思虑过度，思如乱麻解不开，那肠胃气机就会乱七八糟，这是为何呢？这是心与小肠相表里，心为五脏之大主，领导都慌了，六神无主，将帅都没底气，那士兵手下就像一窝蜂，乱成一锅粥。所以心理上有消化不了的事情，肠胃里头就有消化不了的食物。

一般胃口径大，对一些比较大的事情，粗糙的事情老看不惯，而且边吃饭边气边急，那就是胃炎；而肠子口径比较小，在一些细小的事情很拘泥，看不惯放不开，加上吃完饭后，到小肠消化的时候，着急地工作，这样就容易得肠炎，腹泻、小肚子痛，所以要不拘一格，放开手脚，但也不要事无巨细，如果样样劳神暗耗，肠子就会被折磨得很苦恼。

至于十二指肠溃疡，大都是胡吃海塞，吃的时候过于着急，只管自己，不管周围，固执己见，肝木横逆脾土所致，因为在解剖学上，肝胆疏泄排入肠中，如果肝胆郁怒，这十二指肠首当其冲。

人如果顽固固执，肠胃就不好，总而言之，为人处世，应该以宽宏大量为主，不能对别人过失有抱怨心理而耿耿于怀，越是耿耿于怀放不下，身体脏腑功能就越差。

我们见过几例有胃肠神经症的患者，他们大都有洁癖，固执很重，又很细腻，跟周围格格不入。你看，大地土壤之德，它何尝排斥过任何东西，所以人生在世，如果连周围亲人、同事、邻居都排斥，就已经失了厚德载物的土德了，而失了土德绝不是靠补中益气汤、参苓白术散就能补得回来的。

所以，对自己要严格要求，对别人要不拘一格，千万别反过来。现在很多人总严格责备别人，对自己的恶习却视而不见，这就麻烦了，如果人人远离你，说明你的脾胃很快也要出问题了。

147 红斑狼疮的治疗

问：红斑狼疮怎么治疗？

答：天下众生仁者寿，世间好事礼为尊。系统性红斑狼疮涉及多个脏器功能失调及相互损害，现在中西医都没有根治的把握，当今时代很多疾病都已经超出医药范围了。像现在科学家都已经宣称说，科学唯一不能起控制作用的就是人的情绪。

古人早已经发现这个规律，“夫七情之病，情轻病亦轻”，就是说，你在配合医药控制病痛的同时，要畅情怀，看破放下，才会渐渐自在。

有个叫刘素云的老师，她得了严重的红斑狼疮，医治多年，没法根治，后来明白是心上得的病，然后一门深入，修习佛法，并且学讲经说法，看破放下。结果每看破放下一分，病就减一分，到最后身体居然好了，而且带着更多病患走出疾苦，虽然这条路子不是每个人走都能够成功，但如果真的一门心思深入进去学习，疾病一定会减轻的。

大家可以去关注下刘老师，她是如何从病苦之中走向快乐自在的。

一般红斑狼疮累及心肾，在古代来说是病入骨髓，为什么会病入骨髓，免疫系统为什么会紊乱？古人讲，恨之入骨，仇恨可以直接伤到骨髓深处。被外力击打，或刀划伤、水烫伤，只伤及皮肉很好治，可是怨恨人，却直接伤到骨髓，很难医。

中医认为，不良的习气会影响人的心理，而不良的心理会使身体病痛加重，这爱恨就在一念间，转念自在，念转一切转。当一个人在这世上已经没有可恨之人时，他身体渐渐也没有可恨之病了。

很多得疑难重症的患者，你问他有没有值得感恩报答的，他想了半天都想不出来，只有愤愤不平，张家长李家短，而且都怨恨他们忘恩负义。可见人都是自己误了自己。

148 爬山时流鼻涕、打喷嚏是在排寒吗？

问：爬山时会流鼻涕和打喷嚏，这是在把身体的寒浊排出吗？

答：险夷不变应尝胆，道义争担敢息肩。凡鼻肺之病，应壮魄，肝主魄，魄力源自于担当。有两种情况，如果在山里着凉了，流鼻涕，打喷嚏，它是自救反应，着凉后人会觉得沉重疲劳；相反，如果流鼻涕，打喷嚏，人很精神，这就是托邪外出之象。所以同样一个病症，就像感冒，有时可能由表入里，有时是阴病出阳，大病向愈。但总的来说，要看你是不是病痛后神清气爽，腿脚有力，反应灵敏，如果是的话，这种流鼻涕、打喷嚏现象就是排寒，而且这种现象会越来越少。

149 脾肾两虚需打开胸肺膻中周围郁结

问：男，近半年晨勃无，欲望基本无，阴部湿，头发白，面部皮屑多、油多，喉咙常有堵塞感。秋冬季下午腹胀屁多，冬季怕冷，手脚冰凉；夏季下半身容易出汗，舌有齿痕。如何治疗？求帮助。哦，还有小便黄，大便常不成形，请问这是怎么回事？

答：儒者传家先孝悌，学人报国在文章。人之精气神，有志则勇，无志则馁，须以志帅气，如金丹易骨。这是脾肾两虚，水湿上泛，咽喉脖子周围容易堵住，喉轮、胸轮这周围没拉开，为何没拉开？一个是运动少了，另外一个就是长期有难言之隐，郁在那里，不知怎么说。

所以，现在最关键的是打通胸肺膻中周围郁结，心阳足，才能照脾阳跟肾阳，乌云拨开来，地面才见阳光。

有一个考场失意的小伙子，心窝堵着，老觉得咽喉不利，当咽炎治了半年也没治好，本来青春应该很有活力和朝气的，他却经常唉声叹气。

当一个兵没有勇气时，就没有战斗力了，人如果没有体魄，就没有免疫力、抵抗力，就会节节败退，最后连讲几句话都没能量，这叫什么？叫灰心丧气。

那该怎么办？好简单。打开咽喉轮、心胸轮、脾胃轮，直接做引体向上。可是人没劲怎么做呢？你就悬挂在那里，不要放手，每一天都比前面一天多挂三秒，挂个半个月不到，就不闷了，咽喉胸中原本如有物梗塞，不知不觉间就消失了。

像这种悬挂法，有利于把人的郁结之气拉通。很多郁闷的人啊，没有勇气去受这个苦，其实如果你不受身体上的苦，你就受情志压抑的苦。身体上的苦，苦肌肉，而且肌肉会变强；神志上的苦，苦心灵，苦脏腑，人憔悴，毛发枯落，很伤神。

所以，不怕苦苦一时，怕苦苦一世。我们在山里发现，真正碰到疑难怪病，不是在比谁的药物先进，而是在比谁的精神意志力最强大。

有勇气可以以一当十，破釜沉舟，背水一战，这不只是历史名案，其实它跟我们生活息息相关。我们每天都在上演着与细菌病毒抗争的大战，凭什么瘦弱的身体可以把强大的疾病打跑？凭的是领导有方，将领听令，士卒同心，指哪打哪，所以好身体是练出来的，不练精钢变废铁，锤炼废铁变精钢。

通过身体上的吃苦磨练，可以将病气炼化掉，同样心灵上的开悟，也可以减少病苦。就像脾肾两虚的人，手脚冰凉，手脚为什么暖不起来？手脚凉冰冰，只因不热心，对周围人、事物失望伤心，俗话说寒了心，你想一下心为太阳，太阳都被乌云遮住，阳光放不出来，这地面马上就进入冰河世纪，细胞脏腑生化无力，血液津液没有动力，各种物种灭绝，细胞凋零。

人失去什么都好，千万别失去信心。就像昨天晚上我们听经闻法，听到《子干垦田》这集德育故事，发现人在战乱之中，可能一无所有，随时都可能吃了这顿没有下一顿，但子干却能够凭双手供养父母，开荒种地，最后以德行成为一代廉官，自始至终，子干都没有失去信心，对周围人从来都没有寒了心。每天起早贪黑，垦田打工，盖房开荒，没过多久，一个家庭就喜气洋洋，可见人在任何时候，都不可以丧失信心，都不可以对周围寒了心，一旦对周围寒了心，马上身体免疫力就不行了。一旦热爱、慈爱周围一切，立马充满生机活力。

人们看《德育故事》，以为那只是动画片，或者认为那只是简单地培养道德，但我们看却不同，看出里面都是在治世上最难治的病，每一篇都是千百年这个历史大熔炉炼制出来的一个个金丹妙药，对治的是各类灰心病、没信心病、德行虚弱病、骄傲狂妄病……

150 练就人生长、宽、高

问：老师您好，从小到大，我成绩都挺好，学东西也快，但是没有一件能坚持到底。现在即将毕业，却发现自己没有什么看家本领。也意识到以往的学习过程都是浅尝辄止，从未深入，以致虽有良好的学习态度，却无法掌握它，而我居然也这样浑浑噩噩过了二十多年，望老师解惑。今天能突然醒悟到这一点，我想是因为我近期一直追看中医普及学堂文章的关系。

答：莫谓清贫，多是读书真种子；欲求富贵，须向伏案下功夫。成绩好的人，容易心浮气躁；有能力的人，容易看不起周围人。所以什么叫教育？教育就是让没能力的人变有能力，让有能力的人变得慈悲，帮助更多没能力的人。

所以能力越高，慈悲要越大，一旦慈悲不够，能力就会变为傲慢，瞧不起周围人，一个人开始瞧不起周围人时就叫偏执孤傲，孤傲的结果是什么？傲物则骨肉为行路啊！

傲慢后骨肉都会分离，人体骨肉都会发生病变。人生其实很简单，先把自己的一技之长练好，然后把心胸练宽，把志向练高，就这三件事。

一技之长要练好，除了一门深入，没有其他更好的办法。

心胸要练宽，除了容人之过，没有其他更直接的办法。

志向要练高，除了利他助人，为天下苍生谋福祉，没有其他更好的办法。

这样长、宽、高，三个乘起来，就是真正的大容器，真正的法器栋梁。要成为栋梁之才，你如果树木很长，但是宽跟高度不够也不行，所以人生是均衡的，除了一门深入，练就一技之长外，还要有容人之量，有救人之志。人来到这世上，有两种情况，一种是求人帮助，那是气概；一种是处处想帮别人，那就是仙佛菩萨，圣贤君子。

富贵者宜学宽，聪明者宜学厚。富贵者不学宽，富贵一时，聪明者不学厚，聪明反被聪明误。我们都可以看到，在学校里面成绩最好的，出到社会，绝对不是对社会贡献最大的；相反那些成绩一般般，资质好像平平，他们反而贡献很大，为何？因为他们没有骄气，能一门深入，所以后来居上。

就像龟兔赛跑一样，龟的心很静，它慢慢走，兔的心很急，它走走停停，结果慢行强过站，慢慢走的，反而先走到目的地。所以修学啊，最怕专心恒心，水滴专成一点，持之以恒地滴，顽石也能滴穿，因此学堂书院就一条宗旨——定课不断，宁断命不断定课，即使再忙甚至生病了，定课也照样不断。定课可以少，不可以断，在任何天气环境之中，曾公必定闻鸡而起，练兵督促，所以说曾公不是会打仗，也不是会做官，更不是会权谋，他只会一样，会做定课。

普通人只看到曾公的光环，看到他的功业跟兴旺的家族，而智者还能够看到这些东西都是定课成就的。

有个成语叫人定胜天，不是说人能够无视规律，肆无忌惮，而是说人心真定下来，不断做定课，跟圣贤的定课相融，那么他就能改变命运，改造世界，所以说定转一切。

故经典上讲，如来常在定，无有不定时。

这定很多人认为是玄乎缥缈的心地功夫，好像难以把握，其实很简单，说白了就是做定课，心安住在一处，就像释迦牟尼佛，把讲经说法长成定课，在托钵洗漱之余，就把定课做完了；孔夫子周游列国，也在行教育，讲礼仪，把讲学当作定课，夫子之道，讲学而已，所以我们学习夫子，也要学习他的讲学。

夫子说："学之不讲是吾忧也"，又讲，"礼乐之不兴，诗书之不讲，丘之罪也。"

丘就是孔夫子，孔夫子把传承文化使命担在自己身上，传承中华文化最重要的方式就是讲学。孔孟思想，大乘佛法，最核心的东西就是做定课，每天都在做同样的事，都在重复相同的东西，而且快乐地去做，做真正对社会正能量有帮助的事，这是能最快速得到法喜禅悦的，法喜禅悦出来了，你还会担心身体有病痛，还会担忧物质生活吗?

人之所以会担忧这些，是因为他的慈悲心不够，不能真正受世人所敬仰，所以不要挖空心思，想如何投机取巧，先要想如何成为人天敬仰的人。

人生就这一件事，如果不做定课，是没有定心的，没有定心，就没有定慧，没有定慧就会随俗浮沉，心如散沙，烦恼忧苦不断。所以很简单，现在年轻人立一个高远的志向，然后每天坚持一两样定课，比如读五分钟经典，看十页史书，练一百个字，或日行一善，写一篇日记，步行三千，听经闻法，一堂课四十分钟，或看一堂《德育故事》二十分钟，这些定课只要你选一两样或三五样，以你的实际情况为基准，不必贪多，要快乐地做，用不了一百天，你以前担忧的东西都没了，用不了三年你的烦恼就轻了，最后都是时间说了算啊!

就像种树养猪，只要按照这方法去做，不知不觉，树高了，猪壮了，因为你定课没断啊！所以读书人一定要有读书人的定课，要以弘扬文化道德为一生使命，人要是没有使命感、责任感，一辈子都很难成熟，学什么都很难进入状态，到处拜师都很难见到真正的明师，而如果有这样的志向使命，到哪里都能碰到最好的师缘。

151 戒烟的方法

问：老师好！我父亲50岁了，有二十多年烟龄。今年元旦实行第二次戒烟，他每次开始戒烟时，头几天都很难受，总想睡觉，无精打采，还容易感冒鼻塞，请问老师这样的症状有什么方法可以缓解吗？谢谢！

答：莫学杨柳半年绿，要似松柏四季青。我们刚进山时，就开始开荒，发现开荒很积极，把杂草锄掉，很勇猛，但开好的荒地，如果没及时种上庄稼，很快就杂草丛生，所以只断恶，不修善，很容易引起恶习萌芽，要想荒地不荒，只有一个办法就是种上庄稼。

要想让恶习不发，也只有一个办法，就是养成好的习惯，比如日行一善，每天锻炼一小时。现代研究表明，每天一小时的运动锻炼，可以减轻香烟对吸烟者的诱惑，可以减少巧克力对嗜食者的吸引，也就是说你一旦养成运动锻炼的习惯，那不单是身体受益，你的吃苦耐劳精神、抵抗欲望的能力都在长进。

人为什么戒不了烟？第一他没下真决心，第二没有真正坚持去运动锻炼。

尝到运动锻炼的好处后，那些烟瘾哪能跟这比呢？健康有力，充满信心的感觉，根本不是烟酒的快乐能比的，所以在山里学员们都很珍惜很积极，笔头刚刚放下，那边锄头就拿起来，书本刚刚放下，就挑起畚箕来。

原来大家爱上了劳动，偶尔有几天阴雨，有人就舒了口气，说正好放松休闲，但是学员们却说，几天没干活，都不够积极快意，一旦出太阳时，大家更珍惜这时光来干活。看来有智慧的人，他都会以能干活为喜，以不干活享乐为忧，为何？安乐人人破败，忧勤个个亨通，而没智慧烦恼的人，他就以干活为苦，以休闲享受为乐，结果呢？快意从来没好，拂心不是命穷。这样的人就会越来越丧失生机跟能力，然后就会养成各种腐蚀精神灵魂的恶习，比如抽烟、喝酒、打麻将，闲聊下馆子，沉迷手机、网络游戏，各种综艺连续剧，这样整个身心灵成为欲望的俘虏，就像提线木偶，身体当然很快就塌下去。

所以归根结底就一句话：每天锻炼一小时，健康生活一辈子。而且要风雨无阻，要把锻炼上升到像吃饭、睡觉那么重要，变成定课一样，这样定力渐渐长，烟瘾根本就起不来了，好像荒山开垦变良田，庄稼长起来，杂草就长不起来了。

152 身体阳气差，吃萝卜都不易消化

问：老师，您好！有个疑问想问老师，都说萝卜是通气的食物，可为什么我每次吃萝卜都会胀气，腹胀如鼓，同时还会恶心吐酸水？是因为胃太过寒凉的原因吗？试过用清水煮萝卜，猪肉汤煮萝卜，甚至羊肉煮萝卜，吃下去都是腹胀吐酸水。期待老师来解惑。

答：五观若存金易化，三心未了水难消。诸病水液，澄澈清冷，皆属于寒。《黄帝内经》病机十九条上有这么一条，

脾胃虚寒后，釜底无火，锅内水就不热，如果连萝卜都不容易消化，那说明身体阳气真的很差，这时要多服用理中丸，理中土。

而脾胃之阳气主要源自两方面，一个肾阳，一个心阳，正如大地土壤要温暖，一个是地热往上蒸，另一个是天阳往下照，如果地热不够，土壤会冰硬；天阳不到，土壤会冷结。

那么地热肾阳从哪里来？从寡欲中来，寡欲精神爽。常有一些新婚后的夫妻，纵欲过度，消化系统一派紊乱，大便稀溏，畏风怕冷，这是肾阳不暖脾阳，所以肚腹腰脚都发凉，这时就要节制欲望，更要少熬夜。

那天阳从哪里来？从积极的心态来。古人讲，思多气血伤，思虑过度，心思太重太细腻，消化就不会好。我们看好多管理者，没有做管理之前身体好好的，一旦管理人多了，当家三年，猫狗都嫌，这也怪怨，那也怪怨，胃口渐渐小，怒气渐渐多，烦恼渐渐长。可见管人太多很伤神啊！但为何有些领导手下无数，却照样身强体健，因为他身先士卒，不会思虑过度，心很开朗、阳光，反而带队越多，能量越大。

所以不是真积极开朗，为大众着想的人，不适合当领导管理者，勉强当了，计较内耗太大，反而把身体摧垮。

我们在山里有体会，当乌云遮日阴天时，干起活来就没有阳光明媚时那么快意，所以当人心态不够阳光时，脾胃消化食物就很艰难，这是因为脾土之阳，来自于天阳心脏，火能生土也。

还有第三点，直接脾土运化，劳动四肢。你看基本上消化不好的人，都是不热爱劳动、运动的人，劳其筋骨脾胃强，运动四肢身体壮。你看那些肥料，随便洒在地上，蔬菜都吃不到，可你把土松了，然后再洒肥料，一下子就被蔬菜吸收掉了。

人也是这样，必须先松土再进营养。所以在学堂书院里头，有这样的堂风、家风，一天不干活，一天不吃饭，因为你不干活了，你就无福消受食物，结果吃进来不是打妄想，就是变为血糖、血脂，所以饭前一般有半小时的习劳，就像施肥前先松松土锄锄草，肥吸收得快，秧苗也长得高。现在很多孩子身体不好，家里人费尽心思将良药找到，人参、鹿茸、冬虫夏草，吃了后照样像蔫了的苗，没精打采。

为何？上好的肥料，没有上好的运动锻炼，通通打水漂。所以这个人啊，你想吃好一顿饭，运动都不可少。学员们都有感受地说，劳动锻炼是自身的需要，不管干谁家的活，总之活着一天这一天就要干活，不干活你活着就会很辛苦。

一旦有这种觉悟后，脾胃逐渐增强，五脏均匀，郁闷得解，身心舒泰。

153 治病的矛盾之说

问：补肾不如补脾，补脾不如补肾是否矛盾？

治病必分脏腑经络，治病不必分脏腑经络是否矛盾？

答：学说有百家争鸣，仁心若天日不二。佛说一切法，为治一切心，若无一切心，何须一切法。

运动能补脾，寡欲能补肾，大家说，运动重要，还是寡欲重要？

寡欲精神爽，运动身体壮啊！爱运动的人，如果纵欲不断，跑步都容易崴脚，爬山也容易绊倒；节制欲望的人，也有很多身体不好的，为何？不爱运动了。

所以，对于懒惰不动的人来说，补肾不如补脾，先让他动起来；对于青少年手淫厉害的来说，补脾不如补肾，要断手淫于补肾。

但总的来说，好习惯人人都需要养成，脾肾要兼顾到，不可偏废，脏腑相关，没有分割。

治病必分脏腑经络，是入细也，就像你要开车找到朋友家，必须明白朋友家住哪条街道哪号门，路线应怎么走。治病不必分脏腑经络，那是因为你直接有导航，导到那里去，不必管街道门号，直接就命中目标。

所以初学者，要入微仔细，熟悉后才可以大而化之，把握住主要方向。

我们刚开始临床的时候，常常一味药要琢磨好久，真可谓小小心心出汤方，正正经经讲养生，后来跟师临证，临床见多后，慢慢总结出一些大道至简的东西。

人体不过是气血津液的盈虚通滞在变化，最常见的就是两大病理情况，一个是气血津液不足，人就容易疲劳，没精神，好像我们的手电筒，用过后没有充电，变昏暗了。稍微休息就会好些，这时你就用北芪、党参、枸杞子、枣仁、大枣、山药。

这些药食同源之品，把气血津液托起来，手电筒得到电了，光就更亮一些，人体得到了气血就精神。我们可以称之为“充电学”。

另外一个是“通道学”。这通道学的启发，一个是得益于《黄帝内经》讲的“经络者，所以调虚实，处百病，决死生，不可不通”，为何这些人体经络管道会决定生死呢？

就像一些战乱的国家，交通要塞被封锁住，有好的营养物质都不能运输对流，很快这国家就垮掉了。所以两军交战，大都是断其粮草，使其供应不上。人也是一样，周身上下都有经络连向脾胃，如果这些连向仓廪之官的通道堵塞闭住了，那么有再多营养都不能够受用。

二是得益于畅销书《管道的故事》的启发，里面讲到有智慧的人都是管道的建造者，建造管道是一劳永逸的事，将身体经脉打通，在古代道家叫打通任督二脉、奇经八脉，这样身体会焕发出前所未有的生机跟活力。

而这些通道是如何打通的呢？主要靠长久的运动锻炼，闭塞的管道会打开，细小的经络会变大，这样气血津液充足，好像马路变大，车马对流量变大，这地方繁荣富裕起来就快。所以有句俗话叫“要致富，先修路”，这句话对身体也管用，要富强身体，天天都别忘了运动和“修路”。

人每次吃饭休息睡觉后，血管脉道会回收缩小，如果你第二天、第三天不去运动冲刺一番，好像道路没有清洁工人去清理，久了那些垃圾跟荆棘会把道路塞满，变狭窄，最后车都通不了。

我们观察城市这些道路维护现象，就知道要怎么养生了，马路不可以一天不清洁保养，人的身体又怎么可以少一天锻炼跑步来活血通脉呢？

有智慧的人，他都会选择一天一小时完全交给身体，磨刀不误砍柴工，运动不耽搁学习工作啊！

而在药物上，我们就会常用到鸡血藤、川芎、当归这些走血道的药，再配合香附、木香、郁金这些走气道的药，或者葛根、柴胡、羌活走津液经络要道的药，你只要保持气血津液的通道、血脉经络，不管是表层的还是深层的，不要有瘀塞，你的身体就会有很大的气场跟能量。

所以掌握住这“充电学”跟“通道学”，就掌握了盈虚通滞之道，令虚者充盈，令涩者通畅，这是孙思邈一生医学心悟的总结，明白了这点，你自然不会再拘泥于脏腑经络了。

当然要有更多的临床用药经验，你才能得心应手地运用这“充电学”跟“通道学”。

154 答疑肝胆排石法

问： 我正在看一本叫作《神奇的肝胆排石法》的书，书中介绍了用苹果汁方法排肝脏中的结石，我想知道这个方法有效吗？谢谢！

答： 治石，还要恢复胆功能。胆者，勇也，敢尝酸饮苦。酸甜苦辣都不怕，艰辛变荣华。要有勇敢行动之人，胆气顺则石易出。如果没有效一般不会写成书籍，但每种方法都有它的局限，还有它的适应证，所以要明白药物的适应证，不可以迷信任何药物。

与其关注药物的功用神效，不如多关注身体元气的保护，林则徐曰：不惜元气，服药无益。各种药物都必须建立在元气的基础上，才能够发挥很好的效果。

就像结石这种病，初起时你可以用大剂量的金钱草、鸡内金等药，因为你元气尚足，这时推动力量大，排石就快。可是元气不足时，就像一泡屎都拉不出来，这时河流水少，经络气少，船舟搁浅，你就算用再大的力，非但拉不动船，还会把船搞坏了。

如果在元气不足时，还攻伐太过，这样旧病未去，新病复起，这是用药之过啊。所以久病慢病，脾肾两虚的人，如果舌苔偏白，手偏凉，还服用大量生冷之物，非但与事无补，还很可能是雪上加霜之举。

而这些食疗方之所以有效，你去观察便知道了，凡是服用还能有效果的人，大都有这样几个特点：

第一，结石还不是特别重。

第二，心态比较好。

第三，熬夜少。

第四，热爱运动。

第五，不会暴饮暴食。

如果有这些原因在里面，再服用这些食疗之品，当然有很好的效果，本身酸入肝，能软化血管，助肝条达疏泄。

上次也有一个病人，自己有胆囊炎、慢性胆结石，看了《跟诊日记》后，听说鸡内金有效，就去找来服用，服一段时间，小结石居然消了，他很高兴，见人就说这药效果好，可也有人用了并没什么效果。

为什么呢？道理全在里面，你精气神充满，像河流水足，轻轻一推，船就动；精气神不足，河流水少，就算用大黄、虎杖、金钱草、茵陈、芒硝、穿破石，强攻猛推，不单奈石头不何，还会推伤身体，所以治病用药，要左手拿《黄帝内经》，右手拿《伤寒论》，左手拿宰相，右手拿将军。

就像天子堂上，必须有文臣跟武将，而且文臣还必须要在前面，武将在后面，有前面休生养息文景之治，才有后面大汉王朝，驱匈奴八百里外的壮举。

没有休生养息，把精气神养足，疾病就不可能彻底赶出体外，这也是为何很多结石病人，去碎了石，又长回结石的道理，这就是古籍上讲的，不患邪之不去，而患邪之复来啊！

很多人只看到攻逐匈奴的风光，却没有看到文景之治，无为而治积累下来的功夫；都看到手术攻邪药物的霸道，却没有想到养生保健平和的功夫，王道无近功啊！

任何急功近利的治疗方法，如果没有配合个人的修炼跟保养，这种医道都是不长久的。

155 慢性扁桃体炎的养治

问：老师，你好！我老公身体有很多小毛病，可以咨询吗？我老公前两年夏天一天吃好几根冰棒，爱吃辣的、香的，然后就开始扁桃体发炎，当时因为不算严重，没太在意，后来发展成慢性扁桃体炎了。去年过年一个重感冒，扁桃体发炎也就越发严重，在老家乡镇医院打消炎针，打先锋，感冒是好了，可是扁桃体炎还是没有完全好，只是减轻了。现在只要感冒，扁桃体就发炎、肿大，还会化脓。他还经常打饱嗝，嗳气，自己可以听到肠动的声音，最近胃还有点痛。前段时间，阑尾也有时会痛，去医院做B超，也没有什么问题。他的工作要长期下蹲，还经常不能按时吃饭，有时吃完饭又马上做事。前段时间重感冒，扁桃体发炎越发严重，去医院，医生让他手术切除，后来让我拦住了。我觉得扁桃体是人体的第一道防线，如果切除以后身体抵抗力肯定更差，而且如果手术不理想，后悔都没用。我也给他试了很多偏方，可是效果不理想。看了你的天涯博文，其中有一篇小孩扁桃体发炎，感觉和他的症状很相似，所以也决定试试。羌活五钱，蒲公英、板蓝根各一两，水煎服，就是这个方。

我老公吃了一副这个方后，自己感觉以前爱打嗝、嗳气的现象有好转了，今天又让我再帮他拿了三副，他还要求加一味川芎一两，因为我推荐他看了你天涯发的帖子。他还有头疼的毛病，当风的时侯会疼。但是我担心他才看几天论坛就自己这样乱加药，会不会有问题？

老师，昨天我老公又不太舒服，量了一下体温37.3℃。他自扁桃体发炎后已经没有吃冰的东西了，现在我们家炒菜都不放辣椒，而且他还爱喝热水。

答：我们这时代的咽炎是前所未有的，因为现在的人们透支精血的速度也是前所未有的，如果是一堆干柴，一个火星就可能把火点起来，所以秋冬天多火灾；如果水分充足，一堆湿柴，你一把火也不容易把火点起来，所以关键不是吃不吃辣椒的问题，而是身体有没有因为过度劳累，将津液熬干的问题。这就是为何我们在补肾的药物里头，比如淫羊藿、巴戟天要常加些白芍，恐木燥起火也。

所以，要先安未受邪之地，缓肝补水，养血阴。人体最大的养阴就是休息，最大的养阳就是运动，白天运动能养阳，晚上静卧能养阴。我们读书期间很有感受，每当考试前夕，学习压力大，加上同学们熬夜多，那时医务所就特别热闹，你到各个宿舍去看，药瓶特别多，大都是消炎泻火的，为何？熬夜熬干了津液，结果木失水所养，必燥而起火也。

你如果水分充分，你怎么会怕火？精神饱满怎么会发炎？所以中医认识咽炎，必从肺肾下手，肺主天气，开音于咽中，辛辣走肺，所以容易上火发炎，煎炸烧烤会将娇脏灼伤，但同时足少阴肾经循咽喉，凡是慢性咽炎，久治不愈，都是伤及到肾了。

特别是睡觉又不好没保障的，你先让病人睡好觉，治其失眠，咽炎不治自愈，所以考完试后，学校里便秘、痤疮、咽炎的病就好了大半，因为大家放松了。

我们还有一个万病松紧论，以前在中医药大学选修了气功学，气功学老师第一天就教我们松通养心法，从头顶到颈肩腰腿、咽喉胸脘、少腹，没有一处不放松的。有个词语叫“松开”，人一松，脉道就大开；有个词语叫“紧闭”，人一紧张，脉道就闭塞，反应就变慢。

你看好多上台讲课表演的人，常常一紧张就忘词，脑袋就短路，话就讲不好，甚至结结巴巴，那些长期在紧张氛围里工作生活的，叫什么？叫水深火热啊！

这时你的鼻咽、胃脘、腹肠，上中下三个轮，都像绑紧的绳子，气不通就上火发炎，怎么办呢？得放松啊，怎么放松？必须要养成做定课的习惯，每天运动一小时，是治咽炎、口腔溃疡、眼目赤肿、脸上痤疮最快速的办法，而且最彻底拔根之法，不是任何药物，而是赤脚小跑。

这是屡用屡效的，难就难在坚持。有些严重的咽炎口疮，当天跑当天就见效，坚持跑二十一天，引火下行，从头到脚都是放松的。大家有没有发现，你在打坐都未必能放松，这要定力功夫很高的人，才可以静坐打盘受大利益。如果定功不够，你就从动中求静，在习劳小跑中使大脑气血均匀，不想问题。

人的脑子一不想问题，从头到脚都是放松的，一想问题叫思则气结，血脉就打团，气机就闭塞，神色就紧张，这样不是发炎就是不通，所以从头到脚必须放松。

通则神归，我们有体验，按太冲穴，导肝火下行，有好处，但跟赤脚跑沙石路，导五脏之下行比起来，还是有不足的。

所以，在运动法门里头，我们最推崇赤脚小跑，刚开始你可以赤脚大步走，摩擦到脚底发热后，再逐渐小跑起来，一天一个小时下来，什么气火都在脚下消掉，哪会往胸脘鼻炎上窜呢？现在我们这时代鼻咽癌病人越来越多，过度用消炎药，把肾打击得无还手之力，最后肾就罢工，肝也罢工，结果肾炎肝炎更多，为何？你身体的浊火靠消炎药打压下去，但并没有排出体外，你如果靠赤脚小跑，运动出汗，这些气火就真正排出体外了。

羌活、板蓝根、蒲公英三味药，有很好的解外寒、清里热之功，对于扁桃体发炎，是应急三药，但是还是那句话，消防队再好，都不如防火意识高。总之，你让火烧起来，然后再动用最精锐的灭火队，把火灭了，你照样损失惨重，所以最好是趁火苗没起，就把它消掉，趁着管道还没有彻底紧闭前，就让它松开，趁着火气还没有集结壮大时，就赶紧导火下行，赤脚小跑。这可是简单易懂的终南大道啊！可惜现在：

莲花有种少人种，心火无烟日日烧。

到处寻找奇效药，不如踏实赤脚跑。

156 子宫疾患的因与治

问：老师们好，上次的请教得到答复非常高兴，感恩！我有一事比较着急，请教一下，望能答复。我今年45岁，生孩子后发现宫颈有赘生物（一条形肉），医生说是生孩子时用力过大，把宫颈拉长了（叫宫颈延长），近几年崩漏两次，一年半前是第二次。由于血流不止做了诊刮手术，现在情况是有子宫包块（估计是子宫肌瘤），宫颈延长物更长，脱出阴口，日常有些不便，有时有些不适，医院医生说要切除子宫。我更喜欢中医，西医只治标不治本，过度治疗，万望明师指点，怎样才能恢复健康，谢谢！

答：《黄帝内经》讲，中气不足，二阴下垂。凡脱垂之象，皆中气不足也，特别是慢性久病，这跟思伤脾，还有恐则气下有关，长期的担忧，患得患失，人就会变成患者。

中医治疗这类脱垂的病象用升提之法，升阳除湿是大思路，但很多人吃了升阳益胃、补中益气之类药物，容易上火，为什么？那是因为服药的同时没有配合充分的运动锻炼。

我们看人灰心叫什么？叫垂头丧气，就一派下垂低丧的样子；人有信心叫什么？叫雄赳赳气昂昂，中医治的就是这股神气。我们发现生殖系统疾病的患者，如果信心底气不足，惊恐担忧的话，这病很难治；相反，有积极乐观的心态跟运动习惯，这病很好治。

现在很多妇科炎症、子宫盆腔问题，其实很多人都吃了不运动的大亏，你三天不运动，你的气机就疏解不开，就容易抑郁生烦恼，人的烦恼如同锄头的锈垢，锄头常用，锈迹没有，人常运动，烦恼会很少。

我们以前运动少时，这手中有很多细小的乱纹。老师说，手中乱纹多，是思虑多的表现，思虑多，气机纠结，那些细小乱纹就会错综复杂。怎么办呢？运动锻炼去。通过两三年的运动锻炼，发现那些乱纹少了，然后伸出掌一看，只剩下些主纹。现在很多脑力工作者，就是这个问题，思多气血伤，所以，要少动心脑，多动手脚。

在山里笔头一放下，锄头扛起来，书本一放下，畚箕就挑起来，手提肩挑重物，就把思虑的副作用给消磨掉了。我们切身体会到好处，才跟大家分享这劳逸结合的妙处，劳动可以让心静下来，这是老师非常推崇的。

采药、种菜，并不只是为了学点药物知识、得点健康食物，这些都是小得，真正大得是劳其筋骨后，思虑减少，身体变好。

所以，只要掌如绵，一生不动刀和镰，或掌中乱纹多，心中事儿多，这些养尊处优之人，要想治好病，只有两条路：一条劳改，一条心改。劳改就是劳其筋骨，思虑减少；心改就是读圣贤书，做定课，使心安神定，清浊均分。

还有子宫方面的疾患，跟经常与家里父母、公婆顶嘴赌气较劲有关系。为什么这么说呢？子宫是生殖器官，是人体的源头，长辈也是后辈的源头，跟长辈斗恼、赌气较劲了，外面表现就面红脖子粗，皱眉噘嘴，里面表现子宫就扭曲痉挛折叠拘紧，所以跟任何人斗气，吃亏最大的都是自己。

老师碰到子宫方面的疾患，特别是顽固的子宫肌瘤、子宫脱垂、宫颈糜烂，常常会交代病人说，对家里长辈好些，对公公婆婆好些，对人好就是真对自己好！因为你心发出好时，别人还没有受益，你身体先受益；对人坏，最先受到伤害，还是自己，因为对人坏时，别人还没有受害，自己身体先受害。

157 肾囊肿的成因与治疗

问：你好，能详细解释一下肾囊肿的中医形成原因及治疗方法吗?

答：功名传帮带，事业等身书。通过答疑解惑教人结集书本传世，是我们的事业功名。肾主水，囊肿是留积在身体里的瘀血水饮，肾囊肿表面上是要治疗囊肿，实际上是要恢复肾主气化的功能，但凡囊肿水泡积液都是阴成形的产物，也就是说阴寒太重，阳气不足，身体就会形成疙瘩。像这些囊肿积液，都喜欢懒动的人，因为你一懒，你的气血津液就懒洋洋，你一不动，你的水湿痰浊就停留在那里，排不掉。

就像一个家里，你懒了，家里就会落叶、纸屑、垃圾到处都是，反正扫帚不到，灰尘不会自动跑掉，人如果不勤，积液水饮，也不会自动化了。

这些囊肿积液是阴成形的产物，那该怎么去治呢？应该提高阳主气化的功能，你看一包水，你不去气化，它永远是一包水，你一气化它就没了。而这包水放在阴冷的角落里，永远是湿漉漉的，放在阳光明媚的地方，很快就会干爽。所以身体不应该常待在办公室、卧室，应该放在大自然中去曝晒、锻炼和干粗活。

粗活不干，身体欠安。我们在山里做实验，有些肝气郁结的学生，气场很弱，体质很差，先不让他吃药，就让他干粗活，不是叫他干，是我们要带着大家一起干，我们干十分，他干一分，我们干一百分，他干十分，这样通过跑山担柴，把肌肉壮起来，这些鼻炎、积液、腹痛、手凉的症状，纷纷不治自愈。

我们终于体会到古人讲的，不战而屈人之兵。人要是不自强，没有人能帮得了你，即使夫子在旁，释尊耳提面命，照样帮不了不自强的人。

所以生了病的人，更当自强。从哪些地方自强？运动锻炼，勤习劳苦，积极起来，千万别让自己轻易闲下来。古代有个大德永明延寿大师，他每天的工作量惊人，每天要做两百多样定课，却一直精力过剩，非常勇猛，人们见了都认为他有帝王将相气质，有日理万机的气概。大家都很奇怪，这些气力从哪里出来，精神从哪里来，身体为什么这么好？不是说越干活越累吗，怎么他越干越精神？原来永明延寿大师从来没有把这苦活当成苦活，都是开心地干活。郁闷地干活，等于把血脉闭塞，身体也好不过来；而开心地做，血脉通开，气力如涌泉。大师还经常跑山，把跑山作为定课。为何古代大德要山居，因为山中有上下坡，走陡坡，强身健体，有最明显的效果，你攻克了几个陡坡后，身体的后劲就出来了。

上次有位学员说，累了翻不动山坡。

我们笑笑说，只要方法对了，八十岁老翁可以翻山越岭，方法就是走好每一步。你现在的累只是假累，像刚开始跑山，我们也会累，克服了这一层的累，你体力上去了，手脚都是劲，反而不累。

他听了后换种心态去走，果然不知疲倦，越练越有精神，本来想要吃药治病的，通通都不用了。所以念转一切转，这个念头要转过来，把懒惰怕事的念头转为勤劳勇猛，用一个“勇”字，可以把病气打跑。

特别是肾的疾病，大都跟恐伤肾有关，你看那些害怕这害怕那的人，没有哪个不腰酸腿脚无力的；相反，这不怕那不怕，感觉手脚都是力涌出来，吃啥啥消化，身体好得顶呱呱。这是为什么呢？夫子把他的学问用三个字概括，就是仁、智、勇。

我们现在很多人都把心思用在智巧上面，对于仁德爱人，还有勇猛担当，这两方面缺失得很大。人不勇猛自己身体都掌控不了，所以《黄帝内经》告诉我们千万别懦弱，要敢担当，担当越多越大，身体越强。早上大家去挑泥土、造田，越挑越多，学员们反映，怎么比以前更灵活、力量更大了，两畚箕泥土挑起来，上坡都没有疲累感，怎么最近郁闷的情绪越来越少了呢？

我们笑笑说，那是你的勇猛出来了，积极的心是疗伤圣药。可是积极从哪里来啊？从干活就可以看出一个人积极不积极。老师在山庄里头，只要眼睛一扫，就知道谁的病容易好，就知道哪个学生有没有进入状态，秘诀在哪里呢？就看他是不是做一事专一事。按照李大钊的说法叫"要学就学个踏实，要玩就玩个痛快，要干活就干个淋漓尽致"，老在那里思虑过度，当干不干，结果呢？不是胆囊炎，就是肾气衰。

俗话讲，当断不断，反受其乱，所以去做了，即使做不好，也比犹豫在那里要强，做不好你可以再来，犹豫在那里，不仅浪费时间，还让身体气滞血瘀，因此得病。所以勇于干苦活的人乐得干苦活，避重就轻、拈轻怕重的人，最后反而吃亏得不到能量。

故曾公看到这点，感慨地说，精神越用越出，智慧越苦越明，气力越使越多，所以大家来中医普及学堂龙山书院，如果仅仅只是想治好自己一时半刻的疾病，那这样所求太小了，应该再放大一点，不仅要治病，还要长寿，要身体好也要能干活，要有信心，有能量，要阳光，要五福全收。人之所以烦恼扰心，疾苦劳身，就是因为心还不够大，凡事往大处想，从长远计，人生渐渐理顺，身体也就渐渐没问题了。

158 心衰可否用“独参汤”？

问：老师，心衰的患者是否可以用“独参汤”，以及注意事项有哪些？谢谢！

答：浮名一瞬即逝，高论千古不灭。人老在心衰，心衰在气阳，如日暮西山，此千古不灭高论。心气虚独参汤，心阳虚参附汤。现在很多人心脏动力不足，并不是纯粹气虚，还有阳虚怕冷，所以要气阳双补，补气者人参、黄芪也，补阳者附子、生姜也。单纯用独参汤，能挽元气于无有之乡，但气非阳不生，后期调理，可以少用人参，多加姜枣，调和营卫，使气血生化有源，毕竟向外借药力，像借钱那样，总有个限度，只有自身造化有力，脾主运化加强，才是心衰康复的根本。

人为什么会心衰？除了一部分因年老体衰、自然凋亡外，大都是绝望丧气灰心所致，成语叫灰心丧气，人只要一灰心，气就丧失了，所以千万别轻易灰心丧气，人当自强不息。昨天明千看我们桌上有曾公《挺经》一书，便问：“《挺经》是讲什么的？”

我们说，《挺经》是讲人生成就的十八种方法，十八种方法里头，每一种都能够让人强大，十八种方法，总的都是一个“挺”字，挺起胸膛做人。正如曾公所说，天下事在局外呐喊总是无益，必须亲自入局，挺膺负责，乃有成事之可冀。这也是我们双手托天的圆运动功法顶天立地的真义所在。

人只要不担当，没信心了，身体衰弱得会很快；一旦勇于担当，心貌为之改变，力量都会加强。就像昨天我们看《德育故事》，李密陈情，本来李密的奶奶年老体衰，已经多病难耐，但想到要把孩子带大，咬紧牙关，挺一挺，立马年轻了，精神振作，如果不是因为有心要带孩子，早就与草木同朽了。所以有时孩子的牵挂跟教育，反而成就了我们自己，人因为要造就人才，反而显得精神，活力无限；而一旦觉得世态炎凉，心寒了，灰心地说，这个世界还有救吗？这个家庭还有希望吗？一旦有这种念头，就叫灰心丧气，败相已露。

所以，净老跟宣公都语重心长，反复强调，并且身体力行，告诉我们，不管任何环境天气，忙闲与否，定课千万别断，对人生对世界的希望，千万别灭。

人养老养什么？就养这股志气。没有志气，心衰落得像箭一样快，有了这股志气，为往圣继绝学，为宗族后代儿孙写家谱，立家训，那么人永远年轻。

人生在世，必须要有信念，没有信念，很容易就病倒，有信念，有使命，他就会很坚强，有坚强的心，怎么会衰呢？

所以心衰一定要摸清它的来龙去脉，用参附救急一时，用自强不息的精神，保安一世。

159 糖尿病等慢性病之因与治病之法

问：因10余年的糖尿病、肺结核、冠心病，近一个月余精神差，纳差，乏力，咳嗽有痰，心悸，胸闷气短，夜尿多，大便日1次，西药服用较多，效果欠佳，求助：中药该从哪方面治疗？目前食欲不振，可否有在家可以调养的方？静等回复！十分感谢！

答：健康时要收敛意气，病苦时须开阔心怀。人为什么会有这些慢性炎症？人的中焦一堵，吃什么都容易积郁化火，所以胃口全无，行医者下手之处，先得从饮食下手，有胃气则生，无胃气则死。

现在像这些咳嗽、心悸、纳呆、夜尿多、肺结核，都是疾病的影子，是身体在代罪。人的精神从哪里来？从吃跟睡来，可是现在人有哪个缺吃，又有哪个缺地方睡呢？营养在通不在补，睡眠在安不在时间，所以养生之道唯眠食而已，吃饭跟睡眠两件事情没有管好，你吃一担西药都白搭，如果一个中医善于将病人的这两件事情处理好，那绝对不是普通的中医。

像这些慢性病、疑难杂病，不讲饮食之道、心性之道、家庭之道，这病只有终身服药，而且难有理想的疗效。因为自己的因果绝不是医生跟药物能够干预的。大家想高血压究竟是病人负责还是医生负责，糖尿病是饮食睡眠不好了，还是药物不够先进？

可以说现在百分之九十以上的疾病，都是心因性疾病，生活习性病。老师常讲，难易相成，这些复杂疑难的病症，要怎么调理处理呢？要过简单的生活，人生活越简单，越自在。我们在山里有感受，大家每一顿都吃不饱，却吃得很好，经常一两个菜，却吃得意犹未尽，人生意犹未尽是最高境界，凡事不可过，过犹不及。《黄帝内经》讲生病起于过用，你水龙头开到极致是过了，说明你用精气神也会用到极限，你吃饭一口塞满，喝水往嘴里灌，还狼吞虎咽，容易呛到，意味着你身体的管道容易受伤。

总之，凡是一下子用十二分力，用到极限，就不是养生之道，极限运动是速死。《小儿语》讲，每事常余二分，哪有悔的时候。又讲，人极不可跟寻。

皇帝问宋公，为何你八十多岁，还耳聪目明，声音洪亮？

宋公说，没什么，我只是不做过头的事。

所以，倒水把杯子倒满，这也代表你容易贪吃吃撑，跟人闹矛盾，一下子就将最恶毒的话骂出，动不动就讲绝交，就很容易跟绝症在一起，因为怨气太重，太绝情。

还有玩游戏，看电视非得追着看到结局，殚精竭虑都在所不惜，这样你即使吃人参、鹿茸都容易虚劳腰酸。

那该怎么办呢？中医治病的终极目标就三个字，致、中、和，《中庸》上面讲到，“致中和，天地位焉，万物育焉”，所以心平气和第一贵。

当你心不平时，你气就不和了，气不和了，浑身脏腑组织之间都不安，都在打仗，那该怎么办？回归简易的生活，生活越简单，身体越自在。所以《黄帝内经》第一篇就教大家如何回归正常的生活，美其食，任其服，乐其俗，对食物衣着都很随性，绝不攀比，对于风俗习惯，绝不会去对抗，更不会去抱怨，这叫恒顺众生。

孔夫子到七十岁才感叹自己真正恒顺众生了，从心所欲不逾矩。现在这些疑难杂病，不是疑难在医生身上，是疑难在病人身上，大家普遍都有保健的意识了，但是却落实不了，都知道清淡好，也知道不较劲好，更明白平静能延寿，也懂得生命在于运动，但是懂一片不如行一点，说一丈不如做一尺。

为何凤仪先生能够以一介农民成为百年难得一见的教育

家？能够以疮痨大病，短短几个月之间，变为健康强壮？没有其他秘诀，就是善于闻一事，立一志。

圣贤不是讲的，是做的。当他听闻到有一个字的道理，比如“勤”字，就不懒，大年三十照样挑粪浇菜；当他听到一个“志”字，就见一事，立一志，绝不跟俗人争执。

能者不怨不能的，会的不怪不会的，富有的不跟贫穷的争，这样每逢一事，不管是好事坏事，在觉悟立志的人身上，都是好事，如果没有觉悟的话，办个大寿，搞场喜事，也会乐极生悲，好事也会变成坏事。

所以，如果真正做到修心做人，就能把疑难病变成普通病，把普通病变成没病；而做不到的话，那么小问题会吵成大问题，大问题最后会无解。

可怕的不是问题，是我们有没有真干、真修行的勇气，真修正自己言行，就没有什么东西是不可以转过来的。

160 麻黄汤的使用剂量

问：你好，我昨天服用麻黄汤，剂量是自己猜的，请问正确的是怎样的？

答：孙思邈传诀，胆大心细。除了敢大胆以身试药，更要心细辨证论治。服用麻黄汤要辨证是外感风寒，表实的，畏寒，汗不出，脉浮紧，其在皮者汗而发之，用药剂量不能猜，要按照书本上面的来，自己临证试效，最好从药典，安全剂量做起。一般不主张大家照书抓方，尽量先用些食疗小方子，吃吃有效就有信心了，效果不明显，也不伤身体。比如外感风寒，好简单，抓把苏叶、生姜、葱、红糖，一熬汤，喝了汗出乃散。

一般小感冒初起，春天用小柴胡，加点姜葱；夏天用香薷饮加淡豆豉，夏天若在空调房里头感了风寒后，颈僵或落枕，直接用桂枝汤加葛根；秋天比较干燥，可以用杏仁、芦根、枇杷叶、沙参、麦冬、玉竹；冬天在南方，比较少用麻黄，偶尔风寒感冒咳嗽的，用荆芥、防风、杏仁。

现在很多人外感风寒，都是因为有饮食寒凉伤胃，形寒饮冷伤肺。为什么饮冷的东西会伤肺？因为手太阴肺经连络在胃口周围，胃口周围受寒收缩，肺部就会打冷战，所以胃寒的人又常喝凉茶就很容易感冒鼻炎，这时要用理中汤法，温镇中土，将寒打散。

161 伤风伴有上呼吸道感染的治疗

问： 成年人，32岁，女，伤风伴有上呼吸道感染，请问要怎么治疗？

答： 肺主皮毛，将皮毛脚下泡热温和，伤风外感之症自缓。不要小看伤风，如果劳累过度，一个伤风不治，就会变大病，好像一个国家边防虚弱，国库空乏，可能一两对贼寇进来，就把这国家搞乱了。

我们看，哪个王朝末代，外敌入侵，不是里面空虚的？因为空虚了，外敌很小的力量都显得威胁很大，所以人千万别让自己身体的精气神透支用尽。

现在为什么有那多心脏搭桥、装支架的病人，还有风湿性心脏病换瓣膜的病人？如果装支架、搭桥、换瓣能解决问题，大家就不会有那么多心脏病了。

《黄帝内经》讲，劳心劳累后，心气虚，你即使洗手感寒，邪气都会由表入里，遂致不救。所以长期没休息好的人，身体必有得恶病的潜质，要想让自己身体好，一个月内必须要有三五天完全放松身心去修复。

不会休息的人，是可怜的人，不会休息的人，根本就没办法担起家庭责任、社会义务，实现个人理想。所以在山里，我们常跟大家说，一定要睡好觉，大家不要以为老生常谈就心不在焉，真正睡好觉，你半个小时做出来的工作量、品质，跟身心的调和，是你十个小时疲劳工作也换不回来的。

在山里很简单，就是读书、睡觉加干活，你只要能睡，睡多少都行，睡够了再去干活，出十二分力都不伤身体。赤脚在山上跑，人都会觉得有力从脚底涌出，像是飘起来，这都是精气神饱满的感觉。就像车轮胎饱满，你开在颠簸的路上它会跳起来，很有后劲；车轮胎不饱满，你开在颠簸路上阻力大，耗油又损机头，真是费劲功夫，事倍功半。

为什么会伤风、上呼吸道感染？外缘是天气变冷着凉了，内因却是劳心操心太过，火克金准操心，不是肺炎就是皮肤病。

只要操心少了，肺就好了。心是君主，肺是相傅，君主嗜欲不断，相傅就会呕血。所以小到一个感冒，都不是简单受寒那么普通，它都含有劳心和休息不好在里面。

养生之道无他，第一少劳累，第二少操心，第三少动气。劳累后风寒容易进来，操心后火就会往上攻，再加上一动气，两个火往上攻，消化道容易有炎症、呼吸道也容易感染，再加上稍微不注重饮食，煎炸烧烤一吃，炎火就遏制不住了。

162 身肿、肤薄该怎么办?

问: 救命。外婆全身水肿，皮肤很薄，胳膊抬起来像水袋一样，请问要怎么办?

答: 有志登天天有路，无心为学学无门。学一套足底反射疗法可帮到你家人。《黄帝内经》讲，诸湿肿满，皆属于脾，水肿有肝源性、心源性，还有肾源性的，总的都跟脾胃土虚导致水盛分不开关系，特别是年老体衰的，脾胃更是虚弱无力，不能将水湿排出体外去。所以临床上，都是升阳除湿，元气补足，水湿才能被挤出体外去，特别是大病重病，还涉及心态的问题，好多老人好多固有观念，放不下，所谓放下放下，一放就下，贪着感应的是痰饮水湿，嗔恨感应的是怒火炎症。星云大师活到九十多岁，为何能够在大病重病中挺过来，大师说，我就一颗平常心。确实，人越年老，情绪变化对身体的影响越大。

只要有固执的念头，就如影随形，就有病魔。六祖大师讲，有念念成邪，无念念自正。达者寿，为何达观的人寿?不以物喜，不以己悲。老年人都有体会，动一次气，身体三天都恢复不起，这在大藏经典上叫“一念滞塞，万法不通”。

那该如何看好这个念头?人要面临的就是两种境界，第一种顺境，第二种逆境。有人问师长，为何你讲经说法多年，不仅身体没显露出老人的疲态，还照样精力充足?师长说，处顺境随善缘，不起贪痴，福报全显;处逆境随恶缘，不起嗔恚，业障尽消。

所以在顺境时，很容易淘汰人；在逆境时，很容易考验人。你看有的老人家身体刚刚好，就胡吃海塞，庆祝大寿，很快喜极悲来，一旦出现病苦后，忧心忡忡，怕死求活，担忧挂碍，马上祸不单行。为什么？古人常讲，福无双至，祸不单行，这是一句很有智慧的老话，读懂这老话可以保平安，稍微福报现前，人很容易就高兴过早，乐不可支，结果都是乐极生悲。

所以生活一好起来，很容易就培养出败家子。在穷困潦倒的时候，还能自强不息，身体没病；稍微富贵时，就懒动，什么增生脚肿，三高五高，纷纷就到来。

有福报但没有智慧，这福报很快就耗光了；同样有祸患就唉声叹气，或者愤怒不平，祸患就加重。所以，虽然癌症大病可怕，但再可怕，也没有人恐惧怯懦的心那样可怕，真正死于癌症的人，远远没有死于恐惧担忧的人那么多，这是医院都观察得到的。

163 静脉曲张、手麻、颈椎痛之病源

问：曾老师，您好！我今年53岁，本人有点事情需要你的帮助。我是做厨房工作的，吃素5年半了，我的左脚脚跟往上10厘米有静脉曲张，已经4年时间了。还有我的双手时常会有麻胀感，颈椎时常有痛感，麻烦您了，谢谢您，感恩您！

答：一生之福半自随缘，半自锻炼。万般境缘事上努力，

心上无着。扫帚不到，灰尘在那里不会自动跑掉，所以身体哪里有包块压迫结节，就提示你哪里的气血没有通开，只要哪里有垃圾，说明那里你就不轻易去清理，像颈背压迫、手麻、脚部静脉曲张，这都是很好治的疾病，但也是最难的，难易相成啊，老师常说。

难就难在你不能坚持每天运动一小时，易就是易在不过五分钟，你就能把圆运动功法练好。现在很多疑难杂病，你只吃药不练功，那也事倍功半，所以与其吃药苦，不如身体练功习劳苦；特别是“泰山压顶”，专对治脚部疾患；“春风拂柳”，专对治手臂问题；“顶天立地”，专门正脊柱；“金鸡独立”，专门降浊气；“老僧入定”，专门助肾封藏，使疲劳恢复，让心安神定，气血流行。

像这种得颈肩腰腿疾患，脉又比较细弱的城市人，常常一个桂枝汤，强心脏，手臂力量加强，配合葛根、防风、姜黄，让脊背经脉舒展，加上牛膝、杜仲、威灵仙，使下肢血液流动循环改良，这些病症都会逐渐减轻。但还是那句话，药是一阵子，练是一辈子，所有靠药物治好的病，它都有一个期限，靠养生锻炼，才能保你一辈子。

只要腿脚病了，说明你懒于走动了；手病了，说明你不乐于去对别人伸出援手；脊柱病了，说明你不肯去担当责任，心态没有摆正，用药物都是徒劳。

心态摆正了，用药不仅能治病，还能治出幸福来。

164 解说马兰花、羌活之用

问：老师好！《药性赋》里马兰花和马蔺花是一样的

吗？羌活除痉挛肿痛是不对的吧？

答：《药性赋》曰：羌活明目祛风，除湿毒肿痛。羌活这味药，对于治疗腰以上的风寒湿痹痛效果非常好，所以有个羌活胜湿汤，用羌活、独活、川芎、防风、蔓荆子、藁本，一派风药，来治疗头项腰背僵硬疼痛，以风药能解表、风药能止痛、风药能除湿之故也。

有个政府工作人员，背部经常对着空调吹，睡觉时老觉得背部放松不了，去推拿、按摩、刮痧，暂时缓解，后来就用这羌活胜湿汤加葛根50克，三剂就好了，可见这羌活祛风除湿毒肿痛之效。

马兰花也有写马蔺花，把它加到川楝子、吴茱萸、木香这行少腹部气之药里，可以加强治疝气汤方的效果。

165 老人口干、口苦该如何调理？

问：您好！老人长期口干、口苦，应如何调理？尤其是口干，晚上能干醒了，是否与打呼噜张嘴有关？

答：胆火上延必干苦。莲花有种少人种，心火无烟日日烧。有圣贤书可读听，却少有人去做，不该纠结愤怒却天天有人火冒三丈。主要是血液太黏稠，营养太浓了，需要饮食清淡下来，营养过度变为毒。所以不难发现，凡是饱食过度，夜饭过饱的人，总容易口干、口苦、口臭，用小柴胡汤加平胃散，可以减轻肝脾郁滞，但根源还要减少饮食，食淡病亦淡啊！

这期山林班有个孩子，老是口干、口苦、口臭，治了几年都没治好。我们笑笑说，因为没吃素，吃素是最快速、最彻底净化肠道的方法，结果吃素到第四天，就闻不到口臭了。

家里人都惊讶不已，其实他这吃素，还吃得不彻底，如果吃彻底了，不用第四天，第二天就好了。

现在人们身体之所以多病，就是身体老是承受过多的营养，稍微感觉到一点饿就往肚里塞东西，却不知道饿一饿，正是身体消化病气浊垢的时候。

166 如何理解辛甘发散为阳，酸苦涌泄为阴

问： 辛甘发散为阳，酸苦涌泄为阴，请问这句话怎么理解？

答： 花开自有花落日，叶枯岂无叶荣时。这是阴阳之理，警示后人，得何足慕，失何足哀！就像生姜辛辣辛辣的，一吃它就走肌表，能发点汗，把阳气调上来，鼻塞就通了，所以人吃点生姜暖阳气，故曰“男人不可百日无姜”，这里的“男人”是指彪悍壮实有勇气的人，需要这些姜来加强体质。这酸菜酸酸的，醋也酸酸的，晚上想要睡好点，吃点醋，或者酸梅汤，兴奋的神经就会安静下来，甚至适当吃点苦瓜，只要你身体不是虚寒的，苦瓜能降降心火，让阴血生长，睡眠安详。

所以，医道到最后，就“阴阳”两个字而已，要么就用药，把人的精神提起来，要么用药把人的亢奋收敛下去，把体力养起来，仅此而已。

就像桂枝汤有桂枝、生姜、甘草，辛甘发散为阳，有白芍

酸收为阴，所以才是调和阴阳第一方。身体手脚冰凉的，桂枝、甘草重用；晚上兴奋睡不着觉的，白芍重用，照样能收到好效果，所以会用汤方，一个桂枝汤足矣。

167 解惑木耳、香菇食用之时

问：一直想请教老师，为什么周边的家人朋友都说午饭过后到晚上都不能食用木耳？望老师在百忙中为我解疑，不胜感激。

答：书能增智，多读两行长学问，心可转境，少贪一点开胸襟。木耳、香菇都是偏阴的，人中午以后，午时一阴生，重阴必癫，重阳必狂，但是阴阳不局限于时辰，心态分阴阳，运动分阴阳，说话分阴阳。

如果你运动量够，晒太阳够，又常说良言善语，存积极公心，你的心态就像初生的太阳，那么就没有什么所谓什么时候不能吃木耳了。而如果你的心态像阴雨天那样消极，吃什么都不太对，再讲究用途都不大。因此，戒贪吃、戒吃撑、戒嗔食。

168 怪病由痰作祟

问：我有一家人目前有精神分裂复发的症状，表现为不爱与人沟通交流，不喜欢外出，一到家就躺在床上，饭量很少，26岁的女孩子晚饭就喝一碗粥，有时会出现莫名地自我发笑。去年开始发病，住院过两次，一次三个月，一次一个月，西医诊断为轻度精神分裂症。病最重时表现为不吃不喝，有轻微幻听，莫名发笑，嗜睡，全身乏力。这一年内因为服用精神类药物导致副作用也挺大，月经紊乱，甚至没有；嗜睡，无法思考，头昏昏沉沉的，还有出现过乳房溢乳状况，所以出院不久后，根据医嘱慢慢减药到一粒半，后自己停药约5个月后，出现上述复发迹象。自己一直不承认有问题，只说不想吃饭，不愿就医。

答：一片真诚是长寿之本，满怀善良乃快乐之源。心病还需心药医，解铃还须系铃人。从中医角度来看，怪病都由痰作祟，这些奇奇怪怪的病，都要治痰。你看好多奇怪的病，他都会口吐痰沫，大便还有很多黏液状之物，这些痰液跟黏液没有清干净，人是清爽不了的，这在中医上叫痰湿迷阻神窍，窍闭神郁，神不导气，好像乌云遮蔽住太阳，人胸廓处这团痰阻没有拨开，人就很难阳光起来。

那该如何消痰呢？第一，肾为生痰之根，我们这时代吐痰的人是古代的千百倍，古人以吐痰为耻，今人没所谓，吐痰是脏腑肮脏的表现，也是疾病的先兆，所以如果你经常吐痰，其他人其实打从心里都看不起你。所以，抽烟的朋友，要注意，你能够有把握抽烟不吐痰咳嗽，你就抽吧，你没这功夫，千万别轻易去抽，赔了性命都不知道是怎么回事。

还有熬夜的病人，什么叫熬夜？熬夜熬夜，就是炼液成痰，熬夜后肾虚，肾的封藏功能减退，津液藏不了，通通变成痰湿，所以人熬夜后，尺脉熬得没力了，老是大便不成形，口吐痰浊，肾不纳气，阳不化阴！

第二，脾为生痰之源，暴饮暴食，超过七分饱，营养都会变痰浊，所以七分饱以上的饮食，都是给疾病欲望吃的，七分饱以下的饮食，才是身体健康的正常需要。人的疾病多，是因为没有把好关口，病从口入，现在很多人吃饭是脖子以上快乐，脖子以下受苦。这顿饭吃得健不健康，不能问嘴巴，要问肛门，如果你第二天上厕所，排得很顺畅，不黏厕所，不费纸，恭喜你，这顿饭是健康的；如果你排的便不干净，既费纸，又黏厕所，还拼命用刷子刷，你已经有得怪病的潜质了。肠子提醒你要清淡饮食，要少荤多素，要七分饱。

第三，肺为储痰之器，你想看这地方的人肺怎么样，你看这地方的天空，如果天空总是灰蒙蒙，你的肺干净不了，中医叫天人相应，所以上等的中医，他一定是环保爱好者，他一定是致力于节能、绿化环保的。

只有好的自然天时，才有好的人类身体，所以大家少制造一些污染，肺部就多一片蓝天。

169 右上背麻木

问：老师您好！我近来经常右上背麻木，用手敲打一下就好一点，那是什么原因，有什么解决方法？感恩老师指教！

答：人逢痛苦休着急，学到良方可化解。右上背对应的是心胸周围，心胸有不愉快的，就有气滞，气滞住了，不通则痛，这时轻轻拍拍打打，通开就好，关键还要找到气滞的原因。

有人背部老受凉，只要防寒就好；有人背部曾经受过伤，疲劳后旧伤显现，只要注意休息就好；有人营养过剩，胆道堵塞，会引起背部滞塞，只要饮食清淡就好；还有人长期压力太大，过于紧张，导致筋脉拘急，不通则痛，我们碰到好几个白领，都是这种肩背酸疼和偏头痛，是由工作压力大引起的，几剂逍遥散加葛根、姜黄、川芎就好了。

170 中医对弱视的治疗思路

问：老师好，我家小男孩3岁11个月了，一个月前发现右眼弱视且斜视，左眼弱视，去医院检查配了个矫正眼镜，但是也没有确切的说法，请问老师中医有什么治疗办法啊？谢谢啦！

答：专心读圣贤书，耳聪目明；全力练古拳法，身强体健。视力会变弱，就像灯油不够灯会昏暗一样。现在孩子营养不会不够，阴血都很足，为何会昏暗？因为阳生阴长，阳气不够，阴血长不好；阳气充足起来，阴血才会不断生长。现在很多孩子都不爱运动，吃了不运动的大亏，不运动，害病一辈子。

肝开窍于目。在一个家庭里，如果孩子老受气、抑郁，肝木受到打压，也会提前眼花。为了孩子将来，父母要少动气，给孩子一个轻松的成长环境，轻轻松松，走向成功。

再就是看绿色植物少。孩子老是面对电脑、手机屏幕、电视、高楼建筑物，如果少亲近大自然，眼睛就不能得到很好的保养，青青绿草皆能养眼啊！

还有急功近利。我们发现现在这时代，戴眼镜视力退化的人越来越多，最大的问题出现在哪里？急功近利。见小利则大事不成，所以目光短浅，孩子用私化教育，越教越狭隘，眼睛眯成一条线，看不远；孩子用公益教育，越教越光明。为何呢？

经典上讲，有三种情况可以生明亮。

第一公生明，第二诚生明，第三从容生明。

公正的人容易得到光明，诚敬的人看得远，从容的人目光远大，所以可以从这这三方面找问题的根源，这三方面一解决，孩子就转过来了。

171 习劳运动胜过活血化瘀药

问：老师好，我的朋友最近这六七年（已生小孩）每到冬天，手腕和手指就开始肿痛。先感觉到轻微的痛，但不严重，然后就摸得到肿，等到很肿的时候就痛不欲生。看了很多医生，也吃了许多药，都不见效。我觉得她可能是由气血不足，寒凉引起的，所以今年冬天让她吃了些六味地黄丸加桃红四物汤调理，情况稍有好转，但最近又复发。恳请老师指导，万分感谢！

答：动一动，少生一病痛；懒一懒，多喝药一碗。诸湿肿满，皆属于脾；诸痛痒疮，皆属于心。

脾虚则湿邪留滞，心急则血脉不通，所以健脾跟宁心，补气跟活血，是治疗这些肢节凉冷肿痛的大法，因为脾主四肢，心主血脉。

为何养尊处优的人关节难好？常运动锻炼干活的人，关节痹痛吃药容易好？因为运动人身血脉流，特别是运动后肺活量增大，血脉变大，血气流速增快，那些瘀滞很容易就通开，就像河流发大水，河槽里哪还有什么垃圾堵塞，很快就被冲得干干净净。

所以《黄帝内经》讲，肺主治节，很多人理解不了，为何这些肢节关节的问题要治肺，还有为何小青龙汤可以治疗关节肿痛，不是说小青龙汤治肺中停饮吗？

其实肺虚后，饮会停于胸廓，同样会留于四肢关节，所以如果没有通过加强运动量把肺活量打开，你用三七、丹参活血化瘀，黄芪、党参补气生津，这药力的推动还是远远不够，必须要进入体能锻炼状态，此肺活量一定要翻一番。

肺朝百脉，肺气肃降，诸经之气，莫不服从而顺行。杀死肺活量的最主要元凶是什么？不是不运动，而是悲忧。

《黄帝内经》讲过，悲忧伤肺。人长期处于悲忧状态，叫灰心丧气，灰了心，心脉都是瘀血；丧了气，脾胃都消化不好，这就是山里要建开心农场的原因。农场是干活的地方，反复地干活练功夫，开心地干活长智慧。能干活的，不一定身体健康，能开心地干活的，一定没有病痛，为何呢？

《圣经》上讲，积极的心是疗伤圣药，忧苦的灵能令骨枯槁，所有骨性关节炎，在补气活血、祛风除湿的同时，必须要有开心习劳，不然都很难根治。

172 何为疾病

问：你好，请问江老师在哪个县城医院工作？

请问先生，我调理月经先期有5个月了，每次都是吃药就好了，不吃药那个月就提前一个星期以上，是为什么呢？是没有找到病根，没有对症吗？

答：无情岁月增中减，有味诗书苦后甜。这些有学问的善书，你读完后，好处渐渐显露。江老师是几位学院老师，还有民间郎中的化身，是在探索中医该如何带教，如何在大医院中发挥独特的作用，如何在学校里提升学子们的信心。老师争着学江老师，做江老师，学生们看到江老师，也能点燃中医信心之火。

着急的人，属于火性，火是比较快的，所以月经容易提前；而慵懒的人，属于水性，水流会慢些，水湿会缓些，所以体虚无力，水湿偏重的，月经量会少，会推迟。

服药期间有效，药物把火气退掉一些，一旦停药后，人的火气没改，还一样着急焦躁，所以旧病复发。

这期山林班，我们讲一个疾病的“疾”字，大家反馈说受益匪浅，中国字是可以修炼的，文以载道。

古人造字把人生的道理都造进去了，把宇宙的真相规律也造进去了，造字的人，都是开悟的人，如果不开悟，造出的字是很难千百年流传的。

就拿疾病来说，疾者急也，疾风知劲草，快速的风，就知道你这草扎根稳不稳，疾字指的是像箭一样快，表面上是外感风邪，这些风寒如箭矢，我们要避风如避矢，要慎风寒，来保住身体的元气，不惜元气，服药无益啊！

同时更广大深层的意义是说，这个像箭矢一样的生活状态和心态方式是病态的。

病在经历箭矢一样快的心态跟生活方式，这句话很重要，人不会过慢生活了，所以什么都变快，疾病也快快来，身体也提前早衰，皱纹跟斑本来要五十岁后才出现，现在才三四十岁就大把地长了，为何？一急就急火攻心，讲话像连珠炮弹，气都来不及吸一口，吃饭狼吞虎咽，走路还容易不长眼睛，跌跌撞撞，这都是没根的表现。

必须是人贵语迟，蚁食嚼饭，行步从容。如果没有这些修养在里面，你想治好病，普通的小病还可以，稍微大一点，慢性疑难的病就难治了。

不含有修心炼性的医学，不是完整的中医。中医里既有术的较量，也有道的感悟，有药物的排兵布阵，也有生活起居心态的从容调理，有饮食保健的注意，更有心态平静的熏修。

什么叫健康人？《黄帝内经》说，平人无病。那什么是平人？平静的人。有三种人不轻易得病，即使偶尔病了也容易好。是哪三种人呢？

第一种是平静的人，第二种是慈悲的人，第三种是乐观积极的人。

平静的人，什么事情都不着急，不着急就不容易得病。疾者急也，不急哪有病？所以“心平气和”这四个字，绝不是简单的成语，而是高深的修炼。

心平是因，气和是果。那怎么修心平？从三方面来去修：吃饭慢一点，讲话慢一点，走路慢一点，只要你一个着急焦虑，平静的场就破坏了，病就开始潜滋暗长。

所以，服药能压住疾病，就像石头压草，石去草生，石头搬走后，草还会长。我们只有修心养性，才能在根源上断除疾病。

173 重大疾病需造场

问：老师好，我妈妈肺癌晚期，已经转移到脑和肾还有骨头了，自发现后一直吃靶向药治疗，刚开始还有效果，吃了17个月了，现在发现效果不明显了，在没停靶向药的情况下吃中药治疗。现在主要症状是气紧，走几步路就气喘，厌食，肚子饿，但就是吃不下东西。嘴巴附近长疱疹，左边肋骨膨大，一直很疼，吃止痛药都不管用。没做过放化疗，都是保守治疗，体形比以前瘦很多。这几天还流鼻血，请问我要怎样做才能减轻妈妈的痛苦？望回复，万分感谢！

答：莫待老来方学道，孤坟多是少年人。养生要趁早，这有养生十六字诀：视必垂帘，息必归田，食必淡节，卧必虚恬。

治疗普通的病可以拔两根草，用点小食疗汤，或上药店买点药就好了，而治疗疑难一点的病，要靠运动锻炼跟修心养性，治疗重大疾病，那就要考虑更多，甚至要造场。

什么叫造场？就是说病人住的地方，必须要非常安详和谐。为何很多人疾病不断加重呢？因为他住的地方负能量太强了。什么叫负能量？就是这边卧床吃药修养，那边天天在吵架，或者孩子不听话，中年人事业不成，受到打击等等。

这些无形的挂虑挂碍，比千斤还重，压在身体上，会让生病的人喘不过气来。现在很多人患大病重病，看不到希望，就是这些无形的压力，像山一样大，一直释放不了，所以造场就很有必要。

要找一个青山常青，绿水常流，民风淳朴的地方生活，这是孙思邈研究大病重病的治疗方法后讲到的，要找到一个僻静的地方，能够规律地生活起居，那么疾病就能得到最大限度的控制，就有带病延年的心。

我们前面也提到过，有个老人在城市里脚就肿，到处看医生吃药，也查不出原因，就是走不了路，回到村里自动就好了，药也没吃，这是村里良好的气场，造就了生活在这里的人们健康的身板。

所以，对病人来说，家庭氛围、自然环境也很重要，如果暂时没有好的自然环境选择，必须让家庭环境尽量和谐。家和万事兴，家庭和谐了，做什么事情都有一股兴旺之象，就像去治病，也容易治好。

174 口腔溃疡的相

问：老师好，之前看过你们发表过用食用碱粉漱口治疗口腔溃疡的文章，近来发病试了下，漱后舌头周边反而出现破损出血。请教，这是何故？是我的虚火盛及心火盛吗？本人有慢性胃疾病多年。

答：治学有恒能养性，平心无欲可修身。诸痛痒疮，皆属于心，就像止痛药，最好的哪怕是一些进口药也有它的限度，也有它止不了的痛，而且有些疾病处于发展期，就像很多人都有感受，不感冒还好，一感冒起来，你真吃药了，也要七天到十天才能慢慢好起来。

口腔溃疡，就像火山爆发一样，胱肠要很通畅虚火才下得去，用食用碱的方法，一个要把握住量，一瓶矿泉水瓶，一杯盖的量就足够了，同时要配合运动疗法。

在山里，还有明理书院，义工老师们都有体会，得口腔溃疡只要赤脚在沙石地上多走走，气火很快下收，痛点马上转移，而且睡眠变好。

同时口腔溃疡，很多都不是简单的火热，它还有阴伤在里面，身体阴伤后，你菜炒热一点，火候大一点，吃了都不舒服。

很多口腔溃疡只是表现，失眠睡不着觉才是真机，脑子静不下来。前面有几个口腔溃疡的病人，他又不想赤脚走，对不药之医不感兴趣，那就吃苦吧。身体不想受苦，嘴巴就吃苦，就用黄连、肉桂交泰丸，然后脚底再贴大蒜，或者肚脐贴细辛，细辛打粉，用黄酒调成糊，贴在肚脐，失眠一好，口腔溃疡就没了。

老师曾非常生动形象地描述这种失眠燥火重的病人，说他们心意识静不下来，心脑就在给身体煎熬，在床上翻来覆去睡不着，就像烧烤煎鱼干一样，最后煎得很枯槁，吃什么都上火，做什么事都容易疲劳，遇到什么人都容易动气。

当一个人休息不好时，阴液是回不来的，回不来时就很容易着急疲劳。就像鞭炮信子一点就爆，又像干燥禾苗一烧就着，这时该怎么办？引火下行，很快就好，脚底一扎痛，脑袋就想不了事了。所以，在山里最严重的口腔溃疡，断断续续长达六七年的，采用这种方法三天就收口不痛了，这里面都是不药之药。你如果不想受身体的苦，你就长期要受吃药的苦，受疾病的苦。总之人生在世，就是这一条，吃得了苦，敢于吃苦苦一时，畏惧吃苦苦一辈子。

175 系统性硬皮病

问：女，今年24岁，5年前在广东省人民医院确诊为系统性的硬皮病，刚发病时手指发紫，后来全身皮肤发硬，曾在广东省人民医院、省中医院治疗，不见好转，也去过一些小医院治疗，均不见好转。现在手脚僵硬麻木，而且伤口很难愈合，人瘦如柴，手如鸡爪，现不知如何是好，希望得到指月老师的指点迷津。

答：请以种树十年为则，不徒文字一日之长。做任何事，要有耐心，包括练功夫养生，八段锦邓老练到一百岁，人要有长远心、甚深行才有健康体魄。瘦如柴，脾虚之故也；手如鸡爪，肝郁不达。

肌肉硬化，突然板结也！土壤板结，从中医看来，用道法自然的天人合一观，取象比类，一是缺乏运动，长期不运动，就像土壤没去耕作变死土板结，庄稼扎根不下；第二思则气结，不怕病多重，就怕思虑重，思虑过度的人，忧心忡忡，脾都不消化食物，所以寡欲精神爽，思多气血伤。对于这种类型的人来说，闲下来妄想伤害大，要勤劳运动起来，干活身体好。

所以余老师下午一到山庄，你看不到他坐在办公室里喝茶看电脑，你看到的都是他穿梭在泥土地旁边，不是担粪水，就是种庄稼，要不就是管理药材。余老师说，身忙则心闲啊，身动则心静啊。想要心灵静下来，不要思虑过度，有一个办法，就是身体别停下来，让身体忙碌起来，你的邪思妄想就会越来越少。有个成语叫无事生非，现在好多人不闲身体就不坏，一闲下来坏得更快。

有位王老师边吃饭边问我们，怎么老师一天到晚，劈柴拉柴带队讲课，没见累，这是怎么回事？

我们笑笑说，这是老师教的，身体劳累后，一觉起来龙精虎猛，心如果劳累了，晚上也睡不好，觉补不回来，人就会没精神。

所以归根结底还是这句话，外圆内方，处世大法，身动心静，益寿良方。

有位刘老师进山，在他松土的时候惊讶地说，我以前也种过地，怎么没发现过有这么松软的土地，这是怎么回事?

我们笑笑说，土壤放太多化肥，十几年后就会硬化变死土，庄稼种得都不甜，甚至多虫害，种不出庄稼；山里的土壤，都没怎么下化肥，也没那么多化肥好下，纯天然的土肥，草木灰，所以保持了它通透松软耐耕的土地本来面目。

现代人很多肌肉硬邦邦，或松软软，没有力量，就支撑不起脏腑的活力，为什么？过度营养化，就像土壤过度施用化肥一样。山里做饭从不添加其他的调料，没有鸡精，没有味精，没有添加剂，都是食物的原味。

而外面很多人，没有用这种高营养、刺激口味的调料就吃不下饭，其实这根本不是身体健康在吃饭，而是欲望疾病在吃饭，所以把脾胃吃饱，百病丛生。

故中医治疗系统性硬皮病，必须是治脾，百病不治，求之在脾啊！所以要恢复脾的功能，有一条，吃最原始的食物，不要吃任何带添加剂及高营养浓缩的食物。化肥虽好，久用土壤都会坏死了，同样零食、烧烤、调料香喷喷虽好，久用脾胃都会搞坏了。

176 女子月经问题

问：老师，你好！我今年29岁了，月经经常不来，看过好多医院了，是雌激素偏少的多囊卵巢综合征，吃过好多药，每次都是吃了之后会正常一个月，不吃药就没月经。

我宝宝现在两岁多了，去年流了一个。月经从初潮15岁就很少，刚开始几年是两三个月来一次，每次量少，时间有一个星期，去年10月份医生开了药来了一次，到现在还没有来，我是不是绝经了呀？感觉到了更年期，经常头痛头晕，很容易疲劳，肚子也不舒服，感觉它要来了，但是又没来。记性越来越不好了……我想可能是没有月经的缘故阴道会干痒，没什么性欲。请问老师，我的病还可以治好吗？盼求回复！

答：绝望者，医药乏功；自强者，前途有路。月经量少、闭经，在任之堂学医期间，老师就把这问题列为当代妇人十大问题之一，而且老师和不少草医郎中谈论到这问题还说，现在很多女孩子喜欢玩手机、电脑，又经常熬夜劳累，甚至又想减肥，很容易出现月经减少，甚至闭经。

我们看，老师治闭经常会重用山药，很少直接用活血化瘀通经水的。学生们问，为何呢？老师说，水到渠成，如果水不够，你不断地放低水库堤坝，最后没水了，你放得出来吗？

所以月经量少，蓄水才是关键。为什么山药能够蓄水？原来山药可补脾，脾为气血生化之源，女人的月经水常来源于脾胃。

张锡纯先生曾治疗过一个闭经一年多的女孩子，这女孩子每日躺在床上，有气没力，记忆力减退，昏昏沉沉，人家都以为这是肺痨，没救了。

张锡纯说，用山药，并且告诉她家人，起码用将近半斤山药，每天山药研粉熬水，让孩子喝下。结果就这简单到不能再简单的小食疗方，一个月后女孩子月经顺利来了，而且脸色转好，力量回归。

我们发现，老师时常在治闭经的患者身上加枇杷叶，特别是烦躁睡不着觉、寸脉偏亢的，大家不解。老师说，水从哪里来？水从水库来啊，山药能壮脾胃的水库，可脾胃的水从哪来，如果天干地燥，你水库水位都会下调，所以黄河之水是天上来的，脾胃地下的月经水，是从天空中的肺下来的，所以治疗月经量少，你不降肺不行啊，特别是很多月经量少的女孩子都心高气傲，人一心高气傲，气就降不下来，一看不起人，肾水就缺少，一旦谦虚，气就下，就虚下，气一下，水就跟着下，这叫降气行水。所以想要经水充满，就要有谦虚下纳的性格。

但现在很多女孩子变成女强人。你看一变女强人，颈椎就僵硬，月经量就减少，因为柔不下来，烦躁失眠就来了，结果肺的水降不到子宫来，反而焦躁的心，把子宫里的水都调上来用，就像天不下雨，水库不满，你还出大太阳，那水库的水蒸到天上去，最后水库就枯竭了。

所以这些女孩子天天玩着手机，看着电脑，而且心中老爱计较，结果月经水都耗干、较量干了，一旦较量干了，那些当排出去的瘀毒浊血排不出去，会反流，被调上大脑就晕晕沉沉，调到骨髓，骨脉污染了，像皮肤病、关节炎、风湿、系统性红斑狼疮，甚至硬皮病，就被制造出来了，治疗这些病，都有一个共同的诀窍。

第一，女孩子要守坤德，要能包容谦虚，不较劲。

第二，要早睡，少看电脑、电视、手机。

第三，要服用调经水健脾胃的汤方。

山药能健脾胃，枇杷叶顺气降水，肺气肃降，诸经之气莫不服从而顺行。

以前怎么也看不懂为何用枇杷叶能让月经水通，后来一想，明白了，天降雨了，地面上哪条水道不通？肺为水之上源，膀胱子宫为水之下游，肺气肃降，下游水行。

所以月经量少甚至闭经的妇人啊，一定要谨记不能看不起任何人，要把自己的姿态放低，你看肾放在人体最下位，结果它得到最多精水，这叫肾者受五脏六腑之精而藏之。

你看这女孩子月经量通不通畅，就看她的头跟嘴巴，如果经常点头跟微笑，显示宝船嘴的女孩子，子息旺盛，经水通达；如果经常摇头噘嘴、赌气较劲，呈现翻船嘴的女孩子，一般月经不调，不是有妇科炎症，就是内分泌失调。

177 孕期怎么调理？

问：老师你好！我现在看《药性赋》，在里面学了一点中药方面的知识。请问怀孕16周尿疼怎么办？

答：为人当智勇，匹夫勇担三军志，名士胸藏万卷书。怀孕期间，不适合多吃药，不到万不得已，不轻易用药。像怀孕过程会产生各种因身体变化而出现的症状，大都可以通过按摩运动缓慢地将它减轻。主要是要把注意力跟心神，照顾到自己身体上，少往外耗，如珠光明，环照珠身。

人其实没有特别的偏寒、偏热，主要还是要一气流通，如果轻易妄用寒热药，容易治了病，伤了身体，唯有恢复气机周流才是生机。怎么恢复？

人只要一天不运动锻炼，气机周流就不够顺畅，只要一天懒惰贪睡，微循环就没那么通透。以前的孕妇为什么到生小孩前几天还在干活，身体也很好，顺产的占多？

这都是得益于没有懒惰，一勤一切勤，勤动起来，气血就不会滞塞，没有滞塞，就没有痛。所以现在好多妇人，迷手机、电脑，在家里待产，无所事事，样样都有人服侍，结果不运动，随着胎儿身体变大需要的能量变多，身体就提供不上了。

不是说你吃多点补的，胎儿就能补大，如果没有力量去干些活，胎儿也会变得没力量，所以现在好多慈悲的母亲为了胎儿，她都会适当多干些活，既是在胎教，也是对自己的身体好。

178 晚上憋不住尿

问：老师您好！想麻烦您一个问题，我现在32岁，每天晚上躺床上就想尿尿，好像是憋不住，白天的时候就不太明显，请问老师这是什么问题呢？是肾的封藏功能减弱了吗？怎么才能调理呢？谢谢您！

答：《黄帝内经》中说：勇者气行病愈。果敢的人，肝气条达，水气布化；纠结者，当断不断，尿有余沥。晚上明显，是阴寒重；白天减轻，是阳气化，所以身体提醒你要多做阳主气化的活动，比如晒太阳、做利他的运动，在运动出汗的过程中，将膀胱经打开，是水化气，膀胱自然没压力了；相反只是吃饭喝水不运动，水液全部下注膀胱，没有力量气化上来，那么膀胱就变成涛涛江河，往下注也。

古代的道家教人要炼精化气，也是这个道理，这种情况，从中药角度来看，用些阳化气的，比如补中益气汤配合金樱子，令阴随阳升，阴液随着阳气转动起来，中气一足，二便就正常，脾胃一虚，百病就丛生。

同时要注意保脾十条，其中有一条要少讲话，言多伤中气。《道德经》讲，多言数穷，不如守中。话讲多了，气不够，不单尿要往下落，最后肛门、子宫都要往下堕，所以人贵语迟啊，一天减少一半的脏话、废话，晚上那觉，绝对睡得比吃安眠药还好。

所以，孙思邈教人要善言不离口，乱想莫经心啊！

179 下巴常年长痘

问：下颌（下巴）经常反复长痘，有什么方可以对治吗？因为经常反复地长，下巴留下很多印记。

答：胸无块磊心常泰，腹有诗书气自华。上额长痘，一般是怒气重，或饮食辛辣烧烤多，火往上发；下颌长痘，一般是欲望重，邪淫伤肾，或者恐惧担忧，气往下堕，再加上饮食不节，因为上额对的是心肺，下颌对的是腰肾，上额长痘的要谦虚，下颌长痘的要寡欲。

古人讲，欲似深渊，又叫欲海难填，特别是邪淫，天道祸淫最速。

七情里头，哪里出问题，就在相应的面相显露出来：嗔恚的人，鼻子以上火气大；贪婪的人，鼻子以下水气重。所以治疗脸上的痤疮，除了常规的行气活血，必须要考虑到性子，因为诸痛痒疮，皆属于心，可以用丹参、菖蒲、乳香、没药，令血液强通，但更要注意不怕疮之不去，而怕疮之复来。所谓一勤百病消，只要身体长了痘后，说明两个问题，一是你饮食气火有多余，它才会去发痘；二是说明你运动不够。

在贫穷的年代，人们很少发痘，痤疮在某种程度上也是营养过剩的产物，所以要减饮食，便是断敌粮草。贪吃的人，满脸都容易星星痘痘，油油垢垢，如果你管不住嘴，你也管不住痤疮。

痤疮长在下巴，说明你下焦湿气重，痤疮是一团气滞血瘀之象，说明你平时久坐气滞，双腿很少迈开来，只要下巴长痘，你通过一天一小时的赤脚走，那痤疮很快就会消掉，一个赤脚走出了汗，另外一个脚被沙石刺激后，能引气下行，气下则火下，火下则疮平，所以下巴问题提醒你下半身问题，一要远邪淫，二要勤运动啊！

180 饮食不消的解决之道

问：您好，想咨询一下关于消化不良的问题。我今年40岁，最近半年来老是消化不良，每餐饭吃的很少，到饭点时也不饿，偶尔有反胃症状。请问大夫有什么好办法吗？谢谢！

答：真读书人天下少，不如意事古今多。消化不好，要看养胃五点跟保脾十条，脾胃不是吃药好的，是保养好的。一般不消化有两种情况，一种是胃肠有积，说白了就是吃太肥腻，营养过剩；第二种情况是脾运动没力，脾主运化磨积，脾为什么动不了了呢？

你不动了，四肢懒了，脾也不动懒犯了。所以勤劳的人，乐得勤劳；懒惰的人，冤枉懒惰。勤劳的人，受益勤劳；懒惰的人，吃苦懒惰。

在山里就是专治厌食挑食的，几乎所有来山的朋友们都说，怎么山里的饭菜这么好吃？一是在山里有充足的运动量；二是确实没有什么好吃的，所以平常的白米馒头、青菜萝卜都那么好吃。

这人如果不知穷苦，他不知道惜福，不惜福就无福，无福的时候，你美味佳肴都吃不出喜乐感来，都没法消化，这叫无福消受。

那如何培福？第一必须要利他，多做事，帮人一分就得一分喜乐，帮人十分就得十分喜乐，这叫助人为乐。孙爷爷刚进山来时，膝关节不行，担心自己不能走，我们笑笑说，翻山越岭都不成问题，只要有一口气在，没有不能做，没有不能走的。

结果徒步穿越，从五公里，七公里，十公里，到十五公里，一天一天加，而且还是翻山越岭，孙爷爷居然觉得膝盖没事了，不是负担了，腿脚也变得有力了，满脸乐呵呵的，明白这其中的缘由。

我们说，在扫地扛柴、赤脚走路利他之中，增大了自己的能量，利他是培福最快的，一有福气，吃嘛嘛香。所以真正有福气，并不是说有钱买最好的吃，真正有福气的人是吃什么都那么香，那么开心，开心则开胃啊！

另外，没有运动就没有胃口。脾主四肢，四肢不动了，脾胃就塞了。之前的王老师、刘老师都问，怎么山里义工老师们都不知疲倦啊？

我们笑笑说，告诉大家一个实验，是我们在山里做的，这个实验可以救很多人。什么实验？两组人，一组人吃完饭就在那里看书、玩手机或闲聊，两天三天，面色就不够光亮，带有一些郁闷之气；另一组人也没吃那么好，一整天从没闲下来，从家务活到菜地活，循环着做，结果这组人，一整天精神焕发，晚上一觉到天亮，读书很容易上心，手脚也暖和。从这个实验可以证明一个结果，耕读传家久。

人会挑食啊，是因为不饿；人会厌食，是因为不动，你管住嘴，不吃撑，迈开腿，勤运动，哪还有下不了的饭、吃不香的菜呢？

181 弥补熬夜的伤害——不动气

问：老师好，请教一下，我知道熬夜对身体不好，但由于工作原因非熬夜不可该怎么办？可以从其他方面弥补吗？谢谢！

答：取富贵青蝇竞血，进功名白蚁争穴。张仲景讲过，这种功名富贵重于身心灵的人难医。华佗叫轻身重财者不治。又叫持身每戒珠单雀。熬夜取利就是珠弹雀之举。有一个老师父每天都做很多定课，也有很多应酬，大家看他精神矍铄，不显疲态，不解地问，不是说言多耗气，案牍劳形伤身吗？老师父有什么秘诀？

老师父笑笑说，我只是不动气尔！

这是高层次的养生，高层次的养生必定涉及修心养性。人为什么会阴虚，地面为什么好干燥没水？因为天不降雨，所以俗谚讲，千勺万勺，不如天下一瓢。故滋阴药，沙参、麦冬、熟地、白芍，补阴液虽好，却不如息必归田，气气归脐，降本流末来得高。

熬夜的人，为何容易焦躁？因为本身就有烦躁和心高气傲，想到要控制占有，就有计较，人一旦计较，五脏六腑就得不到肺肃降水液的润泽。所以说，焦躁焦躁，一焦躁，一计较，身体阴液就干了。

相反，这些利他的修学者、工作者，念念都谦虚待人，结果气气归脐，息必归田，这叫虚下。谦虚则下气，气一下，雨就下，就像在山里，这一段时间降气降温了，雨水跟着来了，大地就不会枯燥。人也是这样，让人、忍人、容人、下人，这样身体水火就会交济得很好，即使爬山走远路，也口不干，舌不焦。

你看同样去爬山，哪个容易口干舌燥，哪个就不够谦虚，哪个就比较心高气傲；相反，哪个越走口舌越生津，越舒畅，说明哪个就越谦虚，心态越好。所以大家别小看爬山，爬山既在练人，也是在检测一个人够不够谦卑，够不够慈祥。一个人不够谦卑慈祥，路不可能走很远；不能够逆来顺受，常认自己过，你服一顿补阴药，都解不了燃眉之燥，为何呢？莲花有种无人种，心火无烟日日烧啊！

只要哪一天你静气了，哪一天你水杯少用了，水果不吃了，清补凉，沙参、玉竹、熟地、山药也不用了，你不是病人了，你是能够把健康带给周围人的。这些看似很难做到，其实念转一切转，转念自在啊，就在一个高傲跟谦虚之间，转过来，你看高山那么高很干燥，相反深谷那么低却常年很润泽，百草丛生。观察这些高山低谷，我们难道还不知道该怎么做人吗？

老子在《道德经》喜欢把道比喻成山谷，为何？低处有道，低处能容，低处润泽啊！

那些能约己周人，卑己下人，罚己让人的人啊，那是真正大健康的人，没烦恼、最幸福的人。因为他每个念头都是心肾相交，都是水火既济，都是降本流末，所以每个行为动作都焕发出无限的生机跟活力。

182 癌症是怎么造成的？

问：各位老师好，打扰你们了，请你们说说乳腺癌这个病好吗？昨日同学说到她的姐姐，大约45岁，前天去医院检查，说是癌，今天就要做手术，把我同学也吓得不轻，可能是在医院的时候被医生吓的。我说能不能缓缓，先寻找下其他的方法，先别急着切了，可是无果，说是反正也到这年纪了，没用的，切了就切了，唉!

答：人遇误解休怨恨，事过严冬即回春。现在大家都谈癌色变，癌症已经“飞入寻常百姓家”了，其实现在好多人怕错了，愚者怕果，智者怕因，没有因就不会有果，所以有个成语叫前因后果，叫善因善果，恶因恶果。

《百丈清规》上讲，因果以明白为无过，如果不明白这因缘果的道理，徒担心无益。下面我们不妨想想这癌症是怎么造成的。

这是现在中西医学都研究的热门话题，食物上的不安全跟暴饮暴食，污染了血液，加上作息规律的紊乱，导致代谢不正常，还有平时运动量的不够，使痰湿粘连在身体里面，这三个都还只是外缘，还不足以致癌，还要加进一个最重要的内因，没有这内因，前面的导火线都很难引爆，这内因就是情绪的剧烈波动。

我们可以去观察，得癌症大病的人，他们的心啊，都是亢奋或者低落的，平和不了自己的情绪动荡，要么鞭炮性子，要么压抑抑郁，这才是癌症真正可怕的原因。

现在得乳腺癌、宫颈癌的病人为什么那么多？家庭不愉快，那股闷气通通都压抑在乳房里，又患得患失，恐惧担忧，气马上下压到子宫去。所以你看得癌症大病的人，他大都有这两个条件，一是长期劳心劳累操劳，二是经常动气，病是吃气的，疮是吃火的，若能降得气火，便能清除病疾。像这些肿瘤包块，大家去观察，真是随气变化，你每气一次，就像打气一样，把它打大了一点。

为什么有好多癌症的病人，医院断定活不了三个月、半年，到山林去体验，或者去广西巴马疗养，结果活几年还好好的？因为在这些地方，有人赤脚，有人爬行，大家都不再那么容易生气，那些气也通过赤脚往脚下消了，沙石刺痛脚部，就是在放气，放这些长期怨恨、恼怒、烦打压在身体的气。

现在有很多的不良情绪防不胜防，但你要懂得疏解啊。北京的王老师问，我们没有这条件经常生活在山林里啊，怎么办呢？我也知道孩子在这里活蹦乱跳，自然健康成长很重要。

我们说，这是天下父母的愿望，办法是有的，虽然不可能长期生活在山林里，但是逢寒暑假，或平时节假日，到山林里或乡下放松十天半个月，那几个月的闷气、憋气、斗恼气就释放了，《黄帝内经》叫百病皆生于气，郝万山先生讲，不生气就不生病。

及时通过徒步穿越，赤脚走路，习劳苦，把气消出体外去，没有了抑郁，就没有了病气。孙思邈研究发现，这些疑难杂症，大都是因为家庭长期不快压抑在那里长成的。

不懂得疏解压抑，就没法了除病疾。《黄帝内经》教人从三方面疏解压力：一是饮食有节，七分饱最好，而且要少荤多素；二是要起居有常，跟着太阳走，你就健康，太阳起来了你还睡，湿气重，太阳已经下山了，你还在熬夜，阳气就会损，这样阳虚湿盛，人就昏沉，身体就疲劳困倦；三是不妄作劳，过于安逸不行，过于劳累也会搞坏身体，不劳动身体吃大亏，透支身体，也会把身体折腾坏。总之中医中医，中正平和，乃为医也，中正平和就可以医病。

183 慕贤当慕其心

问：老师我想问一下，我们学的中药课本哪些药需要重点掌握，还有伤寒应该怎么去学习呢？我背了条文，也有些理解，可还是一用的时候就想不起来。

答：读书才恨学问浅，观海方知天地宽。今天我们正好谈到这问题，读仲景之书，如无存仲景之心，如无读也。为何有人读一部经典，就能活用一部经典？就像老师读张锡纯《医学衷中参西录》，他可以真正活用里面的方子，用得得心应手，因为老师也存有张锡纯先生的心。人生有大愿力，而后有大建树，学医为一时温饱计，愿力小也；为济世度人计，愿力大也。

所以，学这些圣贤经典，首先也是最重要的即是慕贤当慕其心，然后第二步才是抓住经论。至于药物有哪些重点，有很多初学医的人都这样问老师，如果有分别心了，你有很多药都学不好。本来中药就那常用的几百味，一天啃一味，一年就啃完了，学一年，你百年都在用。这是最轻松的，也最容易出学习效果，而不像西药那样，一更新换代，好多药都不用了。

学中医啊，一学不仅自己一生受用，整个家族都受用。所以我们既讲《药性赋》，也写《小郎中学药记》，从教材的角度出发，接下来还准备要讲《药性歌括四百味》。不管你是从哪个方向角度，喜欢哪部经典，你都能看到相关的讲记注解。喜欢教材的，可以看《小郎中学医记》之中药篇；喜欢《药性赋》的可以看《药性赋白话讲记》；喜欢看《药性歌括四百味》的可以看《药性歌括四百味浅释》。为什么要说浅释白话，因为只有浅显易懂，才更容易普及，就像白粥白开水那样，虽然淡而无味，却一辈子都需要，而且好消化。

没有坏兵，只有不懂得练兵的将领；同样，没有不好的药，只有不善用药的人。

184 求人为耻，帮人为荣

问：尊敬的两位老师好，如果我已经明白并且深信了利他就是利己，那再有为地去做利他的事，觉得利他就是在积功德，就好像积存款，是不是也是一种贪心啊？

老师好！我侄子有鼻炎，每天早上一起来就打喷嚏，鼻涕是白色的，有什么方法能治愈？望老师指教！感恩！

答：敬乃千圣不传秘，慎是万载养生方。晨起打喷嚏，色白，阳虚也，有三招可以暖阳：

第一招，直接服用桂枝汤，加苍耳子、辛夷花、玉屏风散，几剂就转头了。

《黄帝内经》讲，肺心有病，鼻为之不利。桂枝汤强心通阳，玉屏风散健脾补肺，心肺动力加强，再借苍耳子、辛夷花，走督脉，开鼻窍，阳主气化功能加强，就不打喷嚏，流清涕了。

第二招，要运动。人受冻，才会打喷嚏，受冻是因为运动少了，运动就像练兵，兵强马壮，外敌莫敢来犯。现在孩子不是鼻炎多，而是运动少，运动一少，乱七八糟的疾病就多了。

国家不练兵，防御就会出问题；人不练身体，抵抗力就会降低，而且孩子处于发育阶段，可塑性很强，很多问题都是锻炼少引起的，加强锻炼就好了。

第三招，要利他。心量小，吐纳就会小，没有利他的心，身体是很难真正温暖的，利他是阳光，有利他的心，还要有利他行动。利他不仅是在积功累德，实际上也是在救自己，有人以为我帮助别人，别人受益，其实是你在帮别人时，无形中你的气就长了。

大家不妨做个内证试验，你如果去求别人时，你会觉得气很短，为什么乞丐永远是乞丐，即使是乞到一万块还是乞丐？有一个乞丐想要乞讨一碗饭吃，一位长者叫乞丐把他家的砖搬到屋里来，这乞丐照办了，长者没有给他一碗饭，而是给他一笔钱，并且说道，这不是我给你的，这是你自己劳动的成果。乞丐听后，很感动，从此不再行乞，自强不息。

所以求人啊，永远气是短小的，有句话叫“拿人的手短，吃人的嘴软”，一旦自强起来，去帮人时，那气是很强的。有些人碰到烦恼疾病，明师就指引他去传统文化道场做义工，或者去行布施之道，帮助周围有需要的人，在帮人的过程中，烦恼疾病就转过来了。因为你由求人求医，转为帮人求己了。

有句话叫“求医不如求己”，“求医”你还是乞丐的心理，“求己”你就是自强不息大丈夫的气概，这个在古代经典上叫作“自求多福”。所以在一些有文化、有家训传承的家族里，特别是我们曾氏家族，流传着这样一句家训：“求人为耻，帮人为荣”。我们从小就看到父母是这样做的，所以家里人缘很好。受到别人帮助时，我们要送更多的礼物出去，而帮别人时，不计较力量跟钱财。

看似给了很多财物出去，似乎吃亏，其实人变得能干，家族带有一股兴旺之气，所以利他仅仅只是帮到别人，仅仅只是积功累德吗？不是的，完全是在提升自己，是在提升自己的气场。孩子会郁闷，都是利他的少，越是自私自利，身体管道越狭窄，为何呢？有句话叫“心胸狭窄”，你胸怀一旦窄了，那么心血管，所有管道都跟着狭小了，狭小就容易堵塞不通，所以鼻子老塞的人，一去利他就通开了。

这不是在书房里面研究出来的理论，是在山林社会里试效出来的，大家不要以为这只是讲好话而已，这可是真正的真理，放之四海而皆准。

185 学问需要深入研究

问：老师，孕妇可以吃红枣、桂圆、蜂蜜这些食物吗？

两位老师，我很喜欢程朱理学，但也喜欢你们写的东西，我觉得脑子很混乱，这是为什么？

答：家有常业，虽饥不饿；心无偏见，既和且平。红枣、桂圆是药物也是食物，乃药食同源之品，如果有精血少，可以吃些，心脾血虚，面色㿠白，用红枣配桂圆。红枣为脾之果，桂圆养心安神。而蜂蜜能润肠通便，带有润滑的作用，如果大便不是干燥难下，都不用轻易吃。特别是胃口不是很好，大便又偏烂的，这种要谨慎对待，不要轻易吃滋补之品，补药碍胃。

程朱理学这些都涉及修学做人的学问，任何一门学问都要深入去研究，并且明确做这门学问是为什么，如果是为公的你会渐入佳境，为私的很快就到尽头，所以状态不好，一般都是责任感不强，慈悲心不够，需要内省。

186 小孩急性白血病

问：老师好！请问小孩子急性白血病的病因是什么呢？中医有何治疗办法？是否非换骨髓不可？

答：世到盛时须警醒，境当逆处要从容。现在得白血病的孩子越来越多，在古代叫病入骨髓。怎么小孩子就病入骨髓？这一定是先天不足，加上后边严重失调造成的。所以胎教太重要了，要让孩子在起跑线上就健康，没有良好的胎教办不到啊！为什么现在乱七八糟的疾病越来越多，特别是孩子的怪病：癫痫、小儿脑瘫、白血病、疝气，这些很多都与肾有关，与先天不足有关。

我们看好多母亲，她在怀孩子的时候，打麻将、熬夜、玩手机，追电视剧，还看一些惊悚片，经常提心吊胆，紧张恐惧，结果呢？中医叫恐则伤肾，所以要么怀不上孩子，要么怀上孩子发育没好就流了，自动发育停止；要么干脆生出病弱儿、骄奢儿、无能儿，这跟恐则气下、惊则气乱都是分不开的。

所以可怕的不是白血病、癫痫，而是胎教的丢失。大家有必要去看看《家庭六步教育》，如果还没有学好经营家庭之道，都不要轻易结婚要孩子，因为你很可能就要来了烦恼，要来一大堆问题。

《德育故事》里面有一个太任胎教的故事，我们看为何周朝培养出圣王天子？因为周有三太，太任就是中华胎教之母，她用恭敬的礼仪来调整自己的气机，以正胎气，就是下面这四句胎教箴言：行要稳，坐要静，言要安，卧要正，而且目不视恶色，口不出恶声，心不存恶念，身不做恶事，这样孩子就能得到最好的教育。

而我们看现代的孩子，还没出生，眼睛就惊恐担忧，情志波动剧烈。家里经常吵架，这些怨气闷气，通通都让孩子吃到肚子里去，这叫什么，叫一肚子怨气。

现在很多父母都很苦恼，问为什么我这么厉害，我的孩子却这么无能？为什么孩子偏偏跟我对着干？其实原因就在胎教里，你在怀孩子时，已经跟孩子对着干了。

如果没有熏陶这些圣贤经典，就难以防微杜渐。预防医学的高度，不在于药物预防，而在于文化预防、心性预防、修养预防啊！

187 口臭的缘由

问：两位老师，我有一个难以启齿的毛病——口臭。我是一个22岁的小伙子，从小学一年级一直到现在，这个病折磨了我十几年。有时候想想自己这十几年，委屈、自卑就会涌上心头，使我泪流满面。别人的冷嘲热讽，直言不讳，常令我尴尬不已。也看了很多医生，无奈都没有用。我就买书看，我对照自己，觉得是小时候我妈总是逼我吃很多饭，吃不完挨打，从而伤了脾胃。为什么这么说？因为小我五岁的弟弟也是口臭。我妈的脾气很差，所以我很害怕爸妈吵架。现在的我，没信心，怕见人，整天憋在家里。因为口臭我放弃了上大学。因为这个口臭，我不敢待在班里，在家自学。复读了两年，考上了西北师范大学，今年我去学校看了一眼，又回来了。我不敢去上大学，我怕别人说我口臭，都躲着我。我这两年没少让爸妈操心，我也很内疚，可是，我也没办法，我也想上大学，但是，我有口臭啊！两位老师，能否指条路？如果再这样下去，真是生不如死啊！

答：若人近贤良，譬如纸一张，以纸包兰麝，因香而得香。如果口臭就生不如死，那先天残疾，缺胳膊少腿的，还怎么活啊？不要怪怨母亲，你还没真正见过很多病，母亲能够把你生下来，让你智力正常，身无大碍，已经是万幸了。

有一个小女孩，她老是要买新鞋子，抱怨母亲不给她买，跟母亲斗气。有一天，她在街上看到一个女孩子没有腿，惊呆了，从此再也不叫母亲买鞋子了。

为什么有人连鞋子都没得穿，也没法穿？能穿鞋子就已经是万幸了，还挑什么呢？

龙山书院里头有福寿六观。如果你没有做这六种观想，是很难有真正福寿的，其中一条就叫“常思疾病苦，健康就是福；常思没书读，有书读是福，常思战乱苦，太平便是福。”

现在你身体没有危及生命的重大疾病，也没有穷到书都读不起，更没有身处在乱世，温饱都解决不了，这些困扰你通通都没有有，还外求什么呢？

口中臭浊，用健脾通肠的药来调，因为脾开窍于口，可以有一定疗效，但顽固的口臭必须自己个人去修行，怎么修？

第一，千万别手淫。那样会短了你的底气，废了你的信心。

有人问，手淫跟口臭怎么搭上边？一个人肾不封藏了，浊气都四处播散，根本不能够降归肠腑，而手淫就能够伤肾主封藏，肾主纳气功能，纳不下，浊阴就降不下。

第二，千万别讲脏话、丧气话、抱怨话。口出恶言，这是臭浊的一个根源，心存恶念，是在源头上制造臭浊。按照孙思邈《千金要方》上来走，善言不离口，乱想莫经心，不是真善美慧的话，不要轻易讲出来。

这样口常讲好话，没多久口臭不单不成为你的障碍，反成为砥砺你修善的磨刀石，把这磨刀石磨平了，你也就拥有了无数锋利的刀。

第三，要绝对清净素食。凡身体有臭浊病的，都要食素戒荤，素食清净，荤食臭秽啊！

第四，运动不可少。人只要不爱运动，才会有抑郁，越不动越郁，就像一团脏痰，能不臭吗？

这些东西你慢慢做足了，你身体就慢慢改变了，根本不会去抱怨家庭的氛围，还有父母的问题。

188 休息锻炼要诀

问：先生您好！我26岁，男性，有时候躺在被窝里困了就会嗓门痒痒，咳嗽，不困的时候不咳嗽，一旦有困意，就立刻咳嗽，请问这是什么原因？

答：勇气冲开通天路，忠义扫平嗜睡魔。脾虚则九窍不利，困倦累脾，劳倦伤脾，说明你身体一方面要好好休息，另一方面要好好锻炼。人要身体好就守住休息、锻炼两条。

怎么守？两句话，这是师父的秘传。

第一句，不累了不上床，不疲劳不睡觉，保证五分钟能入睡。如果你没办法保证五分钟入睡，怎么办？就去厨房、书房或者阳台，打扫卫生，收拾碗柜，反正要把身体有余的热量疏泄掉。如果余力未尽，是很难有深沉睡眠的，就像这杯水不倒掉，就装不进新水来。

所以，睡眠之道第一条，必须保证五分钟入睡，超过五分钟的，都出问题了，特别是有谁还把手机带在床上，那问题更大，迟早把身体搞垮，这不是说笑的，古代修行的人，睡卧之地是很尊贵、不容混乱的。

第二句呢？睡醒后，不睡第二觉了。如果醒来后，还躲在被窝里，在那里磨蹭，醒也不是，睡也不是，这时就是在消耗元气了，思虑过度最伤脾啊，特别是当断不断，气血在那时就很紊乱，很伤。

所以，眼睛一睁开来，搓搓手，摸摸脸，不要超过三分钟，你就必须下床，超过三分钟下床，你身体就有湿气，不果断叫作黏滞，黏滞就有湿。一旦养成拖泥带水的习惯，身体马上水湿代谢不利，所以上等的医生都是视思明、听思聪的，我们称呼为“明医”。

看到你拖泥带水，做事情患得患失，就知道你脾气郁滞；听到你懒床赖床，就知道你气虚湿重，所以古人为了对治这些疾病，就创造了闻鸡起舞，练筋壮骨。你如果眼睛睁开来后不起来，精气神就会被邪淫懒习给消耗掉，不可能有钢铁的意志，不可能有强壮的身板。

天人合一第一条，太阳起来了，你还睡懒觉，你的心态不跟太阳走，就很难真正阳光。

189 学药如交知己

问：《药性赋》有关温性药和平性药这两部分的白话讲记什么时候能出版？

答：讲论岂在为名利，答疑总是益世人。现在已经开讲温性药了，大家不要着急，宁可慢不可站，宁可慢慢地一天学一味药、两味药，也不要着急学多，贪多嚼不烂啊，宁可慢不可乱。学医是很重视次第的，就像练功夫一样，扎马站桩这些最基础的功夫，往往是最高深的。一门学科里头，最基础的原理概念往往是最高深的学问技艺，所以大家不要厌熟。

我们跟老师学习时，有些同学听到老师反复都在讲这一味药，就很纳闷儿：怎么没有其他新鲜的？老师就说不要有厌烦心理，你一旦熟悉了，不想做了，生厌倦心理，马上就进步不了了，功夫是在反复重复的简单招式里头成就的。

就像同样倒油，卖油翁放个铜钱在油瓶孔，顺着铜钱孔把油倒下去，油就穿到油瓶里去，而且铜钱还不沾油，这叫什么？熟能生巧啊！

学一味药要真正一门深入去学，就像交一位朋友一样，你如果真交到几位知心朋友，一辈子都不会有什么担忧。真学会几味药物，治起病来，也不会有很多困难，关键看你是不是对这味药了解很透，这味药能否成为你的知心朋友。

190 保心五点

问： *老师，可以去拜访您吗？请问心肌梗死应怎么预防及治疗？*

答： 心持铁石要长久，胸吞云梦略从容。平时学员们空山研静，习劳练身，读书养智，利他宁心，还处于修学阶段，只有等开班大家稍有放松的时候，才适当接待一些远方的朋友。所以有需要进山来体验时，在开班期间我们会提前告知，然后略作安排。

只要我们能解决大家的问题，大家就可以进来，或者大家来这里能给中医普及推一把力的都可以进来，如果我们解决不了大家的问题，就不敢轻易让大家进来。

至于心肌梗死，还有冠心病、心脑血管硬化，这些都是当今疾病谱的头号杀手。这次杨医生从江西过来，他是心脑血管科的医生，发现中医中药保健养生，对防治心脑血管疾病有重要意义，现在很多西医院校都鼓励学生去学些中医，西医生也有不少在自学中医。

那么中医有哪些魅力让心脑血管疾病减轻，甚至消失呢？

杨医生讲，中医能够在还没出现器质性病变的时候就下手，还没出现大问题的时候就预防，就像稍有心慌胸闷、背凉短气这些症状时，西医还检查不出具体问题出现在哪，中医能够很快开出行气活血、益气健脾、化痰除瘀的汤方，让心胸开朗，病症减轻。

那么病人要如何配合医生呢？这就是下面要说的保心五点——保住自己的心脑血管、心脏最重要的五点。

第一点，节饮食。暴饮暴食等于暴死。现代研究发现，腰带每增长一寸，心脏负担就要增加很多，肚子每次超载，伤的是人体的引擎心脏啊！

肥胖的人容易心慌气短，减肥就是在保心。中医讲，心与小肠相表里，小肠没积心欢喜，小肠有积心脏压抑。现在很多人怨恨、恼怒、烦躁不安，为什么呢？肚子堵得严严实实，你看世间的公路道路，就像人体的肠管脉管，交通堵塞，我们会急躁烦，同样食物在身体堵塞，人也会急躁烦，所以，表面上是食积，实际上是伤心啊！因此，通过减肥就是在减轻心脏负担。

第二点，戒急躁。有个成语叫心急如什么？如焚啊！所以好多得心脏病的人都是急性子。人有两种情况可以让性子缓过来，一种是中风瘫倒在床，没法动了，不得不缓；另一种是觉悟开悟后，明白人贵语迟的道理，讲话行动缓慢安详，做事有板有眼，不骄不躁。焦急的性能让弦脉扭曲，缓和的性能让心脉舒展。

我们看绝大部分的事故是什么引起的？是慌张急躁。所以《小儿语》讲，一切言动，都要安详，十差九错，只为慌张，又讲，慌忙不得济，安详走头地。

所以寿命长的人，都是缓和的性子，急则命短，缓则命长，所谓细水长流，急水就短流，慢慢来生命才能走得远。这在诸葛亮《诫子书》上叫“非宁静无以致远”啊。

我们看好多心肌梗死的病人，发作后，一回忆，原来前面都是生了气，或者跟家人吵了架，这叫什么？急火攻心啊！人一急，心脏就提速，年轻时提速反应快还没事，年老时还在提速，就像开车一样，不断提速，那就是不断地接近死亡。有位年轻人到丽江去旅游，看到一位老太太，悠缓地购物、买菜、行走，问为什么不走快点？

老太太问，人生的终点是什么？年轻人回答，是死亡。

老太太说，既然是死亡，那么为什么要那么急着走快呢？

年轻人听后豁然开朗，终于明白人生之理不在急而在慢。现在好多人旅游回来，满脸疲惫，老病都被调出来，为什么？除了舟车劳顿，就是走马观花，心急如焚，所以透支身体很凶。

第三点，慎风寒。天气变冷，心脏病发作的病人会增多，特别是秋冬天或半夜里，因为水能克火，寒能胜热。所以平时缺乏运动，不晒太阳，等天气一冷下来，心脏就受不住，这在《黄帝内经》上面叫，心布气于表，表皮受寒，心就打颤蜷缩。你想大家在寒风中有什么感受？整个身体都是缩得紧紧的，《黄帝内经》称之为“寒则经脉闭塞，温则通而去之”。

碰到春阳融雪，很温和，人肌肉就会很放松，心脏也会舒畅。所以有心脏病的人切莫贪凉饮冷，贪凉饮冷图的是口爽，皮肤欲望之乐，实际上是在紧缩我们的血脉。现在心脏病病人那么多，这跟过度使用空调、冰箱是分不开的，这些都是很大的助缘。

特别是夏天，外面三十多度，你一穿梭，进到空调房立马降了十多度，看似皮肤凉快，就像夏天进入冬天一样，心马上打了个冷战，这冷战打多了，心脏脉管闭塞现象就加重。所以《黄帝内经》上面讲：“夜卧早起，无厌于日”。一个讨厌太阳的人，心脏就不好，因为你在讨厌心脏。《黄帝内经》还讲，心像太阳，要多晒太阳，心脏才有能量。

为什么？村民都知道，夏日炎炎，预示着丰收，因为天气不热，不产粮食啊。人也是这样，不喜欢出汗，不喜欢晒太阳，心脏产生的这些细胞血液就少，因为它缩窄了。

第四点，勤运动。人体动摇则谷气得消，血脉流通，病不得生。心主血脉，心天生就喜爱运动，不喜爱运动的人，心脏不好。但也常有人说，我天天运动，怎么心脏还不好？那是因为你的车要么就不开，要开就把油门踩到最大，要么就急刹车，所以运动不当，跟不运动一样伤身体。

像运动该如何设计才最符合心脏的生理呢？必须是慢速、稳定、有节奏的，所有竞技运动、对抗性运动，做久了都会伤心脏。而调和运动，比如穿越走路、练太极，都是在有节奏地保护心脏。因此，运动是讲究一定节奏的，我们还要找出符合自己呼吸跟心脏跳动的节奏，跟不上节奏，懒洋洋的，出不了效果；节奏太快，喘不过气来，使心率失常，也会伤心脏。所以，生命在于运动，这句话再严格一点，叫“生命在于符合你脉搏节奏跳动的运动”，只有平缓从容，才能延绵不断。

第五点，要利他。任何一个行动，只要它带有利他助人的味道在里面，它就是长心力的。为何呢？助人为乐，一分喜乐，一分力量，十分喜乐，十分力量，要看这个人心脏有没有力量，你要看他积不积极去助人。越积极的人越有力量，越消积沮丧不管别人生死的人，越容易憔悴颓废。所以利他啊，不仅是大众的需要，更是我们自身的需要，人不利他，生命是没有力量的。

再看心脏的结构跟功能，我们就知道该如何保养了。你看心脏何曾把血留在心里，每时每刻都把血送出去，这就是利他啊！如果有一天，它不能把血送出去，心脏瘀血水肿，那这生命也就到尽头了。

所以有人说，人参能补心，有人说丹参片能够预防心脏病，有人说速效救心，麝香保心，这些药丸子，对心脏好，其实对心脏最好的，还是利他的服务啊！

因为你在付出的时候，你的心脏就把血推出去了，心脏持久都有力，人就不老。所以白方礼老前辈，九十多岁还工作，帮了几百个学生读书；许哲女士108岁，还照顾二三十个七八十岁的老人，他们在利他之中，获得了心脏最强动力。

191 孕晚期手指关节痛

问：你好，我想请问一下孕晚期手指关节痛是怎么回事？以前从来没有过，有时碰硬东西都感觉疼，还有时睡觉明明握着拳头，醒来却疼得张不开。百度查了下孕晚期好多这样的，有说是钾含量过多，有些说碰凉水的原因，我记得我是洗完衣服后这样的，但是用的是温水，实在不解，麻烦帮忙分析一下，拜谢了！

答：勤劳能使一身振，孝敬可令杂念无。不通则痛，不荣则痛，大凡痛症总离不开这两条。现在人身体不缺营养，好多痛症都是因为经脉没疏通。那什么管经脉的疏通？肝啊。肝主疏泄，主筋膜，肝气条达，经脉就会很柔顺，好多肝郁的人，指节肢端都容易出问题。

所以，你看似指节痛，实际上是气闷在肝胆，不条达故也。人肝气条达，手指的气机就像春风拂柳一样，根本不会堵塞疼痛，所以郁者达之。怀孕期间保持心情愉快太重要了，心情不愉快，百脉就闭塞，一念滞塞，万法不通。

怀孕的妇人，要多看有生机绿意的自然界，多讲能鼓舞安心的话语，多做能利他助人的事情，这样身体都会处于喜乐安详状态，脉道就会很柔顺，根本不会不通。不是身体出问题，是胎教上面的缺失，所以要按照胎教四句箴言：行要稳，坐要静，言要安，卧要正去做。

用这些礼仪来修习，就会减少很孕期多问题。

192 糖尿病的保健养生

问：我想找小郎中的主人公看病，怎么才能联系到他？我想去他那看病。

老师，我妈妈50多岁了，患糖尿病已经6年，现在还在打胰岛素，浊气泛到皮肤上了，现在该怎么保养？我能做什么？

答：有方法有出路，埋头苦干，无恐惧无难关，笃志力行。见字如见人，微信公众号里的文章如果用心看的话，治病修身的理念方法全在里面，而且照做的话，可以直接看到效果。

我们这时代不缺好医生，缺的是好病人。什么是好病人？最起码按《黄帝内经》讲的，饮食有节，起居有常，不妄作劳，只要不折腾自己身子，你的病啊，医生都能帮你解决。我们现在好多人到处寻访名医，花了很多时间跟精力，其实只需要用这些时间跟精力来修炼自己，早就成就了。

想明白这点后，你也就没必要“病急乱投医”了。要能守得住，定得住啊！守得云开见月时。

关于糖尿病的保健养生，前面我们反复地讲到，慢性持久的耐力运动，可以提高身体的糖代谢，从而减轻糖尿病的各种并发症。

在山里有些得糖尿病的山民，腿都烂了，后来靠少荤多素七分饱，每天适当运动晒太阳而带病延年，变得越来越能走。

所以子女真的孝顺父母，不是给父母买多少好吃的，也不仅仅是常回家看看父母，还要将健康的理念带到家里，带父母去运动锻炼，去利他助人。

当一个人不是念念想自己时，他的那些烦恼病苦就减轻了，想自己越少越轻松越自在，所以大病重病，越要忘我地生活，这样康复的希望就越大。

193 如何尽孝，立志传家

问：你好，打扰您了。家里老太太76岁了，身体一直还可以，平常敲打、艾灸一段时间之后，艾灸的地方发痒，起疙瘩，无法忍受，只能暂停艾灸。最近晚上开始失眠，体重下降，不知道怎么办才好。

答：天下难事，须先从平易处着手。世间乐果，无不从苦难中立身。人年老气衰，最容易产生忧伤情绪，这负面情绪是得病的重要杀手。该如何扭转这些负面情绪呢？有两种比较稳妥的方法。

第一种是读诵经典，转移注意，或者听经闻法，用正念来取代邪念。

第二种是要学会不断付出应对，即使老了也不要认老，街坊领居，打扫清洗，这些力所能及的事都努力去做，白天不要让自己闲下来。人如果闲下来，他连一碗米饭的能量都没福消受，吃进来的都会搞得你睡不着觉。

这两种方法主要针对普通老人。还有一种方法，是上上法。就是老人要立志传家，只要有志向，人永远不显老，志向一断了，人很快无所事事，老化得很快。所以要立一个为家族、为他人的志，在古籍上讲，情可以夺志，志可以移情。

也就是说，在家庭里老是长吁短叹，忧伤挂碍，这会让人灰心丧志，最后变得很憔悴颓废。同样志可以移情，立一个高远超拔之志，立志不动气不发火不怨人，不给孩子们添麻烦，让孩子们都看到老人家的好榜样。

有这种传家之志，那么一切忧愁挂碍的情执都会被化掉。所以最怕没志的人，或丧志的人，志向立不起来，就会在喜怒哀乐的情执中打转，这样情轻病亦轻，情重病亦重。曾公看到这点感慨地说，凡沉疴在身，人人力能自为主持者，一曰以志帅气，一曰以静制动。

就说这些奇难怪病加到人身上，人要想把它们去掉，有两种方法，一种是以志帅气，必须要立一个利他之志，活着不仅仅是为自己，要为家庭而活，为家族而活，志气一大，人就有气概，有气概也就不会患得患失，畏畏缩缩，担惊受怕。

另外一条叫以静制动，疾病是一团躁动之气，要平静以待，宁静以致远。有位孙爷爷进山，说我能走十公里吗？我们笑笑说，只要平静地走，您走三十公里都没问题。果然静下来后，走得缓慢和谐，十公里一眨眼就过去了，所以平静心很重要。当时有位高官去请教广钦老和尚，老和尚笑笑说，一切的力量都从平静中来。只要你还容易动气，不要说家庭的琐事你解决不了，就连自身的疾病你都无可奈何。病是吃气的，疮是吃火的，若能伏得住气火，便能了除疾病。

怎么伏住气火？以静制动，故曰摄静乃养生第一要务。

194 子宫内膜息肉，怎样有效运动？

问：老师好！感恩您为普及中医及传统文化之所付出，让我们这些远在千里之外的中医爱好者也有机会共同学习和修行。我是一名银行职员，今年28岁，结婚两年，一年前查出有子宫内膜息肉。我的爱人是西医，所以首先采用了西医的方法，吃孕酮片调理过两三个月，效果不佳，现在息肉1厘米左右，医生建议手术，但我不太愿意。内因不除，若遇外因，定会复发。我关注中医普及学堂半年有余，获益良多，也对照自己进行反省悔过，应为自己情志致病。现正努力学习《德育故事》，抄写《清静经》。不知是否可以通过这些方式慢慢康复，是否还需要配合中药？感恩。

答：闻鸡起舞练功夫，囊萤映雪抄经典。中药有很好的方子，专门消子宫里头的气血水积滞，就是桂枝茯苓丸，如果血瘀偏重的，活血药多方，气不足导致气虚留瘀的，要加一些益气之品，同时消肉积要重视用山楂，通过小茴香，引气到少腹，但更重要的还是要提高身体阳化气的功能。虽然你学了《德育故事》，抄了《清静经》，但从你的描述看来，你还不够重视运动，运动产生的能量，可以把身体的杂质通通燃烧掉。

山林班的朋友们都有个感受，五公里时刚刚热身，十公里时身体的黏滞就可以消掉。但只要还爱吃零食、糖果，经脉又容易黏回去，所以切不可过度饮食，要知道七分饱是给身体吃，十分饱是给疾病吃的。

我们看现在很多人都说，我也运动了，其实那只叫活动而已，还没热身就停下来。广东人有个慢火煲靓汤的说法，你要把那些食物煲烂，就得持续文火，同理你要把身体的杂质包块化为血水排出体外，就需要持续的运动锻炼。你如果运动得法，包块会化为能量为你所用。如果懒惰不运动，吃得营养越丰富，越会让你经脉粘连，长成包块，所以人越勤越快乐，人越懒越不想动。

现在人们大都重视眼睛看的，耳朵听的，或嘴巴讲的，却轻视了身体去练功，穿越跑步，不知道一天不运动，身体经脉就不舒展条达，三日不运动，则小经脉堵塞，大经脉不畅，这是专门搞修炼的老师们内证出来的经验。

所以，如果你想让血脉活而不留瘀，就必须慢性持久地耐力运动，这运动量如果不够的话，还达不到燃烧息肉包块的效果，如果还耐不住饥饿，边运动边吃零食，那么也是功过相抵，难以看到好的效果。这就是为何我们开心农场里没有零食，没有肉制品，没有网络、电视，除了开心地劳动，就是在劳动中开心，这样才能真正解决问题。

195 急病找医生，养生修行靠自己

问：有《药性赋》吗？

你好，请问你们在哪里？我想过去看病。

我看了《德育故事》，深受感动，受益匪浅，谢谢！

答：苦学莫嫌时日短，成才尤须韧劲长。《药性赋》是古代师带徒学医常用的学药歌诀，一两句就把这味药的主要性格作用道出来，比如木香理乎气滞，半夏主于痰湿，木香是行气药，半夏是燥湿药。

这《药性赋》网上很多平台都有售卖的，《药性赋白话讲记》也讲得比较通俗易懂，大家可以去看，一般不主张大家舟车劳顿，到处去看病。可病了该怎么办?

急性的交给医院医生，慢性的一定要修正自己，如果医生能够帮你把所有问题解决，医生就不会生病了，修行还要靠自己啊!

节饮食、戒嗔怒、远房劳、惜精神、慎风寒、勤运动，这些保身原则，想想，你能做到几条?这都不是很难做到的，如果你把求医问药的精力，用于落实这些原则，你的病就在一天天减轻。

中医普及学堂还有龙山书院，临床办班带学生，以及答各位同学问，都反复强调大家要共修做定课。

上次钱老师进山来，也强调共修做定课的重要性，我们这时代，如果不是大家拧成一股绳，相互督促、激励，很容易就被恶习拖下去。

现在好多人都跟着中医普及学堂的微信公众号做定课，就像早课是蒙学，晚课是《德育故事》，持之以恒，行之苟有恒，久久必芬芳啊!

196 舌苔厚，养孩子的学问

问：老师，我家小孩3岁，近来老是用食指勾舌，就看了下小孩的舌苔，舌苔中到舌根，逐步厚粗（不知道是腻还是燥），白中略带黄，舌根最厚，舌下有瘀，不知如何解决，故向你们求助，小柴胡剂加其他什么冲剂能解决问题？小孩一直很少一觉到天亮，梦多，说梦话，都是些日常制止他不良习惯反抗的话，平常教导、引导教训他同样反抗不听，骂他就哭闹，晚上做梦也闹。

答：传家万事皆宜俭，教子千方不外勤。小柴胡汤如果不配合运动锻炼，效果都是暂时的，保和丸如果不配合断零食七分饱，那也只是治治标。像这种情况，用小柴胡配上保和丸，就已经尽到药物的功用了，剩下的一定是带孩子去运动，孩子不爱运动，不是孩子的事，是大人的事。大人只要还动气教孩子，就教不好孩子，要用身教的力量，你只有穿越运动十公里没问题，孩子才能走一公里。

所以只有我们精进了，孩子才不会懈怠，只有我们饮食有节，起居有常，不妄作劳，孩子才会健康啊！为什么会有教不了的孩子，因为我们有化不了的恶习，孩子是我们恶习的镜子。

在这山林生活的父母，他们感到奇怪，为什么自己积极勤劳，孩子吵人就少了。这其实是教育的真谛。教育者，首先自己应当受教育。教育永远不是教人该怎么做，是反求诸己有哪些做得不够，所谓至诚感通，不诚无物，近处未能感动，焉有能及远者？在自身没有矫正之前，父母根本没有力量跟能耐把孩子教正。

现在为什么孩子越来越难教了？因为父母有太多问题了。

197 口苦、口臭、便秘

问：口苦、口臭加便秘，怎么治？

答：怒火不上头，口苦自下。恶言无出口，臭浊便消。口苦肝胆火上炎，口臭胃气不降，便秘肠气不通，用小柴胡解肝胆郁，加几片大黄，通降阳明腑，这样肝浊能从肠腑走，臭苦就不会往嘴巴出。

同时不能暴饮暴食。什么叫暴饮暴食？暴有两层意思，一种是着急，就像暴风雨；一种是量大，所以吃多了伤身体，吃快了也伤身体，吃多了伤胃，吃快了伤肝胆，既多又快，肝胃同伤。所以用小柴胡疏肝和胃，如果不配合细嚼慢咽加七分饱，少荤多素，那么辨证论治再准，都只是在治疾病的果，而没有断疾病的因。

198 乏力有痰饮，伤津伤气

问：感恩！读后耳目一新、振聋发聩。请问，你们具体的学习地点在哪？

请教老师右关沉取滑急，乏力有痰饮，吃药不对伤津伤气了，右尺脉芤有些硬，怎么办呢？

答：习劳身强体健，利他心开意解。越来越多人想进山来，可是山里现在不是怕人多，而是义工老师不够啊。义工老师不能只是干活，也要充电，所以我们明年开心农场就规定早上义工老师修学的时间，下午跟着大伙儿到农场挥锄头、动镰刀习劳去，这农场可不是简单的农场，它必须生产出蔬菜瓜果，同时更重要的是生产出健康来。什么叫健康？有力曰健，心怡曰康。

开心农场就是健康，开心就是心怡，就是在做康的功夫。康庄大道，人开心了百脉都开，道路都是通畅的。农场就是习劳的地方，习劳人会变得有力量，力量是练出来的，不是吃出来的，没有力量你就亚健康了，"健"字你就失去了。所以在农场里，你必须是手能拿笔也能拿锄头，如果你手脚是冰凉的，根本没资格学医，自顾不暇，谈何治他。所以劳动锻炼自己身体，应该是修学的主要旋律，不要念念想着去做多少事情，把自己身体做得棒棒的，才是最重要的，有余力则学文。你一个下午，三四个小时干活不仅不知疲累，还越干越豪迈，干得面红扑扑、手暖洋洋，饥肠辘辘，挥汗如雨，那么你才算有资格学习文化知识。

开心农场并非是来开心游玩的，而是在锤炼我们的身心。通过早课来启蒙，习劳来健身，晚课《德育故事》来养德，这样德智体三修，性命兼修，身心同练，最终培养出手能提、肩能挑、脑能想、口能讲、笔能写、腿能走的新时代健康中国人。

乏力有痰饮，如果是年轻人，最好办，一日三餐七分饱，痰饮就日日少，而且要守住一个戒条，只吃三餐，不缺早餐，不多夜宵，没有零食，乏力那只是假象，乏力是懒惰习气做主，是缺乏精进。脾虚则乏力、倦怠，脾喜欢运化、运动，不运动了，脾就会虚得很厉害，所以老是久坐，那是伤脾的，故能站就不坐，能走就不站，站累了走累了都不怕，你再休息一个觉，体力会倍增，就怕你坐在那里思虑过度，在琢磨在内耗。人只要不内耗，他的能量很强大，干活做事都不知疲倦；只要你干活做事知道疲倦，说明你心念内耗得厉害，这时更应该制心一处，不要乱想，不要琢磨了，否则会把人琢磨疯掉的。

在禅房里师父就专治这种“病”——散乱跟昏沉，散乱后能量消耗了，马上变昏沉，这时必须跑起来，慢跑强过坐，慢跑小跑，跑到你大脑不能想事情，脑子一停止乱想，体力马上充满，这叫心清静了，天地都为你充电。《清静经》称为“人能常清静，天地悉皆归”。

199 做定课与修行

问：老师您好！之前你们提到过要在心源隐微处下功夫，对治自己的习气。从我自己的实践来看，比如我是想按照你们说的，做到二十一天不动气不动性，进而从习惯变成性格扩大自己的心量。但是真正落实发现很难，不知不觉中就会不同程度地生气或抱怨，然后事后又后悔，发誓不再这样，我发现别说二十一天，真正一天完全不生气不抱怨都很难，当然是由于我的劣根性。不知道老师有什么具体指教？谢谢！

答：欲寡心常泰，书多室亦香。像你这样能够认识到动气动性不好的，已是进步，而且动气后又会后悔的，这本身就是在提升了。

为什么难以在心源隐微处下手？因为自己的习气几十年养成，冰冻三尺，非一日之寒，再加上自己周围环境相牵，有善缘也有恶缘，很难不受其影响，这时该怎么办？

我们在山里发现，再锋利的劈柴刀，用得再顺手，你劈一天下来，它都会钝掉，钝掉再剁起来就很费劲，很辛苦，很容易生烦恼，这时该怎么办？赶紧回去磨刀。我们就问叔公，叔公啊，有没有磨一次刀就管一辈子，可以一辈子不磨刀，刀照样很锋利的？

叔公笑笑说，哪有这样的好事啊，只要你用钝了就要磨。

也就是说，只要你经历了世事，你就要炼心，这叫历事炼心，只要对境生出烦恼了，你就要回去做定课，磨好自己智慧这把刀。

所以不是烦恼多，而是定课少，总以为一下想通了，就不用做功课了，就像总以为磨一次刀就很锋利，就一劳永逸了，天底下没有这样的好事。

只有不断地用刀、再磨刀，刀钝了，回来在磨刀石上再磨几下就利了，人疲倦了烦恼了，再回来多做定课，马上又清醒了、锋利了、精进了。所以，你只要一天有接事待人，一天就不可少定课。

宣公上人，多次教诲弟子说，不管任何时候，千万别忘了定课。净老也跟弟子讲，如果我一辈子有什么留给大家的，没别的，就是坚持做定课，每天讲经说法四小时。

师长不是刻意讲给大家听，而是在讲经过程中，把自己讲明白了，所以帮别人是自己的需要，做定课也是自己的需要。

在古代一些道家经典里头，非常重视这句话，“吹毛用了急须磨”。即使吹发断丝的宝剑，你用过后回来也要赶紧再磨利，即使你出去把课讲得再好，人家再赞叹，你回来还是要老老实实做定课，跟着祖师大德们学习，在经典面前，我们永远是弟子。

如果明白这样，你的烦恼就已经在做定课中天天减少，还有什么好担忧的呢？这个时代能碰上一两个明师，一两个共修的团队共同进步的，那都是很幸运的事。

200 如何减少思虑？

问：老师好，看你们微信公众号上经常提到一句话，寡欲精神爽，思多气血伤。请问，怎么样才能做到思虑少？因为我发现我自己经常是一个想法接一个想法，不是想这个就是想那个，该怎么修正？谢谢！

答：少年说剑气横斗，长夜读书声满天。古人讲文成武就，要有文心雕龙，也要有武魂雄雄，强身即可减思虑。我们大家都是从思虑过度中走过来的，我的掌纹从密密麻麻像网状一样，到湖北余老师那里学医两年专注一处后，掌中乱纹减少了一半。刚上任之堂时，余老师看我的掌纹说，你也思虑过度啊！

这就是为何文人体弱，文弱书生的道理所在，“文人”“书生”都在思虑之中耗伤气血。有个成语叫殚精竭虑，殚精是精伤，竭虑是思伤。后来回到山里，拿起锄头，抡起斧子，一年下来，不经意间一看，怎么手指的月牙长多一半，掌中的乱纹没了，不禁对着苍天哈哈大笑，是谁治好我的思多气血伤，就是锄头与斧头，所以我要感恩锄头与斧头，它们把我的思虑之郁结劈开了，把烦恼的心魔除掉了。

你看我在锄地，不知道我在锄烦恼；你看我在劈柴，不知道我把思虑之线劈开来。所以就我们自身的体会来说，发现有三样东西可以让思多气血伤减轻，把思虑之线斩断。

第一，立志。当时在任之堂，我们顺着余老师中医百年传承的愿力，也立了个愿，要普及中医，只要我们知道的，要让大家更容易知道，更不费劲知道。所以人只要立一个利他的愿，他的烦恼思虑起码减少一半，只要不是为私欲去思考，就不会思多气血伤，因为他不会患得患失，不会忧心忡忡。

第二，习劳。我看老师坐着能把脉，敲键盘能写书，上山砍穿破石，那刀法，比我们现在练得都好，真是能文能武。文能让大脑明达，武能让身体强壮，所以只要乱想了，你就去运动去习劳，一路小跑采药，赤脚锄地，你根本就没时间乱想，也想不了了。

所以，我习劳苦其实很幸福，白天干活虽累，但那顿饭特香，那个觉特甜，大脑哪会停不下来？凡是大脑停不下来，乱想的，都有一个致命伤，就是眼内没活，不爱干活，看不到有活干，这样的人迟早把自己五脏六腑的精油给耗干了，这不是危言耸听。

第三，要吃素。这很重要。我们发现，不但吃素，还要七分饱，你如果吃撑吃肥腻了，那都是欲望在吃，这个脾气很快就起来，一旦吃清淡，吃少了，脑子就很清晰不会乱想。

所以这素食是法宝，不仅仅是为了治病、祈福、环保、放生，更是自己身心灵敏、烦恼减少的需要。

你去看素食的人，一般很少讲脏话。普遍地说，肉食者的烦恼要重于素食者，所以你看老虎、狼的脾气，跟牛、马的脾气相比，你就可以看得出来了。

201 力微休负重，言轻莫劝人

问：很想去山林读书。你们功德无量。

在哪进入“答各位同学问”？

老师您好！从中医普及学堂不仅学到了中医治疗具体疾病的思路，更是通过早晚课学到了中医养生治病的更高境界——养心养德，非常感恩！个人在修学的过程中有个疑问，老师们讲修习传统文化首要的是要对治自己的习气。管人是地狱，对别人要观功不观过，观得不观失。但在具体情境下，尤其是面对自己的亲人，明知道他们做的不对，我们也不跟他们指出来吗？当然，我自己的看法也不能保证一定正确，但如果是经典上倡导的做法，我们又该如何给别人说呢？试了几次搞得双方都不高兴，但是又不忍心别人继续错下去。希望老师能给予具体的解答，谢谢！补充一点，我是自己首先做到才给别人建议的。

答：人生最傻的就是把别人的过失放到自己纯净纯善的心里头去，《论语》上面讲到君子有九思，这九样你只要明白几样，处人待物就绰绰有余了。

视思明，听思聪，你一看一听，就知道我们讲这话对方能不能接受，不能接受就别轻易讲。古人都说，语不惊人死不休，所以不是别人不听我们的话，是我们讲话还不够艺术，还不能够说出够分量够智慧的话，《增广贤文》劝我们讲，力微休负重，言轻莫劝人啊！

三年前，我吃素也劝别人吃素，费了很多唇舌，别人还说我们太痴迷了，一笑了之。现在我们在山里清斋素服，锻炼身体，把气貌搞好，这时别人来问，你是怎么做到的，我们哈哈笑说，哪有什么秘诀，就是吃素加每天锻炼一小时而已。别人听了很欢喜地接受，并且也学着去做。

所以啊同样的话，为什么三年前人不信，三年后人信了呢？在于我们的功力跟能量场有没有上去，如果我们自己都不是每天法喜充满，精力旺盛，那么你没有资格劝任何人，包括你的孩子，你只有真正体会到身体健康的快乐，早睡早起的平静，跟运动的利益，素食的欢喜，那么这时不用你刻意去讲给别人，别人都会来向你请教。

古代的师者，都是只闻来学，未闻往教，只听说过来向老师们启法的，没听说老师特意上门去说，你该怎么办，怎么做，你又该怎么改正。所以要学为人师，行为世范啊，自己真正上到模范的层次，你还怕感动不了周围人吗？如果还没达到这个层次，你就把教别人、指别人不足的心态跟能量念头通通收起来，狠狠地对治自己，再提高一个层次，这时你都不需要刻意去说别人，都会赢得更多人的尊重跟信赖。

至于怎么样提问题，大家可以通过QQ、微信把问题发过来，我们尽量回答，如果有答得不周之处，望见谅。

同时看到大家很喜欢进山里来读书，我们就要学范仲淹，将来在山里办一个学堂，给天下学子提供真修实干的场所读书，而且是最好的风水环境，培养真正的读书种子。

我们相信，只有真正大公无私的学堂道场，才能够留得住大公无私的人才，才能够完成真正的复兴传统文化的“中国梦”。

后 记

山里人说，穷，没钱买贵药，没资格谈养生。

曾师说，我来谈谈最上妙药，请君为我倾耳听。

山里：

热情好客，便是暖心药。

采茶爬山，便是疏肝药。

大声说话，便是宣肺药。

早睡早起，便是补肾药。

挑担锄草，便是健脾药。

粗茶淡饭，便是通肠药。

高山泉水，便是涤垢药。

赤脚徒步，便是三高药。

远离闹市，便是安神药。

勤劳节俭，便是致富药。

自力更生，便是强壮药。

直肠直肚，便是抗癌药。

开怀大笑，便是长寿药。

山民听了无不哈哈大笑，欢喜雀跃。

居深山，虽然没有城市的富饶多彩，但是多长寿百岁老人。

他们的病好治，他们的心好医，三言两语，几副汤药，便手到病除，有如神助，自信中医没有虚言。

曾师说，中医也落后，也先进。现代生活变化太快，人们身心处在剧烈的变动时期，中医跟不上这种节奏，就会落后。虽然疾病丛生，问题不断，但万变不离其宗，人快任他快，人横任他横，我自岿然不动，安守本分，道法自然，引迷途之人于正道归途，即便千万年，也是先进。

在山里我们找到了康养之路，找到了中医的未来，以及归宿，那便是以山村的自然劳作为体，以城市的信息化、智能化为用，走城乡结合、以农村包围城市的新型中医康养模式，这是一个有利于社会健康发展、人民福祉的构思设想。

《中医10000个为什么·第四集》已经完结，敬请大家期待下一部《中医10000个为什么·第五集》。